"十三五"国家重点图书出版规划

药物临床试验设计与实施丛书

药物临床试验管理基础

主　编　周宏灏

副主编　欧阳冬生　周　淦　谭志荣

编　者（以姓氏笔画为序）

王　登　复杂基质样本生物分析
　　　　湖南省重点实验室

王欣桐　复杂基质样本生物分析
　　　　湖南省重点实验室

王晓敏　中南大学湘雅三医院

毕津莲　湘雅博爱康复医院

刘　星　中南大学湘雅医院

刘亚利　汕头大学医学院第一附属
　　　　医院

刘泽源　中国人民解放军总医院
　　　　第五医学中心

刘昭前　中南大学湘雅医院

许林勇　中南大学生命科学学院

阳国平　中南大学湘雅三医院

苏炳华　上海交通大学

李　宾　首都医科大学临床流行
　　　　病学与临床试验学系

肖佩君　中南大学湘雅医院

张　伟　中南大学湘雅医院

陈　尧　中南大学湘雅医院

陈露露　复杂基质样本生物分析
　　　　湖南省重点实验室

欧阳冬生　中南大学湘雅医院

周　淦　中南大学湘雅医院

周宏灏　中南大学湘雅医院

郑　姣　湖南省人民医院

项玉霞　中南大学湘雅三医院

胡　伟　安徽医科大学第二附属
　　　　医院

袁　叶　中南大学湘雅医院

黄志军　中南大学湘雅二医院

崔一民　北京大学第一医院

谭志荣　中南大学湘雅医院

人民卫生出版社
·北京·

图书在版编目（CIP）数据

药物临床试验管理基础／周宏灏主编.—北京：
人民卫生出版社，2020.12（2024.8 重印）
（药物临床试验设计与实施丛书）
ISBN 978-7-117-31108-3

Ⅰ. ①药… Ⅱ. ①周… Ⅲ. ①临床药学–药效试验
Ⅳ. ①R969.4

中国版本图书馆 CIP 数据核字（2020）第 264430 号

人卫智网	www.ipmph.com	医学教育、学术、考试、健康，
		购书智慧智能综合服务平台
人卫官网	www.pmph.com	人卫官方资讯发布平台

药物临床试验设计与实施丛书
药物临床试验管理基础
Yaowu Linchuang Shiyan Guanli Jichu

主　　编：周宏灏
出版发行：人民卫生出版社（中继线 010-59780011）
地　　址：北京市朝阳区潘家园南里 19 号
邮　　编：100021
E - mail：pmph @ pmph.com
购书热线：010-59787592　010-59787584　010-65264830
印　　刷：北京汇林印务有限公司
经　　销：新华书店
开　　本：787×1092　1/16　印张：18
字　　数：394 千字
版　　次：2020 年 12 月第 1 版
印　　次：2024 年 8 月第 2 次印刷
标准书号：ISBN 978-7-117-31108-3
定　　价：79.00 元

打击盗版举报电话：010-59787491　E-mail：WQ @ pmph.com
质量问题联系电话：010-59787234　E-mail：zhiliang @ pmph.com

前　言

　　药物临床试验对接健康中国战略,对促进健康领域的创新发展、提升国家竞争力和提高人民健康水平发挥着重要的作用。习近平总书记在 2020 年 9 月 11 日主持召开科学家座谈会时指出:"希望广大科学家和科技工作者肩负起历史责任,坚持面向世界科技前沿、面向经济主战场、面向国家重大需求、面向人民生命健康,不断向科学技术广度和深度进军。"首次提出了面向人民生命健康,进一步凸显了维护人民健康的重要性。2020 年 12 月的中央经济工作会议确定 2021 年的八项工作任务中,"强化国家战略科技力量"排在首位,在当前国际形势不确定性增加的背景下,基于科技创新能力的国际竞争将日趋激烈。药物临床试验是药物研发的重要内容,也是评价药物能否上市的关键环节和必经之路。药物临床试验的水平、能力和质量关系到药物研发的效率和上市药品的质量,关系到人民用药的安全、有效和可及。好的药物临床试验不仅能加快创新科技的临床转化、惠及公众,同时,还能促进临床研究方法和技术的进步,促进临床研究平台的建设,促进相关人才的培养,从而促进以临床问题为导向的创新体系的建立。

　　质量是药物临床试验的基石。质量、效率、成本是药物临床试验的三个重要关注点,但质量是最重要的。医师、研究者、研究助理及项目经理、临床监查员等相关工作者从事高质量的临床试验,不仅可以在实践中学习质量管理方法,还可培养质量意识,从而影响其他相关工作,如经过严格临床试验训练和实践的医师,他们的临床诊疗质量、医患关系会更好,并且还可提高他们承担科研课题的质量,保证研究结果的可靠,防止学术不端,利于学术环境的净化。

　　药物临床试验的质量依赖于科学的管理。自 2015 年 7 月 22 日国家食品药品监督管理总局启动"药物临床试验数据核查风暴"以来,我国药物临床试验质量得到了大幅提高,药物临床试验生态不断改善,为创新药物的研发营造了良好的竞争环境,为巩固良好的局面,对临床试验从事者不断进行培训十分必要,特别是新入行的研究人员。2019 年,药物临床试验机构实行备案制,以后将有更多的医疗机构申报备案,更多新的人员加入到药物临床试验的队伍中来,同时,已认定的研究机构、申办者、合同研究组织、现场管理组织等也不断有新的人员加入,这些人员均需要接受药物临床试验相关的培训。针对此需求,我们组织编写了《药物临床试验管理基础》,全书分为 11 章,包含了药物临床试验的全过程,具体章节有药物临床试验概述、药物临床试验机构管理、药物临床试验伦理审查管理、药物临床试验专业管理、临床试验方案设计原则及各期临床试验设计要点、临床试验项目的运行、生物样本及分析管理、药物临床试验数据管理与统计分析、药物临床试验各方职责、药物临床试验质量管理、药物临床试验物资管理。

我负责的中南大学临床药理研究所/中南大学湘雅医院临床药理研究所是国内最早的药物临床试验基地之一。1985 年完成的头孢曲松的药动学研究被誉为临床药动学研究的样本,1986 年完成的钙离子拮抗剂泰尔帕米的比较药动学研究是国内最早的国际多中心临床试验之一。中南大学临床药理研究所/中南大学湘雅医院临床药理研究所也是最早的临床药理培训机构之一,1982 年是卫生部国家临床药理培训中心,1985 年举办了中国首届临床药理培训班,1999 年是 SDA 药品临床研究培训中心,2000 年中心的第一届GCP 培训班桑国卫院士亲临授课,截至 2020 年底共完成了 60 期 GCP 培训班培训工作,学员遍布全国各省市,学员所在单位包含医药企业、高校和各大医院。

本书的编写得到了国家"重大新药创制"专项(2012ZX09303014;2017ZX09304014;2018ZX09736007)的支持,同时得到了我的朋友和学生的全力支持,在此表示衷心的感谢。

由于医药科技发展迅速,加之编者水平所限,缺点和疏漏之处敬请同行、专家和广大读者批评指正。

周宏灏

2020 年 10 月

目 录

第一章

药物临床试验概述

作为药物研发与评价的重要环节,药物临床试验愈来愈受到政府、制药企业、医疗机构、研发机构及医师、药师、化工相关科研人员等的广泛关注。药物临床试验作为一门多学科交叉的新型应用型学科,其专业涵盖医学、药学、临床药理学、社会伦理学、统计学、管理学等多个类别的学科,对促进医疗产品开发、推动医学发展、保障人体健康起着十分重要的作用。

本章主要介绍药物临床试验在药物研发中的作用,药物临床试验的发展历史、现状及发展趋势,药物临床试验监管,以及药物基因组学在药物临床试验中的应用。

第一节 药物临床试验在药物研发中的作用

药物临床试验(clinical trial)指任何以人(患者或健康受试者)为研究对象,旨在发现或证实某种试验药物的临床医学、药理学和/或其他药效学作用而进行的系统性试验、研究。药物临床试验是通过证实或揭示试验药物在人体的作用、不良反应和/或试验药物的吸收、分布、代谢和排泄,以确定药物的疗效与安全性的试验、研究。药物临床试验和药物临床研究在此意义等同。

药物临床试验概念有广义和狭义之分。广义的药物临床试验是指任何在人体进行的,以药物作为研究对象,揭示人体与药物相互作用的规律和特点的科研活动。广义的药物临床试验包括以药品注册为目的而开展的药物临床评价研究和不以药品注册为目的的药物临床评价研究,如药物上市后的再评价、上市后药物的循证医学研究、联合用药干预疾病新方法的探索与验证研究等。狭义的药物临床试验仅指以药品注册为目的而开展的药物临床评价研究。本书重点介绍的是狭义的药物临床试验。

2020年我国新修订的《药品注册管理办法》中规定,药物临床试验分为Ⅰ期临床试验、Ⅱ期临床试验、Ⅲ期临床试验、Ⅳ期临床试验以及生物等效性试验。根据药物特点和研究目的,研究内容包括临床药理学研究、探索性临床试验、确证性临床试验和上市后研究。

本次修订的《药品注册管理办法》未给出药物Ⅰ期、Ⅱ期、Ⅲ期和Ⅳ期临床试验的具体定义,2007 年的《药品注册管理办法》中对其进行了描述,尽管目前药物临床试验的时间阶段倾向性已不明显,但该定义有助于理解临床试验的阶段递进性。Ⅰ期临床试验是初步的临床药理学及人体安全性评价试验。其目的是观察人体对于新药的耐受程度和药动学,为制订给药方案提供依据。Ⅱ期临床试验是对其治疗作用的初步评价阶段。其目的是初步评价药物对目标适应证患者的治疗作用和安全性,也包括为Ⅲ期临床试验研究设计和给药剂量方案的确定提供依据。Ⅲ期临床试验是对其治疗作用的确证阶段。其目的是进一步验证药物对目标适应证患者的治疗作用和安全性,评价利益与风险关系,最终为药品注册申请的审查提供充分的依据。Ⅳ期临床试验是新药上市后的应用研究阶段。其目的是考察在广泛使用条件下的药物的疗效和不良反应,评价在普通或者特殊人群中使用的利益与风险关系以及改进给药剂量等。

一、药物临床试验是评价药物研发效果的最终标准

药品注册最基本的要求是安全、有效和质量可控。药物研发一般分为非临床研究和临床研究。非临床研究一般会开展体外试验、动物实验对药物的安全性和有效性进行评价,但由于体内与体外的差异、种属之间的差异,要评价药物的安全性和有效性,最终要以人体作为研究对象进行评价,并且应有良好的临床证据支持药物上市注册。根据循证医学的证据级别,随机对照临床试验(randomized controlled trial,RCT)是级别最高的一类证据,因此药品上市前一般要经过确证性的随机对照试验的评价,是评价药物研发效果的最终标准。

随机对照临床试验一般设计严谨、时间长、花费大,为尽可能地保证随机对照临床试验的成功率,在之前一般要进行多项临床药理学研究和探索性临床试验。同时随机对照临床试验也存在一定的局限性,所以很多药物在上市后还要开展药物临床试验,对其安全性、有效性继续进行评价。

二、药物临床试验是药物研发中的重要研究内容

现代新药研发是一个复杂而漫长的过程,并且也是一个逐步筛选、淘汰药物的过程。该过程一般分为非临床研究和临床研究。非临床研究包括药物靶点的确认,化合物的合成、纯化、鉴别,化合物的体外研究、制剂工艺研究、质量标准研究、稳定性研究,以及实验动物的毒理学、药效学、药动学研究等。药物临床试验分为 4 期,研究内容包括临床药理学研究、探索性临床试验、确证性临床试验和上市后研究。药物临床试验在新药开发中占有极大的比重。一个新药从靶点确认到在主要市场首次获批,平均要花费 13.5 年的时间和近 10 亿美元。在这期间,临床试验无论是时间还是经费,均占 50% 以上(图 1-1)。临床试验毫无疑问是新药研发中最重要的研究内容。

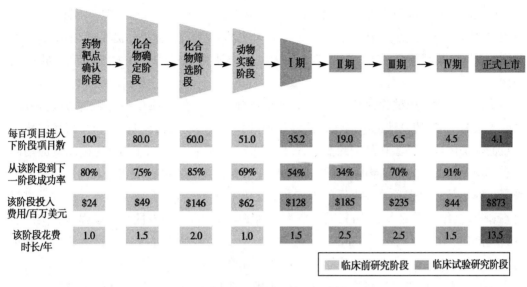

图 1-1 药物研发各阶段的投入及成功率

三、药物临床试验是药物临床转化的关键环节

临床试验的目标是利用尽量少的资源,高效、准确、全面地评价药物干预人体之后的安全性和有效性及人体对药物的处置规律,为是否准予上市提供依据,为上市后临床合理应用提供信息支撑。无法进行临床转化的基础研究只是空中楼阁,将研究对象从动物转换到人体具有里程碑意义。

首次人体试验(first-in-human clinical trial,FIH)是创新药物研发过程中的重要环节,其以健康受试者或拟研究适应证患者为受试对象,对新药用于人体时的耐受性、安全性,以及药动学、药效学进行初步探索。由于物种差异,药物的动物实验结果并不一定能够准确预测其用于人体的反应,所以 FIH 是安全风险最高的一个临床试验阶段,有可能发生严重不良事件甚至导致受试者死亡。2006 年英国发生的 TGN1412 事件和 2016 年法国发生的 BIA10-2474 早期临床试验悲剧均为 FIH 高风险的具体实例。这一阶段的风险预测管理和试验实施是临床转化的关键。

临床转化的目的是药品的有效性和安全性在患者身上的验证。Ⅱ期临床试验结果直接反映药物应用于人体的初步疗效,是确定药物是否有效的分水岭。根据一项对药物研发各阶段的成功率进行的统计研究,Ⅱ期临床试验的成功率只有 34%,而一旦通过这一阶段,64%的新药项目最终正式上市,可谓药物临床转化的晴雨表(图 1-1)。

四、药物临床试验的水平和质量关系到药物研发效率和研发成败

药物临床试验的设计与实施需要多方合作共同完成,包括申办者、研究方、统计方

等;同时需要多学科的支撑,包括医学、临床药理学、统计学、生命伦理学、管理学等。好的临床试验研发策略和临床试验设计可加速药物评价的进度,提高研发效率。近年来,以药物基因组学、定量药理学为代表的新方法对促进药物开发起到重要的推动作用。

　　质量是药物临床试验的基本要求,相当于评分的"1",如果质量不可靠,再好的药物、再好的策略、再好的设计也不能通过药品注册评价。我国于 2015 年启动了"药物临床试验数据核查风暴",国家食品药品监督管理总局于 2015 年 7 月 22 日发布《国家食品药品监督管理总局关于开展药物临床试验数据自查核查工作的公告》,对在国家食品药品监督管理总局药品审评中心等待审评的 1 622 个药品注册申请开展药物临床试验的数据进行自查和核查,结果撤回大量项目,其已成为深刻影响我国药物研发的具有里程碑意义的事件,俗称"722 事件"。Arrowsmith John 等对 2011—2012 年失败的 148 项药物临床试验进行统计分析,结果显示,临床试验能否成功并不完全取决于药品本身的有效性和安全性,还有 17% 的其他因素导致药物临床试验的失败(图 1-2)。因此,临床试验水平和质量关系到药物研发的成败。

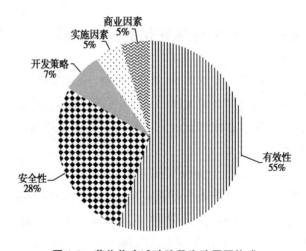

图 1-2　药物临床试验阶段失败原因构成

五、药物临床试验助力药物研发良性发展

　　一方面高水平、高质量的临床试验能筛选出真正安全、有效的药物进入市场销售,获得的利益可以反哺企业新药研发;另一方面临床试验第一时间淘汰无望的项目,避免后期无谓的投入,减小药物研发的损失。药物研发一定要以临床需求为导向,临床需求能否得到满足需要临床试验来验证。因此,药物研发从立项开始就应考虑临床试验,并贯穿药物研发的始终。反过来,临床试验的尽早开展又能促进药物研发的立项和顺利、高效推进。严格的临床试验评价可打消部分研发者的侥幸心理,我国从 2015 年的"药物临床试验数据核查风暴"以来,临床试验质量得到很大的提升,并且延伸到药物研发的其他阶段,使我

国的药品研发生态得到重塑,研发环境得到净化,为真正重视研发的药企创造生存环境,助力药物研发良性发展。

第二节 药物临床试验的发展历史、现状及发展趋势

一、药物临床试验的发展历史

我国古代神农尝百草是药物临床试验的最初萌芽。大约在公元前 600 年,在古巴比伦王国,尼布甲尼撒二世(Nebuchadnezzar Ⅱ)进行了一项试验。该试验分为 2 组:一组吃蔬菜,另一组进行宫廷营养饮食。仅仅 10 天以后,前者比后者更显得光彩照人。这一试验被认为是人类有记录的最早的临床试验。

1747 年 5 月 20 日,苏格兰海军军医 James Lind 在 Salisbury 船上对 12 名患败血症的船员采取分组疗法,证明柑橘和柠檬汁可以治疗败血症。这是第一个众所周知的临床对照试验。为纪念这一历史性事件,欧洲临床研究基础网络联合美国和加拿大,提议将每年的 5 月 20 日定为国际临床试验日。

1801 年诞生了第一个安慰剂对照试验——金属棍是否有电磁作用。当时,人们认为人体可以接受金属的电磁作用使疾病缓解,将金属棍放在患者身上是一种常用的治疗方法。John haygarth 先后给予 5 位患者木头仿造的金属棒和真正的金属棒进行治疗,结果发现均有 4 位患者报告病情缓解,验证了金属棒对病情没有任何作用。这是历史上第一个具备与现代安慰剂效应相似的观点的临床试验。

1854 年英国伦敦市区暴发霍乱,次年当地官员 Whitehead 对霍乱暴发的细节信息展开了深入的调查研究,发现饮用 Broad Street 水井的水大大增加人群的发病风险。该研究是第一个具备雏形的病例对照研究,具备病例对照研究设计的基本要素,设立病例组和对照组,回顾调查既往可能的危险因素暴露史,并对 2 组的暴露比例进行比较等方法,在病因学研究方面是一大进步。1926 年英国卫生部发表了一篇探究生殖因素与乳腺癌间的关系的研究,被认为是第一个现代模式下的病例对照研究。

19 世纪末,关于血清治疗白喉的疗效是有争议的。1898 年,年仅 28 岁的 Fibiger 设计出历史上第一个半随机临床对照试验——血清治疗白喉试验,验证了血清治疗白喉可以降低白喉的死亡率。

直到 20 世纪 30 年代,学术界逐渐开始对药物临床试验进行理论阐述。美国的 Harry Gold 和 Walter Modell 为建立现代临床药理学学科奠定了基础。他们的成就主要是为药物临床试验创立了双盲设计法,应用药物效应动力学测量地高辛的绝对生物利用度。1932 年 Paul Martini 出版了一本关于治疗研究的权威方法学专论,该书概述科学评价药物的经验,他因此被认为是“第一个临床药理学家”。Martini 描述了安慰剂、对照组、分层、评价方法等概念,并强调足够的样本量和基线条件的必要性。

《柳叶刀》于 1943 年报告了一种新的抗生素——棒曲霉素。为了验证棒曲霉素是否具有抗感冒作用,在医学研究委员会(Medical Research Council,MRC)的支持下开展了覆盖英国的一项多中心临床对照试验,不同的中心采用设计一致的试验方案。该试验被认为是第一个大规模、多中心、临床对照试验。

1948 年,药物临床试验领域发生了一件里程碑事件。英国医学研究委员会由 Hill 在《英国医学杂志》(BMJ)上发表了"链霉素治疗肺结核的随机对照试验"。该试验为英国医学研究委员会牵头开展的覆盖整个英国的多中心、随机对照临床试验。研究结果验证了链霉素治疗结核病有效。本研究详细描述了试验设计方法,它在临床试验方法学发展中的地位举足轻重,被视为第一个设计规范的临床随机双盲对照试验。

20 世纪 50 年代,Hill 及其他学者先后发表了有关临床试验的论文。1962 年,Hill 出版了专著《临床与预防医学统计方法》(Statistical Methods in Clinical and Preventive Medicine),该著作被视为临床试验发展史上的又一重要里程碑。

1989 年诞生了第一个现代意义上的系统评价——糖皮质激素降低早产儿的病死率。该系统评价结果被欧洲产科医师广泛采纳后,使欧洲的新生儿病死率下降了 30%~50%。其成果被写入 1989 年出版的《妊娠和分娩领域的有效治疗》一书中,成为系统评价的里程碑事件。

对药物临床试验影响最大的当属几次药害事件。这些事件发生后,引起了社会和政府对药物安全性的高度关注,并制定法律法规来规范药物研究与开发行为。

1906 年,Upton Sinclair 出版了一本名为《丛林》的书。这本书与药物没有什么关系,它揭露了芝加哥加工肉类时的恶劣环境。当这本书面市时,公众到国会抗议示威。由此导致国会在当年通过《联邦食品与药品法》,并成立美国食品和药品管理局(FDA)。

1937 年,发生在美国的"磺胺酏剂事件"导致 107 人死亡。1938 年美国因此制定了《食品、药品和化妆品法案》,该法案要求药品上市销售之前,必须证明其产品的安全性。1938 年,美国国会通过食品、药品及化妆品的有关法案履行保护公众健康的职责,由 FDA 强制实施。此后,药物临床试验质量管理逐步发展、完善。

20 世纪 60 年代,"反应停事件"让全世界震惊。1962 年美国通过《食品药品法修正案》,该法律规定不能在人身上随意进行药物试验。药物临床试验前必须通知 FDA,必须征得受试者同意,医师和制药企业必须保留完整的药物临床试验记录。

1946 年纽伦堡军事法庭在对德国战犯利用人体试验屠杀几百万人的起诉书中,发表了十点声明,后来被称为《纽伦堡法典》,其中最重要的五条是受试者参加试验必须出于自愿;在参加试验前,必须知情同意;开始试验前,必须具备有力的科学依据;不允许对受试者造成身体或精神上的伤害;受试者在试验过程中的任何时间均有权退出试验。

1964 年,第 18 届世界医学大会通过并发布著名的《赫尔辛基宣言》,提出进行人体生物医学研究的伦理道德原则。该宣言还提出一些新的概念。第一,它规定应有一个独立的伦理委员会审查并批准试验方案;第二,研究者有对受试者医疗照顾的责任;第三,知情同意必须是书面形式而非口头形式。《赫尔辛基宣言》被视为临床研究伦理道德规范的基石。2008年10月第59届世界医学大会(WMA)通过《赫尔辛基宣言》修正版。1975年,世界卫生组织发表《评价人用药物的指导原则》,同年《临床药理学》杂志发表了题为《人体试验中伦理道德的考虑》的文章,对人体试验中的道德标准提出要求。临床试验中的受试者权益保护和风险管理一直是各方关注的核心问题。《赫尔辛基宣言》于2013年首次强调的受试者福利和法律权利也是评价风险的关键指标。

1977年,美国FDA颁布《联邦管理法典》,它适用于在美国进行的所有药物临床研究。该法规开创性地提出"药物临床试验质量管理规范"(Good Clinical Practice,GCP)的概念。该规范不仅包括研究的伦理和科学方面的原则,同时还提出高质量试验数据的概念,以保证研究结果可靠。为减少研究偏倚,美国在1970年首次提出临床试验注册的概念,并于1977年成立全球首个临床试验注册中心——癌症临床试验注册中心。

1993年,WHO根据各国的《药物临床试验质量管理规范》,制定、颁布了适用于各成员国的《WHO药物临床试验规范指导原则》。1995年,WHO发布《药物临床试验质量管理规范指南》(WHO guidelines for GCP for trials on pharmaceutical products,WHOGCP)。随之《药物临床试验质量管理规范》开始广泛实施。美国、日本、欧盟于1996年通过国际人用药品注册技术协调会制定了统一的GCP标准,即ICH GCP指导原则。因其详尽而规范,已逐渐成为国际上认可的临床试验的准则,但其着眼点在于新药研发与科学注册的管理,主要基于发达国家的现行法规。1999年8月,我国正式颁布并开始实施我国的GCP。

1993年,Kaplan等首次在论文中使用"真实世界研究"(real world study,RWS)一词。RWS是国际上在实效性随机对照试验(pragmatic randomized controlled trial,PRCT)的基础上提出来的概念和方法,通过真实世界样本来反映真实世界总体,这是一种遵照临床实情的理念。

2007年5月,WHO国际临床试验注册平台(World Health Organization International Clinical Trials Registry Platform,WHO ICTRP;http://www.who.int/ictrp/en/)的正式运行对全人类的健康事业作出了巨大贡献,是21世纪临床试验领域的里程碑事件,这标志着按统一标准、对临床试验进行注册并颁发统一注册号的临床试验注册制度正式在全球建立。WHO ICTRPF在2015年发布关于支持临床试验数据共享的声明。

2015年我国国家食品药品监督管理总局(CFDA)发布了《国家食品药品监督管理总局关于开展药物临床试验数据自查核查工作的公告》,发起史上最严厉的临床试验数据核查,深刻影响我国的临床试验质量和发展。按照党中央、国务院"用最严谨的标准、最严格的监管、最严厉的处罚、最严肃的问责,确保广大人民群众'舌尖上的安全'"的要求,对药物临床试验数据进行核查。数据核查工作的全面启动,对提高临床试验质量和规范行业标准具有重要意义。

二、药物临床试验的现状及发展趋势

药物临床试验经过几百年,特别是近几十年的发展,已成为成熟、稳定、规范、科学的支撑药物研发的工具性学科,并呈现出标准化、专业化、国际化、信息化等鲜明的特点。

标准化已成为药物临床试验的显著特点。标准化主要体现在研究内容、研究设计、研究实施、研究监管等各个方面,并且以各国政府监管机构或有关国际组织出台的法规、指南和指导原则的形式体现,其推动标准化的实现。另外,有些学会和行业协会等社会组织也出台了一些指导原则或专家共识,指引业内药物临床试验标准化。当然,这些法规、指南、指导原则或专家共识因发布机构、标准级别等不同,对临床试验的约束力也不同。政府制定的关于临床试验的有关法规是最强的刚性约束,如我国的《中华人民共和国药品管理法》《药品注册管理办法》《药物临床试验质量管理规范》中有关临床试验的规定。有些标准是强推荐性的,如政府出台的一些技术指导原则,这些标准原则上是要遵照执行的,但针对一些特殊的药物、科学的进步或者以前认知的局限,有时可以突破技术指南或技术指导原则,但必须有充分的依据。行业和学会的指南或专家共识一般是对政府或监管机构标准的补充或更高的要求,约束力不强,是行业自觉执行的指引,但能促进行业发展。

专业化已成为药物临床试验的另一个显著特点。专业化主要体现在临床试验工作内容细化、从业人员专业化、临床试验服务专业化、临床试验质量控制和监管职业化等方面。临床试验的工作内容不断细分,如研发策略,方案设计,临床试验中的医疗决策,临床试验中的研究助理、统计分析、数据管理、项目管理、项目监查和项目稽查等,这些细分的工作同时相互合作、有机统一。药物临床试验从业人员越来越专业化,如出现临床研究医师、临床研究护士、临床研究药师、专业从事药物临床试验的统计师、专业从事临床试验协调的临床监查员、专业从事质量检查的稽查员和专业从事药物临床试验生物样本分析的检测技术员等。临床试验专业化极大地促进了临床试验的发展,有利于提高临床试验的质量和水平。由于工作内容的细分、从业人员的专业化和临床试验服务的专业化,大量为临床试验提供专业服务的公司涌现,如提供方案设计和项目管理、项目监查等的合同研究组织(Contract Research Organization,CRO)、提供数据管理的公司、提供统计分析的公司、为研究者提供研究助理的临床试验现场管理组织(site management organization,SMO)、为临床试验提供信息服务的信息公司、为研发策略和方案设计提供服务的专业化咨询公司等。临床试验的质量控制和监管职业化倾向明显。首先,政府监管部门成立临床试验技术审评和数据核查机构,审评员和检查员越来越专业化、职业化;其次,临床试验机构成立专门的管理机构,其重要任务之一就是对承担的临床试验进行质量监管;此外,出现独立的第三方数据稽查公司,提供独立的临床试验质量检查。

药物临床试验越来越国际化,其是经济全球化浪潮的结果;对我国来说,还是不断对外开放的结果。临床试验全球化主要体现在标准国际化、试验全球化、服务全球化等方面。临床试验的设计、实施和质量等方面标准日趋国际统一。在国际影响中最大的是国际人用药品注册技术协调会(International Council for Harmonisation of Technical Requirements for Pharmaceuticals for Human Use,ICH)制定的有关指导原则。ICH 是欧洲共同体、美国和日本在 1990 年发起成立的,对三方成员国家的人用药物注册技术要求的现存差异进行协调的国际组织,其一直致力于起草和发展能符合会员国之间法规基本要求的统一准则和药物开发及注册标准。在过去的 20 多年中，ICH 发布一系列质量体系（Q1～Q12）、安全性（S1～S11）、有效性（E1～E18）和多学科（M1～M10）指南，促使研究和申报符合同等标准。其中，ICH E 是与人类临床研究相关的课题，ICH E5《接受国外临床试验数据中有关种族因素的指导原则》（R1）及"E5 指南问答"一直是新药全球临床研发的最基本和最重要的指导性文件之一。美国 FDA 制定的有关临床试验指南或指导原则对促进和推动药物研发起到重要作用。临床试验的实施也日趋国际化，为了药物尽快在不同国家上市，也为了尽快入组更多的受试者，加快试验进度，现在国际多中心临床试验越来越多。随着临床试验标准和实施的不断国际化，为临床试验提供服务的公司也不断国际化，涌现出一批在全球提供临床试验服务的公司，在全球开展业务。

信息化是促进临床试验发展的重要技术手段，其不仅是现阶段的显著特点，也是未来临床试验发展的重要方向和趋势。质量、效率和成本是临床试验的最重要的 3 个关注点，信息化对这 3 个方面均能带来益处。目前，电子数据采集（EDC）系统、机构管理的临床试验管理系统、实验室管理系统和临床试验受试者查重系统等信息化产品得到广泛应用。

随着以人工智能为代表的科学技术的进步，以生物治疗为代表的新的药物（或技术）的涌现和医疗大数据的不断开发和利用，药物临床试验的方法、模式和管理均将发生大的变革。如基于大数据和真实世界的临床研究结果可能比传统的 RCT 研究得到的结果更具代表性；临床试验的设计和数据利用与分析将根据药物特点更加个体化；基于互联网和人工智能、区块链技术的信息化将更好地保证临床试验的质量，更大地提高临床试验的效率和降低临床试验的成本。

第三节　药物临床试验监管

药物临床试验具有很强的依法监管性和技术指导性，临床试验的结果是药物被批准上市许可的重要依据，试验研究对象是人，存在一些未知的风险，因此，各国政府对药物临床试验均进行严格的监管以保障受试者权益和安全，保证临床试验的科学性和质量。世界上许多国家和一些国际组织（或机构）制定了相应的法律法规或指导原则，以规范药物临床试验的设计与实施。伴随着医学研究和药物研发的快速发展，临床试验监管的法律法规体系也日趋成熟、完善。

一、国际药物临床试验监管

1906 年美国国会通过的《联邦食品与药品法》成为美国 FDA 对药品进行法律监管的起点，目前药物临床试验监管的相关法律法规日渐成熟。"磺胺酏剂事件"和"反应停事件"等药害事件的发生，引起社会和政府对药物安全性的高度关注，并制定法律法规来规范药物研究与开发行为。美国国会于 1938 年通过的《食品、药品和化妆品法案》和 1962

年通过的《科夫沃-哈里斯修正案》分别加强对新药上市和药物临床试验的监管,《食品、药品和化妆品法案》规定新药上市必须进行安全性临床试验,且由美国 FDA 批准药物是否上市,该法案奠定了美国食品药品安全监管体系的基础。《科夫沃-哈里斯修正案》规定在进行药物临床试验之前必须通知 FDA。自 1969 年起,为使新药得到批准,FDA 要求必须提供随机对照临床研究结果。

《纽伦堡法典》是 1946 年审判纳粹战争罪犯的纽伦堡军事法庭决议的一部分,它牵涉到人体试验的十点声明,成为人体试验的指导方针。这些原则已经不能够完全满足今日生物医学研究领域的需求,它逐渐为翔实的规则和声明所取代,如 1964 年国际医学联合大会通过的《赫尔辛基宣言》,其详细规定涉及人体试验所必须遵循的准则,该法案相继在 1975、1983、1989、1996、2000、2002、2004 和 2008 年进行修订,最近一次的修订是在 2013 年 10 月,该原则强调将患者/受试者的健康利益放在首位。1979 年,由美国国会成立的"保护生物医药与行为学研究受试者委员会"颁布的《贝尔蒙特报告》确定人体研究应遵循的 3 项伦理原则:尊重、有利和公正。1981 年,美国 FDA 在《食品、药品、化妆品管理法》中明确规定有关保护受试者权益、研究者与申办者的职责、研究方案需经 IEC 审批等。1982 年,世界医学组织和国际委员会联合发表《人体生物医学研究国际道德指南》,为促进人体试验研究中伦理原则的正确运作奠定了基础。在此基础上 1993 年发表《涉及人的生物医学研究的各项国际伦理指南》,该指南的陆续修订着重关注弱势受试者以及在发展中国家开展临床试验应遵循的伦理准则。

与此同时,美国 FDA 在 1977 年颁布《联邦管理法典》,它开创性地提出"药物临床试验质量管理规范"的概念。1988 年美国制定和颁布《药物临床试验质量管理规范》,主要目的是保证药物临床试验过程规范,数据和所报告结果的科学、真实、可靠,保护受试者的权益和安全,规范了研究的伦理准则和科学性。

20 世纪 90 年代以来,发达国家和地区相继颁布各自的 GCP。1963 年英国设立药物安全委员会,政府规定在新药进入临床研究及投入市场之前均需要得到官方批准。1987—1993 年,法国、日本、加拿大、澳大利亚、新西兰等相继颁布关于生物医学研究的指导原则。1989 年北欧药品管理组织颁发第一个国际区域性 GCP,即《北欧 GCP 指导原则》。1991 年 7 月颁布《欧共体国家药品临床试验规范》,于 1992 年 1 月生效。该原则由欧洲共同体成员国共同制定、实施,大多数欧洲国家均遵守该原则。由于一类新药在一国上市后,各国制定的 GCP 不同,为避免人力、物力的浪费,欧洲共同体、美国和日本在 1990 年发起成立国际人用药品注册技术协调会(ICH)。ICH 是对三方成员国家的人用药物注册技术要求的现存差异进行协调的国际组织,一直致力于起草和发展能符合会员国之间法规基本要求的统一准则和药物开发及注册标准。1997 年,ICH GCP 被加入美国的联邦注册法,FDA 希望所有在美国之外进行的用于支持药品上市许可申请(NDA)的临床试验均须按照 ICH GCP 原则进行。自 1997 年 1 月 1 日起,欧洲药品注册机构(CPMP)要求所有在欧洲以药品注册为目的进行的临床试验都必须按照 ICH GCP 指导原则进行。该原则替代欧洲的 GCP 指导原则。

欧盟(EU)成员国之间的药物临床试验监管协调是一个重要议题,2001 年欧盟颁发法令 2001/20/EC,对 GCP 在各成员国的实施作出进一步的规定。临床试验指令(Dir. 2001/20/EC)是欧盟临床试验一致性要求的里程碑。Dir. 2001/20/EC 监管期间,临床试验的费用和时间显著增加。欧盟委员会决定从根本上改革 Dir. 2001/20/EC,并以法规形式取代指令。2014 年 4 月 16 日欧盟在斯特拉斯堡签署通过 Reg. (EU) No 536/2014,并于 2014 年 5 月 27 日在官方公报发表并生效。Reg. (EU) No 536/2014 是欧盟临床研究政策环境的另一个里程碑。

日本厚生省于 1967 年采取新药审批、药品再评议及宣布制药企业有义务向国家报告药品不良反应等措施。日本的 GCP(Jpn-GCP)是由厚生省于 1990 年作为行政指导制定的,1997 年根据 ICH GCP 进行修订并作为法规发布,之后进行了多次修订。1997 年 4 月,日本正式施行 ICH GCP。1998 年 7 月,日本厚生省宣布以 ICH E5 指南为基础,发布关于《在接受国外临床数据时应考虑的民族性要素》,接受来自国外的临床试验数据。日本厚生省药品和医疗器械机构(PMDA)于 2007 年 9 月 28 日正式发布《国际多中心临床试验的基本原则》,对于国际多中心临床试验计划以及在实施过程中的基本思路等进行总结。

二、我国的药物临床试验监管

我国的《药物临床试验质量管理规范》起步较晚,临床试验监管过程中具有里程碑意义的法律法规时间轴见图 1-3。最早关于药物临床试验管理的规定是 1963 年由卫生部、化工部和商业部联合下达的《关于药政管理的若干规定(草案)》。其中,对新药(该规定中称其为新产品)的定义、新药的报批程序、新药临床试验和新药生产的审批、设立药品审

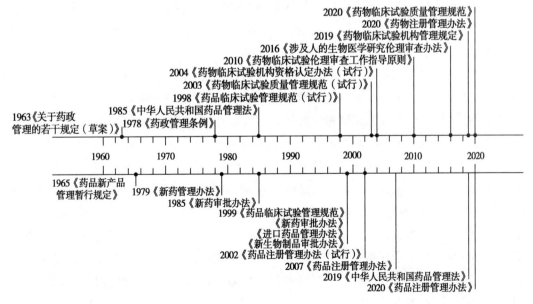

图 1-3　中国药物临床试验监管过程中具有里程碑意义的法律法规时间轴

定委员会以及哪些种类的药品属于卫生部审批等均给予明确的规定。1965年,由卫生部和化工部联合下达《药品新产品管理暂行规定》。这是我国第一个针对新药的管理办法,但由于历史原因未能得到贯彻实施。药品监管步入快速的规范化发展新阶段是在1978年后。1978年,由国务院批准颁布的《药政管理条例》就新药的临床验证和审批作出专门的规定。1979年,卫生部根据该条例中有关新药的规定,组织制定《新药管理办法》。由于该条例规定大部分新药审批由各省、自治区、直辖市负责,所以缺乏统一标准。

真正意义上的药物临床试验法制化管理是从1984年颁布、1985年开始执行的《中华人民共和国药品管理法》开始的,其明确规定创新药物或引入新药必须经过临床试验或临床验证,这是我国药物临床试验管理的开端,后续制定了一系列办法、规范和原则。1985年,卫生部根据该法制定颁布《新药审批办法》,其后多次颁布相关的补充规定。1998年,国务院进行机构改革,药品管理由当时新成立的国家药品监督管理局(SDA)负责。1999年,SDA颁布《新药审批办法》《进口药品管理办法》《新生物制品审批办法》等药品注册的相关法规。1998年,卫生部颁布专门针对药物临床试验的《药品临床试验管理规范(试行)》,1999年,国家药品监督管理局正式发布《药品临床试验管理规范》,这是我国药物临床试验监管领域的里程碑。2002年,SDA将这些药品注册的相关法规合并制定《药品注册管理办法(试行)》。该法规经多次修订,现在实施的是2020年修订的《药品注册管理办法》。

《中华人民共和国药品管理法》自2001、2003和2015年相继修订,现行的《中华人民共和国药品管理法》是2019年修订版。与2015年版相比,2019年版更强调风险管理,建立健全药品追溯制度,建立药物警戒,更加支持创新药物开发,实施药品上市许可人制度。新修订的《药品注册管理办法》于2020年7月1日起正式施行,该版引入新的理念和制度设计,如药品上市许可持有人制度以及药物临床试验默示许可、优先审评审批、原辅包和制剂关联审评审批、沟通交流、专家咨询等新制度;进一步优化评审程序,如药品注册检验可以在受理前启动、药品注册现场核查和上市前药品生产质量管理规范检查同步实施等新理念;落实全生命周期管理要求,强化责任追究。

2003年8月6日,国家食品药品监督管理局(SFDA)对GCP进行了第一次修订,于2003年9月1日正式施行。该次修订借鉴国际相关指导原则的基本原则和相关要求,但也同时考虑我国当时所处的国情和发展状态。为了GCP原则和规定尽快地、更好地落地实现,2004年SFDA和卫生部共同制定《药物临床试验机构资格认定办法(试行)》,对拟申请资格认定的医疗机构或国家药品临床研究基地拟增补新的药物临床试验专业进行资格认定,要求自2005年3月1日起未提出资格认定申请和检查不合格的国家药品临床研究基地,将不再具有承担药物临床试验的资格。为进一步加强药物临床研究监督管理,2009年5月国家食品药品监督管理局颁布《药物临床试验机构资格认定复核检查工作方案》,启动临床试验机构资格审查工作,同年制定《药物临床试验机构资格认定复核检查标准》。为进一步促进药物临床试验伦理规范,2010年国家食品药品监督管理局发布《药物临床试验伦理审查工作指导原则》。

2015年的《国家食品药品监督管理总局关于开展药物临床试验数据自查核查工作的

公告》是我国政府对药物临床试验监管的新起点,开启药品监管改革的新征程,党和政府相继出台多个纲领性文件,为药品监管改革指引了方向。2015 年 8 月 18 日国务院发布《国务院关于改革药品医疗器械审评审批制度的意见》,2017 年 10 月 8 日中共中央办公厅、国务院办公厅印发《关于深化审评审批制度改革鼓励药品医疗器械创新的意见》。此后,《中华人民共和国药品管理法》《药品注册管理办法》《药物临床试验机构管理规定》《药物临床试验质量管理办法》等法规的制定或修订均遵循该方向指引。

与 2003 年版 GCP 相比,2020 年版 GCP 的篇幅从 9 000 余字增加至 24 000 余字,从总则到各个章节,基本上按照 ICH 技术指导原则进行调整与修改,同时考虑我国的有关国情。2020 年版 GCP 的官方解读为从细化明确参与方责任、强化受试者保护、建立质量管理体系、优化安全性信息报告、规范新技术的应用、参考国际临床监管经验、体现卫生健康主管部门医疗管理的要求等方面作出详细的内容修订;新术语概念的引入,如源数据、源文件、计算机化系统、独立的数据监察委员会、质量控制、质量保证等;细化明确申办者、伦理委员会和研究者的责任,对研究者的医疗能力和试验机构的资质作出细化要求;申办者必须将受试者权益和安全及临床试验结果真实可靠作为基本考虑,建立完善的质量管理体系,对 CRO 提供的临床试验数据的真实性和可靠性负责。

我国的药物临床试验虽然在近 20 多年来,特别是近 5 年来取得了长足的进步,但仍面临着不少问题。如第三方提供临床研究协调员(clinical research coordinator,CRC)发展迅速,但 CRC 的水平、能力和职业操守良莠不济,隐形的利益冲突存在;广大的潜在患者/受试者分布与药物临床试验机构分布不尽对称,给受试者招募带来困难;研究中心的综合力量提升空间很大,人才队伍建设短板明显,未形成具有国际影响力的研究中心;CRO 数量庞大,但领先规模、领先水平、具有国际影响的屈指可数。针对这些问题,除政府加强引导、支持和监管外,专业学会和行业协会应发挥更加重要、更加广泛、更加有力的作用。

第四节 药物基因组学在药物临床试验中的应用

药物基因组学(pharmacogenomics,PGx)是以药物的安全性与有效性为目标,研究基因变异所引起的个体与药物之间的相互作用的个体差异,以提高药物研发效率和临床用药精准性的学科。公元前 6 世纪,毕达哥拉斯发现蚕豆中毒的个体间变异性;19 世纪 50年代,Motulsky 和 Vogel 提出遗传药理学的概念,主要阐释了不同亚型的药物代谢酶与药物反应的关系;21 世纪初,人类基因组计划的完成为药物遗传生物标志物的发现开辟了新的机遇;2005 年,国际遗传药理学研究网络(PGRN)和遗传药理学与药物基因组学知识库(PharmGKB)成立;2007 年,FDA 批准第一种遗传分子检测,该检测根据 *CYP2C9* 和 *VKORC1* 基因多态性预测抗凝血药华法林的敏感性;2010 年,欧洲药品管理局(EMA)颁布制药行业规范,指示应将遗传药理学和 PGx 方法应用于新药研发;2011 年,美国 FDA 再次颁布针对新药研发的临床药物基因组学行业指南(*Guidance for Industry:Clinical Phar-*

macogenomics），提出应在新药上市前各阶段开展临床药物基因组学研究，PGx 将作为一种革命性的手段增进新药的安全性和有效性，于 2013 年 1 月成为正式指南对外公布；2014 年，奥巴马总统发起"精准医疗"计划；2015 年，FDA 正式发布"精准 FDA"（precision FDA）平台；随着药物基因组学理论的成熟，规范的生物样本库与电子病历系统、生物信息学、高通量测序技术、基于质谱的组学和药物分析试验平台等技术的突破，将极大促进 PGx 在新药研发与临床个体化治疗中的应用。药物基因组学在新药研发领域将得到越来越广泛的应用。

一、生物标志物与新药研发

新药研发是一个高投入、高风险、长周期的过程，临床和临床前数据（包括药物代谢和转运特征、靶点和信号通路的生物效应、影响药效的遗传变异位点等）可以预测该药物在个体间药物效应的差异，并且针对有效靶点对患者进行分层，提高后续临床试验设计的效率。PGx 可应用于肿瘤靶向治疗药物的研发，如酪氨酸激酶抑制剂（TKI）伊马替尼（imatinib）的问世从根本上改变了慢性粒细胞白血病（CML）和转移性胃肠道间质瘤（GIST）的治疗方法，被 *Science* 誉为里程碑式研究，与人类基因工程并称为 2001 年世界科技十大突破之一，其主要靶点为编码酪氨酸激酶的 *bcr-abl* 与 *c-kit*，临床研究发现在 GIST 患者中的 *c-kit* 基因突变率约 90%。基于 PGx 的临床前研究预测药物靶点基因变异对药物安全性与有效性的影响，并针对此靶点研发特定的鉴定方法，为后续的 I、II、III 和 IV 期临床试验设计与分型提供建议。

基于 PGx 的 I 期临床试验可验证临床前数据预测的遗传变异位点，为 II 期临床试验方案设计与分层制定更适宜的优先级与排除标准，促进 II、III 期临床试验用较少的受试者即取得高质量的研究效果，节约研究成本与时间，为新药获批和药物标签提供依据，并且根据研究结果来制定新的治疗原则及药物靶点的再发现。在 IV 期临床试验中收集 PGx 数据解释每个药物不良反应（ADR）事件以及药物疗效欠佳的可能原因，旨在确定患者基因多态性对临床个体化用药的影响并分析基于 PGx 诊断方法的效果。PGx 在新药研发各阶段的应用见表 1-1。

表 1-1 PGx 在新药研发各阶段的应用

新药研发阶段	该阶段的研究重点	PGx 的作用
药物临床前研究	新化合物的发现、药物毒理研究、细胞及动物模型研究	预测药物靶点基因对药物安全性与有效性的影响，并针对此靶点研发特定的鉴定方法，为后续的临床试验设计与分型提供建议
I 期临床试验	初步的临床药理试验、人体安全性评价试验及药动学试验	进行遗传药理学分析验证由临床前数据预测的遗传变异的影响，为 II 期临床试验方案设计的分层制定适宜的优先级与排除标准
II 期临床试验	初步评价药物对目标患者的有效性和安全性	根据遗传标记指导临床试验中的受试者分群，减少受试者人数，节约研究成本且减少 ADR 的发生

新药研发阶段	该阶段的研究重点	PGx 的作用
Ⅲ期临床试验	进一步评价新药的利益与风险关系,为药品注册申请的审查提供充分依据	通过扩大样本的 PGx 研究来制定新的治疗原则以及确定新的药物靶点(如曲妥珠单抗)
Ⅳ期临床试验	考察广泛使用条件下的药物疗效和不良反应以及改进给药剂量等	收集 PGx 数据以解释 ADR 事件以及药物疗效欠佳的可能原因,旨在确定基因多态性对临床个体化用药的影响并分析基于 PGx 诊断方法的效用
药物上市后研究	指药物经正式批准进入市场后,对其安全性、有效性、经济性等方面进行更为全面、完整的科学评价	了解 ADR 事件是否是由遗传变异引起,进一步制定 PGx 标签以显著降低风险发生的可能性

药物基因组学促进药物研究已有不少成功的案例。一项临床试验表明,罗格列酮(rosiglitazone)作为单一疗法治疗 511 例阿尔茨海默病患者,根据 *APOE4* 基因型对患者进行分类,并在 24 周内进行阿尔茨海默病评估量表认知评分,未携带 *APOE4* 等位基因的患者相比携带 *APOE4* 等位基因的患者的症状得到明显改善。该项 Ⅱ 期临床试验中 PGx 辅助研究对Ⅲ期临床试验的设计产生影响,并且在 2009 年年初进行的Ⅲ期临床试验中强调 PGx 的作用,通过 PGx 开展临床试验,可以确定产生药物疗效的患者亚群,减少研发成本并进一步促进新药研发进展。吉非替尼(gefitinib)作为 EGFR 的小分子抑制剂主要用于治疗非小细胞肺癌(NSCLC),但仅约 10% 的患者对吉非替尼表现出快速且显著的临床疗效。通过对应用该药物的肿瘤患者的 PGx 分析,发现吉非替尼对于 *EGFR* 基因 19 和 21号外显子突变患者会产生显著疗效,故在临床上对于 *EGFR* 基因 19 和 21 号外显子突变患者使用吉非替尼的化疗方案可以取得较好的疗效,显著延长生存期。

许多在产品注册研究阶段未进行 PGx 研究的已上市药物,在临床的安全性和有效性存在个体差异,这类差异可在上市后的临床研究中进行,如阿巴卡韦(abacavir)是上市后药物再评价的典型案例。阿巴卡韦是一种用于治疗人类免疫缺陷病毒感染的逆转录酶抑制剂,其主要 ADR 是二次使用阿巴卡韦可能会发生严重的超敏反应,通过候选基因研究确定 *HLA-B * 57：01* 是阿巴卡韦相关 SJS/TEN 的强危险因素后,对 1 956 名患者进行了一项随机对照试验(RCT),以比较阿巴卡韦常规抗逆转录病毒治疗方案与基因组指导策略,其中皮疹的发生与阿巴卡韦的 *HLA-B* 危险等位基因有关。阿巴卡韦说明书中的"黑框警告"建议,在使用阿巴卡韦治疗之前,对所有患者进行 *HLA-B * 57：01* 等位基因的筛查,基因型阳性患者不建议使用,以减少超敏反应的发生风险。以上例子说明对上市后药物进行多中心的 PGx 相关研究,可以预测不良事件的发生以增加药物临床使用的安全性与用药合理性。

二、多领域与 PGx 相结合在新药研发中的作用

1. 生物信息学　生物信息学(bioinformatics)是一门综合计算机科学信息技术和数学

理论与生命科学相结合形成的一门新学科,可以基于低成本和高通量的方式对大量的生物学和医学数据进行管理和分析,以确定数据中所隐含的生物学意义。在新药研发中的应用主要体现在以下几个方面:①基于大数据寻找与疾病相关的靶标或新的药物作用靶点;②有助于先导化合物的发现与优化;③有利于新药研发中临床试验的设计与开展及临床药学的相关研究;④有利于中药的 PGx 相关研究。将利用现代生物信息学结合 PGx 以提供更有效的生物标志物的发现和验证方法,如计算机辅助药物设计(CADD)、深度学习等,从而有助于确保更优的候选药物在批准过程中获得成功。将临床资料、表型、生活方式数据和多组学数据相结合,为生物信息学在多学科中的应用提供支撑,目前已有多个国家建立这样的生物样本库,包括爱沙尼亚、冰岛、日本和英国。目前报道部分药物设计和开发的 PGx 信息资源包括 PharmGKB、CYP allele nomenclature、FDA genomic marker table、HapMap project、dbSNP home page、Pharmacogenomics education program 等,见表 1-2。还包括大量的电子健康记录(EHR),可以提供大规模的健康与疾病数据,加深对疾病因果关系的了解,具有新药转化研究的潜力。将生物信息学与 PGx 相结合有助于提高新药研发的水平。

表 1-2　近年来的新临床研究策略

	特点	优势	劣势	举例
"篮子研究"(basket trial)	以靶向药物为研究起点,通过相应的肿瘤标志物对应到不同部位的肿瘤,观察该药物对于不同肿瘤的疗效	适用于肿瘤靶向治疗药物的Ⅱ期临床试验;缩短试验所需的时间,可以快速得出结果;可以同时探索同一药物对不同肿瘤的疗效	容易出现假阳性率增高的情况,即一队列取得阳性结果时,其他队列也得出阳性结果的可能性增加	AcSé 是法国 UNICANCER 计划的一项大型多中心Ⅱ期临床试验,评估克唑替尼作为单一疗法在 23 组患者中的效用和安全性,这些患者的 *ALK*、*MET*、*RON* 或 *ROS1* 至少有 1 种突变跨越多种固体肿瘤(胃肠道、乳腺、肾脏、卵巢、甲状腺肿瘤和肉瘤等)
"雨伞研究"(umbrella trial)	以肿瘤类型为研究起点,按不同的靶点进行分类,旨在测试不同药物在单一类型癌症中对不同突变的影响	能够得出针对肿瘤类型的有意义的结论;更彻底地评估药物的作用机制	直接缺点是可行性欠缺,特别是在罕见疾病中,可能会延缓整个试验的进展	FOCUS4 试验招募先前未接受治疗的转移性结直肠癌患者,并将他们分配为标准前线化疗 16 周后的 4 个生物标志物丰富人群之一。在每组中,患者随机试验靶向药物与安慰剂
"适应性设计"(adaptive design)	研究人员根据试验进展灵活调整试验方案,如可以撤销某类亚组、改变用药剂量、增加试验规模等	适用于尚未清楚了解作用机制的新药,或药物作用靶点的生物学特征不确定的情况	若药物作用靶点及其生物学特征已经充分了解,则该方法的研究效率不高;更改方案时会存在一定的主观性	当某些稀有类型肿瘤的临床试验中收集肿瘤类别困难时,适应性设计试验可采用富集策略或扩大队列策略

续表

	特点	优势	劣势	举例
"平台试验"（platform trial）	也称多臂多阶段（MAMS）设计试验，是评估药物对多组数的干预效果，可以更高效地分配资源	该设计具有允许放弃干预措施，以及在试验过程中引入新干预措施	平台试验中的生物标志物队列可能未明确分开	EBOLA（NCT02380625）是由Bill&Melinda Gates基金会支持的以应对2014年西非埃博拉疫情的平台试验,已终止

2. 药物微生物组学　药物微生物组学作为一个研究微生物多样性与药物相互作用的新兴领域,复杂的肠道微环境与宿主基因、环境因素(饮食、生活方式等)存在相互作用。肠道微生物组相当于"人类的第二基因组",是指动物肠道中存在的数量庞大的微生物群,该微生物群在调节宿主免疫与代谢等方面发挥重要作用。据估计,遗传因素可以解释药物个体间反应的 20%~95% 的变异性,因此仅靠遗传因素不足以解释所有药物的个体差异,肠道微生物的基因数估计为人类基因组成的 100 倍。每个人都有一个独特的肠道微生物组,其对药物的修饰性很有可能会改变药物的临床疗效,甚至可能产生致命性ADR 事件。其中复杂的药物-微生物相互作用主要发生在大肠,药物可能会改变肠道微环境,从而影响肠道菌群的多样性与丰度;肠道菌群也会直接影响药物原本的代谢过程(主要是水解与还原反应),从而改变药物原本的药动学。因此,研究和预测微生物与药物之间的相互作用对于新药研发和制订个体化给药方案十分重要且具有挑战性。PGx 与药物微生物组学相结合将为新药研发与个体化医学的进展提供重要支撑。

3. 新临床研究策略　新药研发中经典的 Ⅰ、Ⅱ 和 Ⅲ 期临床试验需要大量的人力和经费支持,目前已产生一些创新的临床研究策略。如 2014 年美国癌症协会提出 2 项创新临床试验方法——"篮子研究"(basket trial)、"雨伞研究"(umbrella trial)(图 1-4),还包括"适应性设计"(adaptive design)、"平台试验"(platform trial)等。研究者可根据试验目的与规模等综合考虑适宜的试验方案。随着我们对于疾病和药物的多组学知识的逐步积累,临床试验设计将变得更为科学,以适应不断扩大的知识体系。新的临床试验设计策略的严谨性将很大程度决定临床试验是否取得成功。

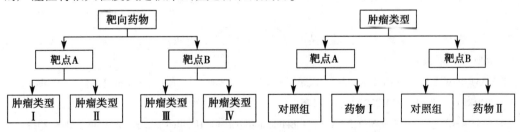

图 1-4　"篮子研究"(左)和"雨伞研究"(右)示意图

（周宏灏　阳国平　张　伟）

参考文献

[1] CHU X,BLEASBY K,EVERS R. Species differences in drug transporters and implications for translating preclinical findings to humans[J]. Expert Opin Drug Metab Toxicol,2013,9(3):237-252.

[2] PAUL S M,MYTELKA D S,DUNWIDDIE C T,et al. How to improve R&D productivity:the pharmaceutical industry's grand challenge[J]. Nat Rev Drug Discov,2010,9(3):203-214.

[3] LINDA M,MELISSA H,CONRAD H. Trial watch:Clinical trial cycle times continue to increase despite industry efforts[J]. Nat Rev Drug Discov,2017,16(3):157.

[4] SHEN J,SWIFT B,MAMELOK R. Design and Conduct Considerations for First-in-Human Trials[J]. Clinical and Translational Science,2019,12(1):6-19.

[5] 李江帆,薛薇,胡欣,等. 法国 BIA 10-2474 临床试验事件对我国研究者的启示[J]. 中国药物警戒,2018,15(2):94-97,102.

[6] ARROWSMITH J,MILLER P. Trial watch:phase Ⅱ and phase Ⅲ attrition rates 2011-2012[J]. Nat Rev Drug Discov,2013,12(8):5.

[7] OTTE A,MAIER-LENZ H,DIERCKX R A. Good clinical practice:historical background and key aspects [J]. Nucl Med Commun,2005,26(7):563-574.

[8] 袁林,张皋彤,孙蔷. 中国加入 ICH 始末及其重要意义[J]. 中国食品药品监管,2018(9):4-20.

[9] Phase report ofdata verification of drug clinical trial(药物临床试验数据核查阶段性报告)[EB/OL].(2017-07-21)[2020-03-25]. http://www. cfdi. org. cn/resource/news/9137. html.

[10] 张晓方,黄丹,王翔宇,等. 国际多中心临床试验监管指南研究报告[J]. 中国新药杂志,2017,26(17):2052-2058.

[11] 魏芬芳,孙宇昕,冷金诺,等. 对欧盟临床试验法规 Reg.(EU)No 536/2014 的解读与思考[J]. 中国新药杂志,2017,26(16):1865-1872.

[12] 王佳楠. 中日两国药物临床试验管理规范及其检查制度的比较[J]. 中国临床药理学杂志,2011,27(9):718-721.

[13] 陈顺. 新版 GCP 的几点建议[N]. 医药经济报,2018-08-09(F02).

[14] 陈小梦,杜娟. 探讨我国药物临床试验管理与 GCP 的发展与现状[J]. 福建质量管理,2017(6):242.

[15] 程雅倩,何文. 我国药物临床试验的开展和监管体系现状[J]. 中国药师,2019,22(6):1132-1138.

[16] 张晓方,武阳丰. 中国国际多中心临床试验的历史与现状[J]. 中国新药杂志,2018,27(11):1286-1289.

[17] 高建超,黄云虹,杨焕,等. 我国药物临床试验监督和管理的方法探讨[J]. 中国新药杂志,2017,26(18):2149-2153.

[18] DARROW J J,AVORN J,KESSELHEIM A S. FDA Approval and Regulation of Pharmaceuticals,1983-2018[J]. JAMA,2020,323(2):164-176.

[19] PARASIDIS E,PIKE E,MCGRAW D. A Belmont Report for Health Data[J]. N Engl J Med,2019,380(16):1493-1495.

[20] 张琳. 我国药物临床试验的现状分析研究[D]. 郑州:郑州大学,2016.

[21] 曾予,赵敏. 美国临床试验中受试者权利保护制度的借鉴意义[J]. 医学与法学,2018,10(2):

10-12.

[22] 李见明. 浅析中国药物临床试验管理规范与国际通用准则的异同点[J]. 中国临床药理学杂志, 2010,26(9):707-710.

[23] 凌柏.《药物临床试验质量管理规范》实践中存在的问题[J]. 中国药业,2014,23(14):3-5.

[24] 唐燕蓉. 我国药物临床试验法律监管研究[D]. 福州:福州大学,2014.

[25] 汪旻晖,卢建平,杨菁菁,等. 中国与ICH药物临床试验质量管理规范的比较研究[J]. 中国新药杂志,2014,23(15):1786-1789,1794.

[26] 许小星,于姗姗. 我国药品质量管理规范分析[J]. 中国药物经济学,2019,14(9):123-125.

[27] 郭薇,谢林利,曹丽亚,等. 加入ICH对我国药物临床试验机构工作的影响和思考[J]. 中国药房,2019,30(11):1445-1448.

[28] 曹立亚,郭林. 美国药品安全监管历程与监测体系[M]. 北京:中国医药科技出版社,2006.

[29] 王白璐. 药物临床试验质量管理评价研究[D]. 济南:山东大学,2012.

[30] 武小军. 我国GCP与药物临床试验监管研究[D]. 天津:天津大学,2009.

第二章

药物临床试验机构管理

第一节　国际药物临床试验机构管理模式

随着药物临床试验学科的不断发展,其规范化、国际化趋势越来越明显,国际多中心药物临床试验越来越多,政府和国际组织制定的指导原则对药物临床试验设计与实施的影响越来越大,其中影响最大的当属国际人用药品注册技术协调会(International Council for Harmonisation of Technical Requirements for Pharmaceuticals for Human Use,ICH)。ICH是美国、欧盟和日本三方药品监督管理部门和制药工业协会共同组成的国际组织,其初衷是促进各国药物监管系统的统一和标准化,提高新药研发、注册和上市的效率。1996年5月,ICH制定了《药物临床试验质量管理规范》(Good Clinical Practice,GCP)指导原则。该指导原则的建立考虑到欧盟、日本、美国,以及澳大利亚、加拿大、北欧国家和世界卫生组织(World Health Organization,WHO)的现行GCP,是全球适用面最广的临床研究质量标准。其目的是确保在药物临床试验中受试者权益得到保护、试验过程规范以及结果真实可靠,伦理性和科学性是GCP的两大核心理念。

我国颁布及实施GCP较晚,2001年2月颁布的《中华人民共和国药品管理法》首次以法律形式要求药物临床试验必须执行GCP。2003年6月4日,国家食品药品监督管理局正式颁布《药物临床试验质量管理规范》,并于同年9月1日实施。2017年6月,我国国家食品药品监督管理总局以第8个监管机构成员国的身份正式加入ICH,意味着中国的药物临床试验将遵守和实施ICH GCP原则。我国现行的GCP与国际现行的GCP大同小异,但在具体实施中结合我国国情做了相应的修改,为实现对受试者权益与安全的保护,我国GCP侧重药物临床研究机构资质的认定标准以及对管理权的集中控制,规定临床试验应在具有临床试验资质的临床试验机构内进行,而ICH GCP等国外GCP侧重于对研究实施过程中的监督管理,合同研究组织(Contract Research Organization,CRO)及独立的研究机构也可以开展临床试验。

虽然ICH GCP"宽进严出",但国际顶尖的医疗机构不仅大量参与临床试验,还作为医学创新研究的引领者,主导了大量创新药物临床试验。而随着我国药品审评审批制度改革的深入推进以及我国参与国际多中心临床试验数量的不断增加,我国临床试验的监管模式也更加倾向于降低准入门槛、加强过程监管,这对我国开展药物临床试验的医疗机构的研究能力带来更大的挑战。借鉴国际一流的临床试验机构管理模式对提高我国临床试验项目的质量和效率,以及建设一流的学术医学中心具有重要意义。本节就国际一流的医疗机构对临床试验及临床研究的管理模式进行探讨,从而挖掘我国医疗机构可借鉴的经验,以提升我国临床试验管理的标准化和高效化。

一、耶鲁大学附属耶鲁临床研究中心

耶鲁大学附属耶鲁临床研究中心(Yale Center for Clinical Investigation,YCCI)成立于2006 年,作为美国国立卫生研究院(National Institutes of Health,NIH)临床和转化科学基金(Clinical and Translational Science Award,CTSA)资助成立的首批临床和转化科学中心,通过引入 OnCore 临床研究综合管理系统,寻求最佳临床研究规范化和临床试验管理信息化管理,以实现临床试验的标准化和规范化。通过与耶鲁大学公共卫生学院开展战略合作,聘请最高水平的临床研究设计专家和生物统计学专家,协助临床和转化研究课题的设计与具体实施。除此之外,还以发展转化科学前沿领域为纽带,将耶鲁大学生物工程学院、耶鲁护理学院、耶鲁癌症研究中心、耶鲁大学-纽黑文医院系统等院校和机构整合起来,在 YCCI 的直接协调和管理下成立 YCCI 研究服务办公室机构(office of research services,ORS),共同参与转化研究合作。该办公室专职负责协调所有开展临床和转化研究的临床医师、科研人员和专业技术人员,为他们提供强有力的整合资源设施和专家咨询指导服务,如临床试验协议和政策法规协议支持服务、生物统计与临床试验设计、临床试验财政预算规划、生物医学数据管理和信息学、受试者招募和项目介绍、临床和转化研究项目资源、临床和转化研究项目档案管理、临床和转化研究培训,以及临床和转化专业技术培训等。耶鲁临床研究中心完全以企业化模式管理和实施临床与转化研究的合作、资源使用及评估绩效产出,取得一系列临床和转化研究的重大成就。

二、美国杜克大学医学院

杜克大学医学院在美国国内的医院中名列前茅,在世界范围内也因其较高的医疗水平和突破性的研究工作而闻名。能够在常规临床工作的同时,高效、高质量地完成临床研究工作是建立在专业化、规范化的管理基础之上的。杜克临床研究办公室(Duke Office of Clinical Research,DOCR)是该医学院临床研究的主要管理部门。该办公室的服务职能覆盖临床研究的全流程,为研究者、研究协调员和其他研究团队成员提供专业的培训和服务,提供包括协议谈判、经费管理、临床研究实施、数据管理、受试者管理平台建设和维护等全方位的服务。DOCR 为研究者提供的临床研究实施服务包括数据录入、病历查询、统计编程、分析、提供临床研究协调员、提供法规政策咨询等,这些服务可以由研究者根据研究需要灵活选择,由专业人员协助研究者完成受试者诊疗和学术判断以外的大量工作,大大减少研究者花费在临床试验上的不必要的时间,又因其专业性而可以保证较高的质量。此外,DOCR 为参与临床研究工作的人员提供多方面的培训,包括网络和面授形式,内容涵盖临床研究的各个方面,使研究人员掌握在杜克大学范围内从事临床试验工作的规范。

作为杜克大学医学院的一部分,杜克临床研究所(Duke Clinical Research Institute,DCRI)是全球最大规模的学术型临床研究机构,迄今为止在全球 65 个国家的 37 000 多个研究中心开展过临床试验,纳入的患者超过 120 万。该研究所依托杜克大学医学院和附属医院的高水平的临床专家团队、具有丰富经验的生物统计学团队及专业的临床研究运行团队,与企业、政府机构密切合作,主持设计、实施了大量创新药物临床试验。由于临床专家的深度参与,DCRI 在临床试验设计、终点事件裁定、独立数据安全委员会、影像学中心实验室、生物统计等方向的工作均有其独特的优势。

在新药早期研究方面,DCRI 拥有高水平的 I 期临床试验病房,提供新药早期人体试验设计、实施、管理、报告的全程服务。同时,杜克临床前转化研究单元提供新药临床前试验的全方位服务,包括新化合物的设计验证、动物实验的设计实施、临床前研究数据处理和成果总结等全链条的服务。依托杜克医学院从基础到临床强大的专业和技术优势,针对新药早期研究的全程专业化服务为企业和研究者提供良好的转化环境。

三、乌普萨拉临床研究中心

建立于 2001 年的乌普萨拉临床研究中心(UCR)是一个为临床研究提供服务的非营利性组织,包括生物统计及流行病学调查、质量控制信息化、临床事件裁决、生物标志物和遗传研究、生物样本库等方面的服务(图 2-1),旨在将临床研究的重点从企业发起的新药、新器材的临床评价转向以临床需求及临床问题为导向的医药创新模式。UCR 临床试验小组为卫生保健的各个领域中由研究人员发起的项目提供服务,包括新药物治疗和设备的全球大型试验(mega-trial)、生物库的建立(生物标志物和遗传学分析),以及针对国家和全球大型试验的临床事件裁决。在过去的几十年中,UCR 已经成为基于注册登记研究的随机对照试验(registry-based randomized clinical trial,RRCT)的先行者,现在发展成国际范围内适用的真实世界研究中基于成本效益的随机化研究模型。UCR 当前在医疗保健的各个领域拥有约 20 个国家质量注册中心,为欧盟在心血管新药领域研究提供支持,并在欧洲处于领先地位。

临床研究中心的支持对开展学术型临床试验是非常必要的,临床试验中心为开展多中心试验提供方案设计、项目管理、数据分析及上报等。UCR 临床试验小组最初有 2 个项

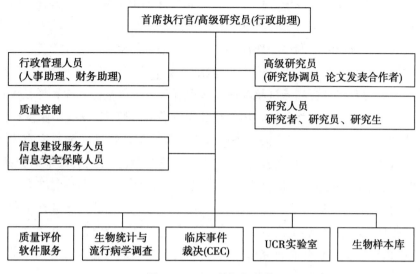

图 2-1 UCR 的组织结构

目经理和 3 名研究护士开始,多年来成长为大约 50 人的大型团体。该小组现在为临床研究提供全面服务,包括研究方案设计、合同协议签署、受试者招募及信息采集、多中心的协调、病例报告表(CRF)和基于互联网的远程数据输入、监控和质量保证、生物样本库设计及管理、生化和遗传分析、行政和档案管理、临床试验咨询和研究人员培训等。临床试验小组的主要目的是支持医师和其他研究者,尤其是研究者发起的临床研究(IIT)和基于注册登记研究的随机对照试验。涉及研究人员在许多不同领域发起的项目,包括心血管疾病、内科疾病、妇产科疾病、风湿病、肾脏疾病、生理学、牙科学、营养学、癌症、耳鼻喉疾病和传染病等。这些项目关注对药物、功能食品、医用植入物和设备的研究。该小组长期与政府部门合作,包括瑞典国家卫生与福利委员会、瑞典心肺基金会、瑞典癌症基金会等。

UCR 临床试验小组作为主要的研究中心在心血管疾病领域开展了 RELY、PLATO、ARISTOTLE 和 STABILITY 共 4 项全球Ⅲ期大型临床试验,每项试验包括 15 000~19 000 名患者。UCR 的第二个突破是于 2008 年成立了 UCR 实验室,该实验室用于广泛的生物标志物和遗传研究,分析这些大型临床试验中的所有患者的血液样本。后来又成立了 Uppsala Biobank。该小组还成立了临床事件裁决(clinical events adjudication,CEC)组织。CEC 组织此后迅速扩展并成为全球领先的 CEC 中心其中之一,为许多国际试验提供服务。

四、首尔大学医院临床试验中心

首尔大学医院临床试验中心设立于 1995 年,按照国际标准如卫生局医药物临床试验管理标准(KGCP)、ICH 和 FDA 的指导原则等执行科学和符合伦理的临床试验,并促进临床研究的先进化及其效率。该中心旨在为新药和医疗器械的功能及安全性评价、病理生理学研究提供基本的研究人力、研究设施及行政支援,并且在上市后的药品安全性评估以及多中心共同研究方面起协调中心作用,服务对象包括首尔大学的研究者及具备适当条件开展产学研合作研究的研究组。该中心包括临床研究设计和分析的研究咨询室、以健康受试者和患者为对象进行临床试验的研究病房、门诊、简单执行化验和样品处理的化验室、支援行政业务的行政室、管理试验药物的药房和营养调理室,设有实验室(分析药物、检测特殊药物)和多中心临床研究需具备的标准实验室等。特殊功能研究室为了评价试验药物对各人体脏器的影响,具备多种器材,支援临床试验,包括心肺功能研究室、恒温恒湿室、代谢研究室和脑神经功能研究室。病房具备可使用首尔大学医院综合医疗信息系统的电脑系统,还具有受试者监护系统及抢救装备仪器。在这里主要进行Ⅰ期临床试验和抗肿瘤药临床试验、糖尿病等内分泌疾病的遗传基因测试。设置申办者监控用的监查室、研究者的值班室及单独肿瘤研究病房,支持研究员、申办者、患者参与临床试验以开发肿瘤治疗新药及新治疗方法。

五、启示

要提升临床研究能力,打造可持续发展的、具备国际竞争力的研究团队是医药创新生态体系中最为重要的一环。我国于2017年颁布的《关于深化审评审批制度改革鼓励药品医疗器械创新的意见》加大对临床试验机构和人员开展临床试验的支持。

结合我国目前临床研究的实际情况,应考虑从如下几个方面推动临床研究体系的实施。

(一)以临床需求为源头创新开发临床评价的关键技术

基于临床需求的评价体系,建立符合国际标准的药物临床评价技术平台,对提高我国的新药研发能力具有重要意义。临床研究是创新药物研发过程中的必经之路,也是投入时间和经费最多的阶段。药品审评审批制度的改革越来越强调临床评价的重要性。新药要有临床价值,临床要有能力评价新药的价值,使得临床研究能力问题变得愈发突出,同时临床研究能力也是新药临床评价和上市速度的限速步骤。以临床需求为源头创新不仅是新药研发的驱动力,也是开发临床评价关键技术的基础。《临床急需药品有条件批准上市的技术指南(征求意见稿)》提出,在应用替代终点指标或中间临床终点指标的临床研究结果可以预测该产品很可能具有疗效和临床获益的情况下,可以给予条件批准上市。在临床研究过程中,由于替代终点指标和中间临床终点指标有时不一定能真正体现临床疗效,需要使用在临床研究中获得的证据表明替代终点指标的值与疾病的转归相关。

(二)建立研究型病房,加速"原创药""救命药"的研发进程

研究型病房是在具备条件的医院内,医务人员开展药物和医疗器械的临床试验、生物医学新技术的临床应用观察等临床研究的场所,是重要的医疗资源和科技基础设施。研

究型病房将创新资源与基本诊疗要素、研究支撑要素进行有机汇聚、整合,以支撑在目标对象身上进行符合规范的、高质量的探索性或验证性临床研究实践。国外的研究型病房有两种模式,一种是在非独立设置的病区,隶属于各个专科,有研究任务时在管理上会有所不同,如不受相关临床医疗工作量的限制。另一种是独立病区设置的研究病房,属于独立的科室,临床科室有研究任务和需求时进行床位申请。我国在研究型病房建立中,应坚持以居民健康和医药健康产业发展需求为导向,以临床研究能力建设为核心,突出转化应用,推动政、产、学、研、用无缝衔接,促进医院内部资源的整合和外部正效应的产出,提高研究型病房建设的整体效益。2019 年,北京市启动医院辖区内研究型病房建设项目,并建设了面向未来的相关考核体系。2020 年第一批 10 家研究型病房获批,目前第二批正在审评中。研究型医院建设也已启动。

(三)规范临床研究资源的平台网络建设,实现数据的交互共享

临床研究资源作为重要的战略资源,对疾病的诊疗和临床成果的转化具有重要意义。美国的 62 家临床与转化医学研究中心通过建立协作平台,加快开发和研究新的诊疗方法,同时完善临床试验流程,共享研究工具与资源。英国的临床研究网络覆盖英国的 15 个地区和 30 个临床研究领域,通过开放性的数据平台实现数据的交互共享。

我国应尽快启动搭建临床研究资源的平台网络,统一协调多个机构和部门,实现资源共享,加快临床研究的转化。这一平台需要政府、科研机构、高等学校和专业团队的协调配合。

(四)建立人才培养中临床与科研的融合与"互相促进"教育模式

临床研究及转化医学对人才在临床知识以及科研能力上都有很高的要求,在培养上注重将临床与基础科研的理论知识双向联通,弱化临床与科研之间的界线,增加人才培养中的临床与科研"互相促进"教育,培养有良好团队合作意识和合作能力的复合型人才非常重要。在人才评价方面,建立更加有利于转化医学人才发展的人才评价体系,将评价体系从知识导向转变为综合能力导向,更加强调学科交叉融合应用能力、团队协作能力的重要性。

第二节 我国药物临床试验机构管理模式

一、药物临床试验机构职能

在 ICH GCP 中,医疗机构、合同研究组织(CRO)以及独立的研究机构均可作为临床试验的实施主体。药物临床试验机构是具有中国特色的一个概念,我国 GCP 只允许医疗机构实施药物临床试验,并要求必须选择具有资格的临床研究机构及专业开展,对实施药物临床试验的医疗机构实施备案认证制度,要求必须具备一定的基本条件。

从我国《药物临床试验机构管理规定》(国家药品监督管理局会同国家卫生健康委员会于 2019 年 11 月发布,2019 年 12 月执行)规定的药物临床试验机构必备的条件来看,药物临床试验机构必须依托一个具有先进医疗技术和设施设备的医院,药物临床试验机构作为一个实体就是医院本身。药物临床试验机构是国家药品监督管理局授权的具体实施和管理药物临床试验的单位,按照国家药品监督管理部门颁布的药物临床试验管理的有关法律法规,负责对本单位药物临床试验的运行进行管理。药物临床试验机构业务上受药品监督管理部门、卫生健康主管部门直接领导,行政上由所在医院领导。其主要职能包括熟悉并严格执行 GCP、《赫尔辛基宣言》和我国政府的其他相关法规;承担国家药品监督管理部门批准的新药临床试验任务;对机构内的各专业进行技术指导和组织协调、人员培训和质量保证;对上市药品进行临床再评价;开展药物不良反应监测,指导临床合理用药;开展临床研究咨询及信息交流;承担国家药品监督管理部门和卫生健康主管部门下达的其他任务。并且药物临床试验机构须建立和完善具有承担药物临床试验的组织管理机构,负责制定较为完备的药物临床试验管理制度和标准操作规程,组织对研究人员进行药物临床试验技术与法规的培训,并在承担实施药物临床试验的过程中贯彻执行 GCP 和进行质量管理,监督相关财务管理、资产的实物管理和经济类合同合法合规,并负责协调临床试验相关研究结果的知识产权等事务。

以上工作主要由机构办公室负责具体实施。

二、药物临床试验机构申报、认证检查与复核

我国的临床研究起步较晚,不同机构的设施设备和研究水平参差不齐。实施资格认证制度可以保证接受和实施药物临床试验的医疗机构已具备规定的条件和资质,减少申办者选择研究机构时的盲目性,督促临床研究机构改善临床研究的软、硬件条件,降低受试者参加临床研究的风险。随着国家社会经济的发展,我国药物临床试验机构资格认证的实施与时俱进,不断适应药物研发的需求,资格认证由前期的现场认证核查转变为现在的备案制,在严抓质量的前提下加快了机构认证的步伐。

20 世纪 80 年代,为满足改革开放后新药研制工作的需要,卫生部于 1983 年在一些临床医疗实力和科研条件较强的医院中指定第一批新药临床药理基地后,又分别于 1986 和 1990 年指定了第二和第三批临床药理基地。并于 1995 年 2 月颁发《卫生部临床药理基地管理指导原则》,加强对临床药理基地的管理和建设。1996 年开始对指定的临床药理基地进行评估验收,同时受理新基地的申请。1998 年国家药品监督管理局成立,对卫生部的临床药理基地进行再确认,并更名为"国家药品临床研究基地"。2001 年更新的《中华人民共和国药品管理法》第二十九条将"国家药品临床研究基地"正式称为"药物临床试验机构",并一直沿用至今。

2004 年,国家食品药品监督管理局根据《中华人民共和国药品管理法》《药物临床试

验质量管理规范》《药品注册管理办法》《赫尔辛基宣言》及 ICH 等相关法规文件精神,发布了《药物临床试验机构资格认定办法(试行)》,"药物临床试验机构"准入认证工作步入法制化和规范化的轨道。各医疗机构根据《药物临床试验机构资格认定办法(试行)》进行自查,向国家食品药品监督管理局提出资格认定申请,经国家食品药品监督管理局与卫生部指定的专家组现场检查后,由国家食品药品监督管理局与卫生部共同批准,成为法定可以承担新药注册临床试验的医疗卫生机构,并根据《药物临床试验机构资格认定复核检查标准》由国家食品药品监督管理局对获得认证的机构进行三年一度的现场复核,核实相关机构和专业是否继续具有开展药物临床试验的资质。

新药的研发速度不断加快,而我国获得认证的药物临床试验机构数量相对有限,直接影响我国新药研发的进展。2019 年 11 月 29 日,国家药品监督管理局会同国家卫生健康委员会发布《药物临床试验机构管理规定》,我国的药物临床试验机构资格由认证制转向备案制,对加速新药研发的最后一环——临床试验有重大意义。但备案制并不意味着降低标准,从认证制和备案制中对于药物临床试验机构要求的必备条件来看,相应的必备条件并未放宽。

(一) 实行认证制时的机构必备条件如下:

1. 已取得医疗机构执业许可证。

2. 申请资格认定的专业应与医疗机构执业许可的诊疗科目相一致。

3. 具有与药物临床试验相适应的设施设备。

4. 具有与承担药物临床试验相适应的诊疗技术能力。

5. 具有与承担药物临床试验相适应的床位数和受试者人数。

6. 具有承担药物临床试验的组织管理机构和人员。

7. 具有能够承担药物临床试验的研究人员并经过药物临床试验技术与法规的培训。

8. 具有药物临床试验管理制度和标准操作规程。

9. 具有防范和处理药物临床试验中的突发事件的管理机制和措施。

(二) 备案制要求的机构必备条件如下:

1. 具有医疗机构执业许可证,具有二级甲等以上资质,试验场地应当符合所在区域卫生健康主管部门对院区(场地)管理规定。开展以患者为受试者的药物临床试验的专业应当与医疗机构执业许可的诊疗科目相一致。开展健康受试者的药物 I 期临床试验、生物等效性试验应当为 I 期临床试验研究室专业。

2. 具有与开展药物临床试验相适应的诊疗技术能力。

3. 具有与药物临床试验相适应的独立的工作场所、独立的临床试验用药房、独立的资料室,以及必要的设施设备。

4. 具有掌握药物临床试验技术与相关法规,能承担药物临床试验的研究人员;其中主要研究者应当具有高级职称并参加过 3 个以上的药物临床试验。

5. 开展药物临床试验的专业具有与承担药物临床试验相适应的床位数、门急诊量。

6. 具有急危重病症抢救的设施设备、人员与处置能力。

7. 具有承担药物临床试验组织管理的专门部门。

8. 具有与开展药物临床试验相适应的医技科室,委托医学检测的承担机构应当具备相应资质。

9. 具有负责药物临床试验伦理审查的伦理委员会。

10. 具有药物临床试验管理制度和标准操作规程。

11. 具有防范和处理药物临床试验中的突发事件的管理机制与措施。

12. 具有卫生健康主管部门规定的医务人员管理、财务管理等其他条件。

药物临床试验机构为疾病预防控制机构的,应当为省级以上疾病预防控制机构,不要求第一项、第五项、第六项条件。

对比认证制和备案制的必备条件要求可以看出,备案制对于药物临床试验机构的要求在原有认证制的基础上不仅没有放低标准,还进一步对研究人员的资质以及防范和处理临床试验中的突发事件的能力提出更明确和细致的要求。其保证药物临床试验过程规范、结果科学可靠,从而使保护受试者权益并保障其安全的目的一以贯之。

备案制精简了申请的环节,取消了现场认证,采取机构通过网络上传相应资料并对资料的真实性负责。主要流程如下:新申请药物临床试验机构在国家药品监督管理局网上办事大厅网站注册机构用户,完成基本信息表填写,提交医疗机构执业许可证等备案条件的资质证明文件。经审核通过后激活账号,按照要求填写组织管理架构、设施设备、研究人员、临床试验专业、伦理委员会、标准操作规程等备案信息,上传评估报告,备案平台将自动生成备案号。

值得注意的是,根据《药物临床试验机构管理规定》中的相关条款,备案时,药物临床试验机构应当自行或者聘请第三方对其临床试验机构及专业的技术水平、设施条件及特点进行评估,这一评估报告在以往实行认证制时是由国家药品监督管理部门派出的认证现场核查组出具的,转为备案制后,机构应当严格把关,对相关情况进行真实、严谨和专业的评估,才有利于下一阶段临床试验实施工作的开展。

（三）监督要求进一步严格,并体现出以质量为导向的趋势

机构认证改为备案制后,每3年1次的复核工作也随之取消,这同样并非意味着相应的监督力度减弱,对于机构的监督从阶段性的复核转变为全周期的日常监督。主要有如下几个方面:

1. 省级药品监督管理部门、省级卫生健康主管部门根据药物临床试验机构自我评估情况、开展药物临床试验情况、既往监督检查情况等,依据职责组织对本行政区域内的药物临床试验机构开展日常监督检查。

2. 备案的药物临床试验机构增加临床试验专业,应当形成新增专业评估报告,按照备案平台的要求填录相关信息及上传评估报告。并由相应的省级药品监督管理部门、省级卫生健康主管部门对于新备案的药物临床试验机构或者增加临床试验专业、地址变更的,在60个工作日内开展首次监督检查。

3. 药物临床试验机构名称、机构地址、机构级别、机构负责人员、伦理委员会和主要研究者等备案信息发生变化时,药物临床试验机构应当于 5 个工作日内在备案平台中按要求填写并提交变更情况。每年 1 月 31 日前在备案平台填报上一年度开展药物临床试验工作总结报告。

4. 国家药品监督管理局会同国家卫生健康委员会建立药物临床试验机构国家检查员库,根据监管和审评需要,依据职责对药物临床试验机构进行药物临床试验数据等情况的监督检查。

5. 药物临床试验机构接到境外药品监督管理部门检查药物临床试验要求的,应当在接受检查前将相关信息录入备案平台,并在接到检查结果后的 5 个工作日内将检查结果信息录入备案平台。

三、药物临床试验机构运行与管理

理论上,药物临床试验机构只要能够满足组织实施药物临床试验和保证试验质量的管理架构都是符合要求的即可,因此可以有多种管理模式。不论何种模式,健全的药物临床试验机构一般都由机构领导或领导小组、机构办公室和试验专业临床科室(包括Ⅰ期临床试验研究室)组成,必要时可成立指导药物临床试验的专家委员会。同时在我国现阶段区域性医学伦理委员会尚未成熟的情况下,医院还应成立监督审查药物临床试验机构工作的独立的伦理委员会。

药物临床试验机构应设主任 1 名,必要时根据机构的实际情况设副主任数名,实行主任负责制。机构主任可由医院法人代表即院长或医院管理层委派的代表担任,负责领导机构的全面工作,对本单位和国家药品监督管理局负责。根据有关规范和程序进行决策,并对机构重大事项的决策负全责。通过对机构办公室主任的领导,统筹安排机构的工作,实现对机构的全面管理。负责与医院有关职能科室的协调,使机构工作与医院的整体工作相适应。负责机构对外文件的签发,亦可根据需要授权签发。下设办公室主任、秘书和与承担试验任务相适应的质量、档案、药品管理人员若干,负责机构工作的具体管理和运行。

如成立机构工作领导小组,组长可由机构主任兼任,成员一般由医疗机构职能部门和行政管理人员组成,负责研究和制定与机构事业发展相关的规划和宏观决策,组织相关法律法规、规章制度的宣传教育和落实,督促检查机构工作运行情况,协调解决机构建设过程中存在的问题和困难,组织对严重违法、违规事件的调查和处理。

专家委员会则由具有丰富临床经验和熟悉临床研究技术与方法的临床医师、药师和其他药物临床试验相关专业的人员组成,负责机构相关工作的技术指导,参与机构重大决策的讨论;对临床试验方案的技术问题提出意见和建议;负责对部分涉及面广、复杂性强的药物临床试验的具体试验方案进行审查、指导和评价;对严重不良反应(事件)提出处理意见。

机构办公室是机构日常行政管理工作和后勤保障工作的核心部门,其职能兼有管理和服务两种角色,需要同时做好引导、规范、协调、监查等多个方面的工作,涉及的事务千头万绪,要保证机构的高效运行管理,应当根据 GCP 原则,结合实际情况,制定一系列适合本机构运行的制度、规范和标准操作规程(standard operating procedure,SOP),并在实践中严格遵守、不断完善。

为使药物临床试验的全体参与者能规范地依据相关规章严格开展临床试验,机构办公室可根据需要设置技术组、文秘组和质量检查组来保证机构的优质运行,人员可以是专职或兼职。其中技术组具体负责临床试验方案的制订和审核,协助各专业科室拟定临床试验方案和解决临床试验过程中的技术问题。文秘组具体负责机构文件资料的收发和公文的流转,并指导各试验专业公文、文书档案的管理;负责临床试验资料的接收、保管、借阅与立卷归档工作;负责机构文件的制订与呈批,承办机构的各类会议,负责机构简报、机构规范化文件汇编、更新等编撰工作。质量检查组具体负责在研临床试验项目的定期内部监查和完成项目的溯源性核查,负责对临床试验项目存在的问题进行记录和汇总并及时与临床试验专业科室沟通、组织人员开展培训等工作。

临床试验的运行管理涉及试验流程的各个环节,保证临床试验组织和实施过程中的重点环节的规范运行,对药物临床试验最终质量的好坏至关重要。运行过程中,医院药物临床试验机构办公室负责对药物临床试验实施流程进行监督和管理;负责对药物临床试验项目进行审查、监督;承接药物临床试验;组织、指导相关专业科室临床试验项目的实施和管理,并审定药物临床试验总结报告。医院医学伦理委员会负责药物临床试验的伦理审查、评价,监督对严重不良事件的处理。各专业科室具体负责本专业药物临床试验的设计、实施、管理和总结,并接受机构及上级有关部门和单位的监督和检查。以下主要从机构管理和研究者的角度,按药物临床试验组织实施时间流程,对各个环节管理中具有的普遍性问题及注意事项进行简要介绍。

(一)试验任务的接受

药物试验任务的接受是试验的入口关,是保证试验质量和过程规范的第一步。

1. 药物临床试验项目应由机构办公室统一承接。

2. 实施准入审查制度,确保拟进行的试验项目符合相关法规的要求。审查要点如下:

(1)是否具有国家药品监督管理局同意进行试验的批件或通知书。

(2)申办者/合同研究组织(CRO)/临床试验现场管理组织(SMO)的资质是否合格及其证明文件。

(3)试验药物的临床前相关资料是否齐备。

(4)申办者的人员资质及试验管理是否规范。

(5)药物试验的研究价值和意义。

(6)拟承担试验任务的专业科室情况评估。

对诸如资料不全、申办者操作不规范、专业在研项目数过多和研究价值不大的项目坚决不予接受。

3. 以上初审通过后的项目报机构主任审批后在办公室登记备案。

（二）临床试验专业科室和研究者的确定

试验项目接受后，由机构办公室与相关临床科室专业负责人协调，确定项目的主要研究者和联系人。

机构办公室应审查专业负责人指定的主要研究者的资质。

主要研究者应提供研究团队的人员组成名单、分工及签名样张，并在机构办公室备案。

（三）试验方案和相关文件的制定与批准

承担试验任务的主要研究者应积极参与临床试验文件的讨论和制定。

1. 作为试验项目负责单位，主要研究者应与申办者制订临床试验方案和知情同意书等临床试验文件，并会同申办者召集各临床试验协作单位的试验机构办公室人员和主要研究者召开项目实施协调会，讨论通过临床试验文件。并将临床试验文件提交研究负责单位伦理委员会，获得书面批准文件。

2. 作为试验项目参加研究单位，承担试验任务的专业科室的主要研究者和机构办公室人员应参加由研究负责单位组织的项目实施协调会，并参与讨论和确定试验方案等临床试验文件。收到研究负责单位伦理委员会的书面批件后，由申办者或专业主要研究者再次提交所在医院的医学伦理委员会审批或备案。

（四）试验协议的签订

临床试验实施前，机构主任和试验承担专业负责人应共同与申办者签订项目实施合同，合同经双方签字并加盖机构专用章后生效。

1. 合同内容应包括项目名称、试验目的、试验周期、试验例数、试验经费、损害赔偿、付款方式、试验结果提交日期及相关知识成果的分配等。交双方法务部门审核后使用。

2. 合同至少 2 份，分别由机构办公室和申办者各保留 1 份。

3. 各临床试验专业不得单方面与申办者签署相关合同，未经药物临床试验机构审核的合同应视为无效合同，产生的后果由申办者自行负责。

（五）试验启动前的研究人员培训

申办者应协助临床试验主要研究者组织临床试验的所有研究人员进行培训。

培训内容主要包括如下几个方面：

1. 现行 GCP 及相关法规知识和临床试验运行管理制度培训。

2. 试验方案、标准操作规程、岗位职责、CRF 填写及其他与该项临床试验相关的特殊技能或技术培训。

申办者应采取必要的措施协助研究者了解培训效果是否达到能保护受试者权益和保证试验质量的效果，并对培训参加人员、培训内容及考查进行书面记录，交机构办公室存档。

（六）试验开始

试验开始前的各项工作可以根据医院的实际情况依序或同步进行。正式开始前，申办者将按试验方案规定的数量和包装的试验药物及其检验合格报告、伦理委员会批件、研究者手册、试验方案和 CRF 等文件交送药物临床试验机构，机构办公室确认相关经费到位、文件规范齐备后试验即可开展。

1. 试验药物的移送和接受需双方清点核对数量、批次、效期等并做好记录，核对无误后双方签名确认，交中心药房存放。查对试验药物检验合格报告上的药物批号与拟进行试验的药物生产批号是否一致，核对后双方签名确认。

2. 双方清点核对送交的临床试验相关文件数量并做好记录，双方签名确认。

（七）试验过程的检查与反馈

试验过程中，主要研究者应及时掌握临床试验的进度和进展情况（包括与协作单位的联系），及时审查试验记录，指导解决试验中发生的各种问题。自觉接受申办者临床监查员和内部质量检查员的检查，发现问题或不合格项应及时整改。

1. 试验药物应实行专人、专柜、专账管理。主要研究者应指定 1 名研究协助人员作为药品保管员，根据试验进度的需要 1 次或分次按试验药物编码序号从中心药房领取药物，按照临床试验方案所规定的方式储存、发放和回收，并做好记录，确保药物储存完好、发放正确、账目清晰；特殊种类药物（毒、麻醉、限、剧、精神类药物）的保管和使用应符合国家相关规定。

2. 研究者应严格按照试验方案及各项标准操作规程的要求开展试验，保证试验记录及时、真实、准确、完整。试验过程中受试者如发生严重不良事件，研究者除采取必要的处置措施外，应立即报告项目负责人和机构，由机构办公室按规定上报伦理委员会、申办者、其他研究单位和药品监督管理部门。

3. 试验中受试者接受的与试验相关的检查均应免费。研究者应根据本机构的财务流程，确保受试者免费进行相关检查。

4. 试验进展检查与反馈，申办者派出的临床监查员应根据试验需要不定期监查试验的进展情况，研究者应积极协助配合，并按临床监查员的意见及时改进；监查结果应有书面记录，每次监查后应向机构办公室提交记录副本。

5. 机构内部质量检查员应对试验质量进行定期检查，并将检查结果及时统计汇总后上报机构办公室。

6. 医院医疗业务相关部门也应组织专家对机构及各专业科室的试验情况进行检查。

7. 医学伦理委员会可对临床试验项目中的伦理问题进行随访跟踪。

（八）试验中止或中断

若临床试验因各种原因中止或中断，研究者应及时报告机构办公室并取得同意，必要时同时报伦理委员会审批同意，并按中止临床试验项目的要求完善相关手续。

（九）试验结束

按试验方案的规定纳入受试者,实施研究并完成随访后,药物临床试验即宣告结束。

1. 主要研究者应全面审查病例报告表和原始记录,核对无误。并接受机构办公室的内部监查。

2. 将病例报告表的一联交申办者或统计人员进行数据录入和统计。

3. 剩余回收药物及领用记录交回机构办公室统一保存,药物交还申办者集中处理。

（十）资料总结及审查

药物临床试验资料是指一切涉及药物临床试验质量管理的书面标准和实施中的记录结果,详见第十一章第三节"药物临床试验文档资料管理"。包括新药临床试验批件、合同,试验方案设计及小结,原始记录及总结材料,以及其他相关的应保存的资料。试验开始直至试验结束,除病历按医院的规定保存外,试验档案资料应由研究项目组保存,主要研究者为直接负责人。试验任务完成后,试验档案资料应全部交机构办公室归档保存。

收到试验统计分析结果后,申办者会同主要研究者按规范要求撰写试验总结报告,多中心研究者讨论定稿试验总结报告,双盲试验应进行揭盲并记录。

研究者应核对总结报告与试验记录,保证与原始记录相一致,经主要研究者确认,将全部试验档案资料整理完善后交机构办公室。机构办公室对试验档案资料进行形式审查,主要审查相应资料的完整性、结果的可溯源性和真实性,以及过程中不良事件的处理是否遵从伦理要求。

资料完备和溯源合格的项目交由机构办公室主任和机构主任逐级签字,机构秘书盖章存档;不合格的项目由机构办公室向申办者退回资料并告知存在的问题,同时根据情况作出限期整改后再审、重新补做病例或终止合同的决定。

（十一）试验档案的管理

药物临床试验档案由机构办公室保存在专用的资料室,并指定专人保管(机构办公室秘书或档案管理员均可)。

1. 试验项目确定接受后即应编目并建立电子档案,内容应包括申办者名称、试验项目名称、试验设计和类别、承担科室和起始时间等,以便查询。

2. 试验结束后,资料室收到全部试验档案资料后,应于一定时间内根据实际的文件数量进行编目。条目上的内容应包括申办者名称、试验药物名称、试验类别和设计类型、本中心是牵头或是参加等检索信息。

3. 归档保存的试验资料,外借复印和查阅应按标准操作规程执行,并应根据国家的有关规定长久保存。

（十二）违规与处罚

对违反有关规定,在药物临床试验中弄虚作假的专业和个人,应制定相应的制度和SOP,根据情况视情节轻重进行相应的处理。

虽然不同注册类别的药物和不同分期的临床试验在具体的试验环节上会有差异,但大多数机构内实施和完成的药物临床试验流程如上所述,是大致相似的,同时也可以根据机构自身的特点加以调整。

四、药物临床试验机构工作制度及标准操作规程

药物临床试验的文件是质量保证体系的基本部分,它涉及 GCP 的所有方面。

根据文件的功能性质,相关的文件资料可分为管理性文件、操作性文件、技术性文件、记录性文件和其他文件5类。机构工作制度及标准操作规程(SOP)分别属于管理性文件和操作性文件,是药物临床试验机构运行管理的基础和最重要的纲领性文件。其内容应与现行 GCP 及最新的法律法规、技术要求、指导原则和本单位的相关管理制度等一致,专业相关工作制度及 SOP 则应与机构工作制度及 SOP 保持一致。

机构工作制度是为了使管理过程标准化和规范化而建立的一系列机构和各专业组的规章制度及人员职责,涉及的范围详见第十一章第三节"药物临床试验文档资料管理"。简单来说,是用于定义是什么、做什么、不做什么的文件。

机构 SOP 应覆盖药物临床试验全过程的主要环节。其目的在于明确试验所涉及的全部标准、方法和技术;保证药物临床试验的参与人员知道谁来做、何时做、怎么做;保证试验结果具有准确足够的资料作出可靠的判定。各项活动实现标准化,从而达到保证临床试验质量的目的。涉及的环节详见第十一章第三节"药物临床试验文档资料管理"。

机构工作制度及 SOP 一旦制定,就应当严格遵守并实施。因此,各药物临床试验机构应当根据各自的实际情况,结合 GCP 原则和可行性考虑制定相关制度及 SOP,及时修正其中不合理的部分,并对涉及的人员进行培训,确保相关参与人员了解并遵从相应的要求及流程。

五、临床研究中心的发展趋势

临床研究是现代医学进步的推动力,为医疗水平提升和规范化提供能力支撑。而作为最主要的干预因素,药物临床试验是在人体内验证药品的最关键的属性——安全性和有效性的唯一手段,因此也是无法替代的一个阶段,所需的时间和资金投入均占药物开发的 60%～70%,是投入资源最多的阶段。药物临床试验机构将成为这一临床研究体系的核心,并在医院本身和机构区域化联盟发展过程中协同相关资源,逐步发展为临床研究中心。目前,由于我国过去对医学科学领域的资金支持"重基础、轻临床",尚未建立起有效的医院和医师激励机制来支持研究者开展临床研究。现有的临床试验机构资源高度分散,组成单一且中心之间的协作不顺畅,整体经验不足,国际多中心临床试验经验欠缺,临床研究的高水平人才匮乏,研究者的能力有待提升。我国的临床研究发展已经落后于医

药创新产业链的其他环节,如果没有显著提高,临床研究的资源和能力将成为医药创新产业发展的瓶颈。

2017年10月中共中央办公厅、国务院办公厅在《关于深化审评审批制度改革鼓励药品医疗器械创新的意见》中提出:"支持临床试验机构和人员开展临床试验。支持医疗机构、医学研究机构、医药高等学校开展临床试验,将临床试验条件和能力评价纳入医疗机构等级评审。对开展临床试验的医疗机构建立单独评价考核体系,仅用于临床试验的病床不计入医疗机构总病床,不规定病床效益、周转率、使用率等考评指标。鼓励医疗机构设立专职临床试验部门,配备职业化的临床试验研究者。完善单位绩效工资分配激励机制,保障临床试验研究者收入水平。鼓励临床医生参与药品医疗器械技术创新活动,对临床试验研究者在职务提升、职称晋升等方面与临床医生一视同仁。"这在国家政策层面对临床试验体系建设提出方向,在这一发展过程中,我们应当关注到如下两个方面的趋势:

1. 层次分明的临床研究中心网络的逐步建设　我国的临床试验机构发展存在不平衡,要使研究中心的数量和能力能够保证高质量、高效率地开展临床研究,满足创新药物研发的临床需求,需要鼓励建立多种模式共存的定位明确、层次分明、协作顺畅的临床研究中心体系。第一层次重点建设国家临床医学研究中心和学术性临床研究组织(ARO),定位为全球核心临床研究中心和核心转化研究中心,引领临床研究水平提升,以设计、执行和管理高质量、多中心临床试验为目标,具备完备的人员配置和人才培训职能,具备国际标准的伦理委员会(IRB),协调整合数据管理系统。第二层次加强建设区域化的临床医学研究中心,执行高质量、多中心临床试验,具备完备的人员配置和人才培训职能,牵头成立区域中心伦理委员会。第三层次大力发展基础临床试验中心,具备执行基础临床试验的能力,配合支持受试者筛查和引流。

2. 临床研究支撑体系的培育与发展　要实现临床医学研究中心的长期可持续发展,相应的支撑机制必不可少,人才教育与培养体系、受试者教育体系、受试者保护体系是保证临床试验质量的坚实基础。其中人才教育与培养体系确保为临床研究提供源源不断的高素质人才,持续提升研究者的水平,完善的受试者教育体系通过宣传和引导增加受试者对临床研究的了解,也是临床研究体系不可或缺的一环,成熟的受试者保护体系能帮助研究者正确认识受试者权益,保障及时获知准确的试验信息渠道的通畅,从而促进临床研究的开展。

整体而言,现有三甲医院的药物临床试验机构及正在建设中的国家临床医学研究中心在未来的一段时间内将作为临床研究能力的"高地",继续引领临床研究水平的提升,更多地承担风险大、复杂程度高的临床试验,同时还应为区域和体系内的其他机构提供技术支持。相继备案的其他临床试验机构则从方案较为成熟的项目的参与单位做起,逐步提升自身的诊疗和研究水平。

(崔一民　周　淦　郑　姣)

参 考 文 献

［1］ IRMA M H，MARTINE C D V，PIETER W T，et al. Informed consent instead of assent is appropriate in children from the age of twelve：Policy implications of new findings on children's competence to consent to clinical research［J］. BMC Medical Ethics，2015，16（1）：76.

［2］ ROBERT S，CAROLYN S，SARA R，et al. Yale Center for Clinical Investigation：Leveraging Industry Partnerships and Research Cores［J］. Clin Transl Sci，2012，5（6）：435-436.

［3］ DENISE C S，REBECCA N B，CORY L E，et al. Retooling institutional support infrastructure for clinical research［J］. Contemp Clin Trials，2016，48：139-145.

［4］ ROBERT M C. Clinical research sites—the underappreciated component of the clinical research system［J］. JAMA，2009，302（18）：2025-2027.

［5］ ARTHUR M F. Pursuing excellence in healthcare：preserving America's academic medical centers［J］. Productivity Press，2009.

［6］ Institute of Medicine（US）. Transforming Clinical Research in the United States：Challenges and Opportunities：Workshop Summary［J］. The National Academies Press，2010.

［7］ CORY E，SNYDER D，SANDERSON I. Utilization of the EPIC Electronic Health Record System for Clinical Trials Management at Duke University［C］// IEEE International Conference on Healthcare Informatics，2014.

［8］ DENISE C S，SHELLY E，HENRY F B. Research management team（RMT）：a model for research support services at Duke University［J］. Clin Transl Sci，2012，5（6）：464-469.

［9］ Lars Wallentin and Bertil Lindahl. Uppsala Clinical Research Center—development of a platform to promote national and international clinical science［J］. Ups J Med Sci，2019，124（1）：1-5.

［10］ KARL N，PETER H. Swedish guidelines for registry-based randomized clinical trials［J］. Ups J Med Sci，2019，124（1）：33-36.

［11］ LARS W，ZIAD H，ULRIKA A，et al，Growth Differentiation Factor 15，a Marker of Oxidative Stress and Inflammation，for Risk Assessment in Patients With Atrial Fibrillation Insights From the Apixaban for Reduction in Stroke and Other Thromboembolic Events in Atrial Fibrillation（ARISTOTLE）Trial［J］. Circulation，2014，130（21）：1847-1858.

［12］ LARS W，DANIEL L，AGNETA S，et al. Biomarkers in relation to the effects of ticagrelor in comparison with clopidogrel in non-ST-elevation acute coronary syndrome patients managed with or without in-hospital revascularization：a substudy from the Prospective Randomized Platelet Inhibition and Patient Outcomes（PLATO）trial［J］. Circulation，2014，129：293-303.

［13］ MUTHIAH V，VINAY P. Cardiovascular risk assessment in oncological clinical trials：is there a role for centralized events adjudication？［J］. Eur J Heart Fail，2016，18（2）：128-132.

［14］ GIRARD P，PENALOZA A，PARENT F，et al. Reproducibility of clinical events adjudications in a trial of venous thromboembolism prevention［J］. J Thromb Haemost，2017，15（4）：662-669.

［15］ 中国外商投资企业协会药品研制和开发行业委员会，中国药学会药物临床评价研究专业委员会，北京大学亚太经合组织监管科学卓越中心，等. 中国临床研究体系设计与实施的顶层设计思考［J］. 中国新药杂志，2018，27（11）：1209-1216.

［16］ 时占祥. 转化中心-耶鲁大学附属耶鲁临床研究中心［J］. 转化医学杂志，2012，1（01）：58-59.

［17］曾宪涛,朱凤雷,任学群,等. 基于临床科研一体化技术的临床研究［J］. 中国循证心血管医学杂志,2017,9(10):1156-1161.

［18］国家药监局,国家卫生健康委. 国家药监局 国家卫生健康委关于发布药物临床试验机构管理规定的公告.(2019-11-29)［2020-03-01］. http://www.gov.cn/xinwen/2019/12/01/content_5457331.htm.

［19］高荣,宁靖,王安娜,等. 从药物临床试验数据核查看药物临床试验机构的职责履行情况［J］. 中国新药杂志,2019,28(20):2518-2523.

［20］裴高鑫,符一男,黄业明,等. 中国药物临床试验机构能力评价指标体系研究［J］. 中国临床药理学杂志,2020,36(15):2354-2356.

第三章

药物临床试验伦理审查管理

第一节 药物临床试验伦理委员会

一、国际药物临床试验伦理委员会

1962年,美国西雅图的一家瑞典医学中心(Swedish Medical Center)成立了一个非医疗委员会(相当于伦理委员会),以解决如何公平分配有限资源的问题。1971年,加拿大学者在《医德指南》中首次提议建立医院伦理委员会。

20世纪80年代,加拿大、日本和德国都建立了医院伦理委员会(以下简称伦理委员会)。例如1976年在新泽西州发生了的著名的"昆兰事件",是伦理委员会解决关于垂死患者死亡权利的伦理争议的成功典范。德岛大学于1982年在医学部成立伦理委员会,审议体外受精治疗不孕症的伦理问题;到1992年,大约50%的日本医院和超过60%的美国医院都建立了伦理委员会。同年,美国国际医疗卫生机构认证联合委员会(Joint Commission on Accreditation of Healthcare Organizations,JCAHO)要求医院建立一种处理患者保健中的伦理问题的机制。

随着科学技术、医学研究和制药业的发展,欧美的药物临床试验标准化管理模式正在逐步形成和完善。西欧发达国家将药物临床试验作为高度专业化的行业,完成了从萌芽到快速发展的过程,促进了相关的科学技术创新,获得了巨大的社会经济利益。随着临床试验的广泛开展,药物临床试验伦理委员会也在不断壮大发展,并建立和形成了行业规范。

据统计,2005年全球排名前12位的制药企业分别在德国进行了175项、在英国进行了161项、在印度进行了26项、在中国进行了24项和在俄罗斯进行了5项临床试验。在2006年,500万~600万名志愿者参与80 000项临床试验,制药公司分别在美国进行了838项、在英国进行了158项临床试验,而同期在中国和印度分别进行了31项和49项临床试验。目前,澳大利亚有2 000多个临床试验中心,大约有700多项国际性临床试验在开展。2018—2020年,美国FDA的药物评审和研究中心

（Center for Drug Evaluation and Research，CDER）共批准了 160 个创新药，包含了多个治疗领域。

近 1 个世纪，欧美等发达国家的药物临床试验行业一直面临着临床试验费用支出高、受试者招募困难，以及制药巨头国际化发展趋势的挑战。欧美制药巨头逐渐转向并瞄准了人口众多、医疗市场巨大的亚洲国家和地区。与此同时，日本、韩国、印度等已经修订了监管政策和法规，旨在与国际社会尽快融合。药物临床试验伦理委员会强调研究人员的责任及伦理委员会保护受试者权益和安全的职能。例如近年来印度采取了许多激励措施，并计划建立一个模仿美国 FDA 的独立药物监管机构，以提高印度的药物管制水平，并与美国 FDA 达成协议。新加坡卫生科学局（Health Sciences Authority，HSA）遵循在欧美国家进行临床研究的 FDA 和 ICH 等国际法规标准。而埃及的药物临床试验伦理委员会的大多数成员接受过伦理方面的培训，许多区域经济合作组织也在争取其成员的多元化，并投入了非常多的财政资源和行政支持。

二、中国药物临床试验伦理委员会

1987 年，我国学者首次提出设立"医院伦理委员会"。1995 年，卫生部在《卫生部临床药理基地管理指导原则》中明确要求"每个临床药理基地或所在单位均应建立一个独立的由 5~7 人组成的医学伦理委员会，负责审查临床试验方案是否符合医德要求。"1998 年，卫生部发布《药品临床试验管理规范（试行）》，提出应在临床试验的医疗机构或单位内成立伦理委员会，1999 年国家药监局正式颁布实施。2003 年，国家药监局发布《药物临床试验质量管理规范》，要求所在研究机构成立独立的伦理委员会，并向国家药监局备案。

2007 年，卫生部颁布《涉及人的生物医学研究伦理审查办法（试行）》，并在 2016 年由国家卫生和计划生育委员会做出修订并正式颁布实施，成为我国医学伦理委员会规范化发展的重要标志。2010 年，国家食品药品监督管理局颁布了《药物临床试验伦理审查工作指导原则》，为各医院伦理委员会制定更具实践操作性的伦理委员会制度和标准操作规程提供了依据。2015 年 12 月，国家卫生和计划生育委员会成立医学伦理专家委员会，它的职责之一是"指导和监督当地医学伦理专家委员会的工作"，随后在广东、安徽和北京等地区纷纷成立了省（市）医学伦理委员会，负责指导和监督下一级别的医学伦理专家委员会的工作，并负责检查、评估和监督地方伦理委员会的工作。2017 年 10 月，中共中央办公厅和国务院办公厅印发的《关于深化审评审批制度改革鼓励药品医疗器械创新的意见》提出，我国各地可以根据需要设立区域伦理委员会，以指导临床试验机构伦理审查工作，区域伦理委员会应该承上启下，既担负起对伦理委员会的指导任务，又发挥与上级伦理委员会之间的沟通作用。四川省、山东省、深圳市、上海市等地的区域伦理委员会不仅明确了区域伦理委员会对其他伦理委员会的指导和监督作用，也明确了区域伦理委员会对其他伦理委员会的技术指导作用。

迄今为止,我国约有 1 000 多家医院和研究机构建立了伦理委员会,极大地促进了我国医学科学研究和医学临床实践的发展。2019 年的《中华人民共和国基本医疗卫生与健康促进法》和《中华人民共和国药品管理法》及 2020 年的《药品注册管理法》和《中华人民共和国民法典》,都对开展药物临床试验的伦理审查做出了法规性规定。

第二节 我国药物临床试验伦理委员会管理模式

一、药物临床试验伦理委员会职责

随着生物医学技术的快速发展,医学领域中的许多问题都需要从伦理的角度进行探讨,包括受试者权益保护、医患关系、人类辅助生殖技术和器官移植中的伦理问题等,这是医学伦理委员会成立的重要依据。因此,审查药物临床试验的科学性和伦理性,保护临床试验中的受试者权益,是伦理委员会的主要任务;受试者权益和安全是临床试验考虑的首要因素,优先于对科学和社会的获益,这是临床试验伦理审查中的首要原则。

然而,目前我国伦理委员会建设仍然存在大量问题,履行职责亦存在差距。首先,我国伦理委员会大量建立,职责范围广泛,除临床试验伦理审查外,职责还涵盖伦理监督、检查和评估,医院医德标准的制定和设计,医务人员的医德培训和评价,临床实践中的道德冲突、医疗纠纷和医德问题分析、协调和处置,以及患者、家属和临床医务人员的伦理咨询、伦理知识的教育和宣传等各个方面,其主要任务和职能无法保障;其次,伦理委员会本身的建设和发展仍然存在很多问题,例如伦理委员会的组成不合理、委员的伦理知识不足且伦理意识不强,从而导致伦理审查能力不高、伦理审查质量低下等;最后,伦理委员会工作缺乏监管。尽管我国对于伦理委员会建设和审查工作已有比较完善的法律法规,但在实际操作过程中,监管主体和监管工作仍然存在缺失和不足的现状,导致部分单位的伦理审查问题不断、职责发挥不到位等。

二、药物临床试验伦理委员会运行

药物临床试验伦理委员会运行应符合卫生健康主管部门的相关要求,制定规范的管理制度和标准操作规程并严格依规实施。此外,还应确保伦理委员会委员和工作人员定期接受伦理培训。伦理委员会运行过程中的以下几个方面尤其重要。

（一）会议审查

会议审查是一种常见的伦理审查程序。在伦理委员会的人员构成方面，一定要充分保证委员背景的多元化及人群的代表性，在会议审查时保证医学专业背景委员与非医学专业背景委员能从不同的角度对项目进行充分的讨论和探究。

伦理委员会委员的专业组成不可能涵盖所有学科，在会议审查过程中如遇到项目的特定专业问题时，可聘请独立顾问，使其参与伦理审查讨论并对相关专业问题给出合理建议。独立顾问仅提供咨询意见，不参与投票表决。

在会议审查中，首先由主要研究者或主要研究人员负责汇报，主要形式是口头汇报或 PPT 汇报，然后由会议主持人引导各位委员发言，依照科学问题、伦理问题等先后顺序，有序地组织委员们共同对项目进行讨论和表决。同时，为遵循保密原则，项目实行单项单人按序汇报的办法，也即每次只允许 1 个项目的研究人员进行汇报，该项目的研究人员汇报结束离开后，下个项目的研究人员才能进场汇报。在整个会议审查过程中，主任委员或副主任委员除确保会议审查正常运行外，调动各位委员充分发表意见亦是至关重要的。

（二）简易审查

2017 年中共中央办公厅、国务院办公厅印发的《关于深化审评审批制度改革鼓励药品医疗器械创新的意见》提出"在我国境内开展多中心临床试验的，经临床试验组长单位伦理审查后，其他成员单位应认可组长单位的审查结论，不再重复审查。国家临床医学研究中心及承担国家科技重大专项和国家重点研发计划支持项目的临床试验机构，应整合资源建立统一的伦理审查平台，逐步推进伦理审查互认。"在多中心临床试验中，认可组长单位伦理审查结论的快速审查，作为一种简易审查程序逐渐被多家伦理委员会接受和执行。

简易审查可以由伦理委员会主任委员，或者由其指定的两个或者两个以上的委员进行审查，审查的结果和理由及时报告伦理委员会。组长单位的伦理委员会负责审查方案的科学性及伦理合理性等，参与单位的伦理委员会参考组长单位的审查意见，主要审查该项目在本中心实施的可行性、研究人员的资质及知情同意书等，各伦理委员会负责对本中心的研究进行跟踪审查。

但是，在实际操作过程中，由于组长单位和参与单位伦理委员会各自的审查范围和责任划分不清，可能会导致两者沟通、协调上的困难。因此组长单位的伦理审查要具有一定的权威性，确保审查质量，同时在审查过程中签订协作审查协议，避免责任划分不清。此外，由于各单位的伦理审查流程和资料清单不同，以及临床试验项目方案的质量问题等原因，可能导致方案或资料的反复沟通和修改，最终导致伦理审查效率低下而耽误临床试验进程。

（三）跟踪审查

对已批准实施的试验项目进行年度或定期跟踪审查，是伦理委员会的职责之一。审查频率根据临床试验和受试者的风险程度而定，至少每年审查 1 次。伦理委员会可以采用基于风险的跟踪审查程序,如风险高的会议审查、风险低的快速审查,并根据风险程度调整跟踪审查频率,以确保试验受试者的健康权益。

欧美等国家早已实现了对伦理审查由自律性监管到设立专门机构监管的转变,如美国食品药品管理局和人体研究保护办公室等。我国正在逐步适应国际趋势,借鉴欧美等国家伦理审查的先进经验,从法律和制度的角度对伦理委员会的跟踪审查进行监督和管理。例如一方面伦理委员会已逐步建立质量控制体系,伦理委员会办公室负责评估伦理委员会的项目审核数量和审核质量、会议出席率和委员培训参与度,并且定期公布结果,促进委员学习、提高自身素质并增强其伦理审查的能力,不断提高伦理委员会的伦理审查水平和质量。另一方面多数伦理委员会已建立了标准化的伦理审查信息管理系统。伦理审查信息管理系统由伦理委员会、研究人员、申办者、受试者和其他各方的信息中心共同组成,为项目管理工作的发展提供宏观、精确、高效和便利的条件,如电子系统提供的跟踪审查提醒功能可以有效消除项目跟踪审查的遗漏,快速提高审查效率。在没有引入信息管理系统的情况下,伦理委员会可以着力于加强和改善项目数据库的建设和管理,手动建立项目数据库,实施"分项目管理",继续完善项目管理制度,要确保及时、准确地更新数据库中每个项目的信息。对于跟踪审查,数据库中将体现研究项目的基本信息、审批通过时间、跟踪审查频率、下一次跟踪审查的截止日期等信息。

(四)伦理培训

保证受试者权益和安全是临床试验和伦理审查的共同诉求,是负责生物医疗研究的各方,即政府、申办者、研究机构、伦理审查委员会和研究人员的共同责任。伦理培训可以加强所有责任方的沟通和理解,阐明各自的角色和责任,了解不同研究中的伦理问题及其在提高研究质量中的重要作用,建立相互信任的合作模式。了解基本的伦理知识和原则及如何将其运用到实践中,了解伦理审查程序和审查要素,确保完成高质量的研究。

三、药物临床试验伦理委员会审查要点

为规范药物临床试验研究方案和知情同意书的科学性及伦理性的审查,应根据研究项目特点明确伦理委员会审查要点。

(一)安慰剂对照

《赫尔辛基宣言》(2013年版)第33条规定,"一种新干预措施的获益、风险、负担和有效性,必须与已被证明的最佳干预措施进行对照试验,除非在下列情况下:在缺乏已被证明有效的干预措施的情况下,在研究中使用安慰剂或无干预处理是可以接受的;或者有强有力的、科学合理的方法论支持的理由相信,使用任何比现有最佳干预低效的干预措施、或使用安慰剂、或无干预处理对于确定一种干预措施的有效性和安全性是必要的;并且接受任何比现有最佳干预低效的干预措施、或使用安慰剂、

或无干预处理的患者,不会因未接受已被证明的最佳干预措施而遭受额外的、严重或不可逆损害的风险。要特别注意,对这种选择必须极其谨慎以避免滥用。"为了避免研究人员以科学名义滥用安慰剂,《赫尔辛基宣言》对安慰剂对照的合理性进行了各种解释,在考虑临床试验科学性的同时,坚持了更高的伦理标准,并努力在两者之间寻求平衡。

当所有药物和治疗手段都无效且获得受试者知情同意的情况下,临床试验中使用安慰剂被认为是符合伦理的。但是当存在可以治疗或减轻疾病痛苦的疗法时,临床试验中是否应该使用安慰剂,则存在较大的伦理争议。一些伦理学家认为,如果有措施治疗患者的疾病或减轻患者的痛苦,则有必要避免使用安慰剂。例如对于头痛患者,由于临床有效镇痛药的存在,患者咨询的目的是减轻疼痛,那么研究医师不应进行安慰剂研究导致患者继续遭受疼痛。只要现有治疗有效,任何安慰剂治疗都是不符合伦理的,因此反对使用安慰剂。

但是,一些研究人员认为,在临床研究产生科学可靠的结果的情况下,它在伦理上是合理的。与阳性对照相比,使用安慰剂对照通常会产生科学可靠的结果。存在已知的有效治疗方法时,并不意味着所有安慰剂对照都是不合伦理的,安慰剂对照的可接受性取决于风险/收益评估,以及对受试者健康权益的保护程度。所以,对于头痛患者,由于头痛的改善是患者的主观感觉,即使有治愈方法,也可以设计安慰剂对照。然而,在临床试验实践中,很难衡量"可以治疗患者的疾病或减轻患者的疼痛"的措施是否有效,并且在理解上存在许多差异。这使伦理委员会的审查工作面临挑战,需要伦理审查内容和伦理程序更加科学和规范。

(二)知情同意

《中华人民共和国民法典》规定,"为研制新药、医疗器械或者发展新的预防和治疗方法,需要进行临床试验的,应当依法经相关主管部门批准并经伦理委员会审查同意,向受试者或者受试者的监护人告知试验目的、用途和可能产生的风险等详细情况,并经其书面同意。"当受试者参加非治疗性临床试验,应当由受试者本人在知情同意书上签字同意和注明日期。研究人员在知情同意的过程中应充分理解受试者知情同意权、自主选择权、受尊重权、经济补偿权、免费治疗权、赔偿权和隐私权,以使知情同意书起到保护受试者权益的作用。

知情同意是医学研究中重要的考虑因素,意味着在受试者被告知试验的全面情况后,自愿确认同意参加试验研究,在知情同意书上书面签字并注明日期。知情同意并非书面的结果性文件,而是研究者和受试者充分沟通和交流的过程体现,包含三大要素,也即信息、理解和自愿。信息要素意味着研究人员必须以易于理解的表达如实准确地告知受试者所有信息。理解要素意味着受试者在了解完整的试验信息的同时,可以通过研究人员的解释和交流来完全理解试验信息的所有内容。自愿要素是指受试者对试验信息有充分的了解和理解,并根据自己的情况和意愿做出参加或者拒绝的决定。

伦理委员会和知情同意书是保障受试者权益的主要措施,因此,伦理委员会对知情同意书的审查非常重要。伦理委员会有权要求研究者或申办者提供知情同意书,并对其内容是否完整、翔实,语言是否有利于理解,以及是否向受试者告知研究试验的全部过程(包括需要受试者承担的责任和权利等内容)进行独立审查;还可以根据试验内容和研究者的请求,在不违背伦理原则和不伤害受试者权益的情况下批准免除知情同意。伦理委员会对知情同意书的审查可避免缺乏必要信息,以保证其内容充分,防止夸大利益,防止使用诱导和模糊的语言来诱使潜在受试者参加试验。例如知情同意程序的标准化需要着重于受试者的理解,而试验需要将知情同意程序记录在病历中。研究者或者其他被授权人员向受试者解释临床试验的详细情况时,需要在一个安静独立的环境中进行,以免受试者或代理人被打扰或者在医疗环境下感到压力。研究者必须向受试者解释参加研究应是自愿的,他/她有权在研究的任何阶段随时退出研究,而不会受到歧视或报复,并且他/她的医疗和福利将不会受到影响,等等。

(三)招募广告

相比研究方案和知情同意书,招募广告容易在伦理审查中被忽视,出现的问题较多,原因主要有三个。第一是相关法律法规不完善,招募广告没有规章制度细则的依据;第二是伦理委员会对招募广告的关注较少,没有形成行业标准和伦理审查共识;第三是研究人员对招募广告的了解不够,他们更倾向于关注受试者招募的进度,对招募广告的内容及其伦理问题关注较少。例如通过收集患者信息,招募平台建立"大数据"信息数据库,更易泄露受试者的隐私信息。

招募广告是知情同意的一部分,是受试者入组并自愿参与临床试验的外放性信息,与受试者的知情权和自主性紧密相关。因此,招募广告必须经过伦理委员会的审查和批准,保证传递给受试者的临床试验信息的客观性和准确性,免于其被诱使和强迫。招募广告内容应包括但不限于临床研究者或研究机构的名称、地址和研究条件、研究目的、纳入标准、基本风险和获益、参加研究所需的时间和受试者的义务、招募联系人和联系信息。招募广告的伦理审查要点包括以下内容,即表达方式是否适当;是否为受试者提供足够的保护;是否有临床试验的明确声明;是否存在误导性或强制性语言。具体内容包括:①是否包含明确声明或暗示表达临床研究用药物或医疗器械具有明显功效或安全性的陈述。②是否声称该药物或器械在临床研究中的功效可能等于或优于其他药物或器械。③是否强调"免费待遇""研究相关待遇"。④可以表明受试者参加试验后可获得的奖励,但不应通过加大、加粗字体或其他方法来强调奖励,例如把"免费"或金钱符号、数量和其他单词设置为粗体,或用下划线突出显示。受试者补偿通常包括受试者参加研究时所发生的所有费用,例如交通、停车、午餐费等。补偿金不应太高,否则会有诱导参加试验的可能性。⑤是否声称本研究"可以(而不是'可能')改善病情"。⑥是公开宣布还是暗中宣布该研究已被国家相关部门批准。⑦在"医学和治疗"之前是否添加"供试验使用";是否有陈述表明该药物尚未获得国家相关部门批准用于临床等正式使用。

（四）弱势受试者

根据《药物临床试验质量管理规范》（2020 年）的定义,弱势受试者,指维护自身意愿和权利的能力不足或者丧失的受试者,其自愿参加临床试验的意愿,有可能被试验的预期获益或者拒绝参加可能被报复而受到不正当影响。包括:研究者的学生和下级、申办者的员工、军人、犯人、无药可救疾病的患者、处于危急状况的患者、入住福利院的人、流浪者、未成年人和无能力知情同意的人等。

在临床试验中,弱势受试者往往处于更脆弱的位置,他们无法完全靠自己参与知情同意过程,不能表达自己的真实感受,缺乏社会竞争力或话语权,更容易受到外部压力或诱惑的影响,从而承担更大的研究风险。因此,《涉及人的临床研究伦理审查委员会建设指南（2019 版）》指出,对于丧失或者缺乏维护自身权益能力的研究受试者、患严重疾病无有效治疗方法的绝望患者,以及社会经济地位很低和文化程度很低者等脆弱人群,应当予以特别保护;当部分或全部被招募的受试者为易受不当影响的脆弱人群（如儿童、智力障碍和精神障碍者,或者绝望中的患者等）时,研究方案中需包括额外附加的保护措施以维护这些脆弱受试者的权益;研究涉及无行为能力或限制行为能力的受试者时,应该对招募此类受试者在科学上和伦理上的合理性进行论证。不能使受试者个人直接获益的研究,其风险不可大于常规医疗的风险。如果允许稍微增加的风险,必须存在极充分的科学或医学上的理由和根据,且须获得伦理审查委员会的批准。

弱势受试者在临床试验中是否有必要的和有效的保护,是伦理审查讨论的重要问题。在临床试验中维护弱势受试者的权利,反映了研究人员的道德水平和道德委员会履行职责的能力。因此,对于伦理审查实践,首先,从理论上讲,所有弱势的群体和个人都需要得到特别的保护。仅当研究是出于弱势人群的健康需求或卫生工作需要,同时又无法在非弱势人群中开展时,涉及这些弱势人群的医学研究才是正当的。其次,应该保证这些人群从研究结果,包括知识、实践和干预中获益。例如"如果潜在受试者不具备知情同意的能力,医生必须从其法定代理人处设法征得知情同意。""当一个被认为不具备知情同意能力的潜在受试者能够表达是否参与研究的决定时,医生在设法征得其法定代理人的同意之外,还必须征询受试者本人的这种表达。受试者的异议应得到尊重。"最后,弱势受试者特殊保护措施的实施,必须依赖临床试验的所有利益相关方的共同努力和整体推进,如申办者、研究机构、伦理委员会和研究人员。根据他们在临床试验中的不同角色,行使不同的保护责任,各利益相关方之间的密切合作将为弱势受试者的权益提供最有力的保障。

四、药物临床试验伦理委员会监督管理

目前,国内医疗机构的医学伦理委员会主要由国家卫生健康委员会和国家药品监督

管理局共同进行宏观管理。在2016年的《涉及人的生物医学研究伦理审查办法》中,监督管理单独成章,明确了国家卫健委负责组织全国涉及人的生物医学研究伦理审查工作的检查、督导,国家中医药管理局负责组织全国中医药研究伦理审查工作的检查、督导。县级以上地方卫生计生行政部门应对本行政区域内涉及人的生物医学研究伦理审查工作进行日常监督管理。国家医学伦理专家委员会对省级医学伦理专家委员会的工作进行指导、检查和评估。省级医学伦理专家委员会应当对本行政区域内医疗卫生机构的伦理委员会进行检查和评估,医疗卫生机构对本机构设立的伦理委员会进行日常管理和定期评估。如有违反,则需承担相应的法律责任。由此形成了国家、省级、医疗机构的三级监督管理架构。药品监督管理部门制定了伦理委员会药物临床试验伦理审查工作的检查和评价制度,实施对伦理委员会伦理审查工作的指导和监督管理。2020年《药物临床试验质量管理规范》的第十五条规定:伦理委员会应当保留伦理审查的全部记录,包括伦理审查的书面记录、委员信息、递交的文件、会议记录和相关往来记录等。所有记录应当至少保存至临床试验结束后5年。研究者、申办者或者药品监督管理部门可以要求伦理委员会提供其标准操作规程和伦理审查委员名单。

对伦理委员会监督的内容主要包括但不限于以下方面的内容:伦理委员会的设立和备案,伦理审查的制度、内容以及程序的合规性,研究项目在卫健委医学研究登记备案系统登记情况,伦理审查文档管理、委员培训等情况,以及国家和省级医学伦理专家委员会提出改进意见的落实情况等。上级监管部门应当及时、有效地对其人员组成、运行管理和审查程序进行评估,及时提出评估意见,并督促有关伦理委员会及时作出调整,以确保研究项目审查的科学性和伦理性。伦理委员会成员应定期参加主管部门组织的学习或培训,提高其综合伦理审查水平。各医学伦理委员会应设置自我监督和管理体系,从实践中发现问题,找到问题的根源,解决问题,并进一步及时用于指导伦理委员会审查标准体系建设,不断地从实践到理论,再通过理论来指导实践,得到良好的自我监督和管理模式。除了政府主管部门监管外,也应探索构建第三方评估管理平台,督促伦理审查公正、有序地进行,为进一步伦理委员会管理的法制化建设打下良好的基础。

第三节　药物临床试验伦理认证

中国的药物临床试验伦理委员会为了适应临床试验全球化的趋势,识别国际和我国在伦理委员会法规要求和具体实操上的差异,提升伦理委员会的运行效率和质量,在寻求外部认证以提高伦理审查效率和能力方面也做过一些有益的探索,目前,主要有AAHRPP认证、SIDCER认证和CAP认证三种认证形式。

一、AAHRPP 认证

（一）认证产生的背景

美国人体研究保护项目认证协会（Association for the Accreditation of Human Research Protection Program,AAHRPP）是一个由美国医学学院协会、美国大学协会、国际实验生物学协会和社会科学协会联合会成立的组织,旨在促进高质量的研究,并帮助加强世界范围内的研究保护项目。AAHRPP 成立于 2001 年,是一个独立的、非政府、非营利性的专业认证机构,拥有全球人体研究保护公认的标准体系,迄今已有北美洲、欧洲、亚洲的 200 多家医疗教学机构通过了 AAHRPP 认证,在中国大陆,目前有 8 家医疗教学机构通过了 AAHRPP 的首次认证。

（二）认证产生的原因

AAHRPP 通过构建高质量的人类研究保护项目,以促进良好的伦理研究,并为临床试验中的受试者提供全面的保护。在 AAHRPP 认证体系中,除对独立的伦理委员会进行检查外,对研究机构也有严格的要求。在 AAHRPP 认证标准中,明确规定研究机构在遵循法律法规的前提下制定的管理制度和相关标准操作规程必须以受试者为中心,减少利益冲突。AAHRPP 还向申办者、研究人员、受试者和伦理委员会提供人类研究保护项目的伦理标准和行为准则,并且 AAHRPP 还有自己独立的认证标准和认证程序。

（三）认证的开展

AAHRPP 认证依据的是美国伦理审查相关法规和国际伦理规则,考察标准明确,角度全面细致。根据 AAHRPP 认证标准需求,申请的研究机构或医院需要有一定的资金支持,如用于提高研究机构的课题负责人、参与研究的工作人员、伦理审查委员会成员的专业技能和规范培训等。AAHRPP 针对不同国家的国情和文化差异,开发了各种辅助工具,如填表指南、认证自评手册、认证提示等,方便不同国家的组织申请。认证的目的是确定申请机构是否建立了全面有效的学科保护体系,强调各学科保护部门之间的协调。AAHRPP 提倡涉及人类的研究中,要遵循保护受试者及其相关人员的基本伦理原则,体现尊重、有利、不伤害和公正的伦理原则,从而实现规范化、高质量的医学研究工作。AAHRPP 认证是以申请机构为主体,以伦理委员会为切入点的认证过程。

（四）认证的意义

AAHRPP 认证的主要特点是它提出了一个受试者保护体系的基本框架,AAHRPP 这个框架可以分为 3 个领域:申请的研究机构、伦理委员会和研究者以及研究团队,3 个领域又细化为 15 个标准和 60 个要素,这些基本的标准和要素符合美国政府和全球其他政府对于受试者保护的大多数要求,它还涉及受试者保护体系的组成和结构、有关的政策和条例、审查程序和文件管理等。此外,AAHRPP 对研究人员有明确的规定,要求其满足受试者的要求,保障对受试者的保护和尊重。

二、SIDCER 认证

(一) 认证产生的背景

SIDCER(Strategic Initiative for Developing Capacity in Ethical Review,SIDCER)的全称是发展伦理委员会审查能力的战略行动,最开始是作为世界卫生组织(WHO)下属机构热带病防治中心的一个项目,目的是提升伦理委员会审查能力建设,以应对临床试验日益全球化的挑战。随后在亚太地区被广泛推广,2007 年,上海长海医院伦理委员会获得认证,成为中国大陆第一个获得 SIDCER 认证的机构。SIDCER 认证重点考察的是伦理委员会的审查能力,强调要按照 SOP"依规办事"。

(二) 认证产生的原因

各国以地区间伦理委员会论坛和 SIDCER 为平台,以迎接人类健康研究日益全球化的趋势和挑战,广泛深入地探讨和交流文化、法律、医学和科研行为各个方面的差异,为实现成员间信息共享、加强伦理审查能力、缩小差距创造条件。

(三) 认证的开展

SIDCER 的考核标准包括以下 5 个方面:①伦理委员会的组织结构和人员组织应符合评审项目性质和数量的需要;②应遵循相关法规和准则,确保评审过程的标准和质量;③应确保审查过程的完整性,并按照既定程序对项目及相关文件进行及时审查,以确保研究对象的利益;④重视评审后的跟踪程序,确保评审决定能够及时、有效地传达给研究者;⑤对文件、档案进行系统管理。

(四) 认证的意义

通过 SIDCER 认证,促使人们对国际规范有深入的了解,同时,国际同行可以根据各国民族、信仰和文化的特点,了解当地对道德规范的理解和具体要求。在充分结合国际标准和国内实际情况的基础上,完善标准操作规程,细化评审标准,提高评审过程的可操作性。

三、CAP 认证

(一) 认证产生的背景

2014 年 12 月,国家认证认可监督管理委员会正式批准中医药研究伦理审查体系(CAP)为医学伦理认证项目,2015 年认证工作正式启动。从中医药研究伦理审查体系评估到中医药研究伦理审查体系认证的飞跃是一个里程碑。认证技术和方法的引进提高了工作的标准水平和质量,是规范伦理审查管理的创新和突破,是转变中医药行业管理模式的一次尝试。2016年1月18日,国家中医药管理局与国家认证认可监督管理委员会签署合作协议,将全面落实认证系统领域的中医医疗服务和考试系统,以提高中医药产品质量和服务水准,规范中医药健康服务市场,全面提升中医药健康服务产业的质量和效益。CAP认证作为先驱,不断加强了行业监督管理以及提升了相关机构和人员的工作能力,确保临床研究伦理审查的质量和更好地控制风险,最终更好地服务于中国传统医学——中医,对确保人们的健康发挥着越来越重要的作用。

(二)认证产生的原因

CAP认证是技术标准的认证,是国家认证认可监督管理委员会批准的"涉及人的生物医学研究伦理审查制度要求"。结构设置和考察要点编排方面更符合中国人的习惯,制度方面完全根据我国的法律法规制定,为大多数中国的药物临床研究机构提供参考,以适应我国伦理审查的需要。

(三)认证的开展

CAP认证的组织机构分为伦理审查体系组织和管理以及伦理委员会管理两部分,前者包含8个标准,分别是组织领导、研究项目、研究利益冲突、合同、资金、培训、受试者沟通和质量,每个标准都有自己的考察要素,在这些标准中包含33个要素;后者包括4个标准,分别是伦理委员会的设立和变更、伦理委员会的资源、伦理委员会工作的独立性和伦理委员会的透明度,这些标准通过15个要素来考察。

(四)认证的意义

通过建立符合自身发展需要的中医药科研伦理审查体系、医学伦理环境和临床试验伦理审查平台,可以提高医院临床研究的科学性和规范性。按照CAP认证标准建立伦理审查制度和标准操作规程,加强对临床试验相关人员和受试者的培训和教育;对参与伦理审核平台的各部门进行内部审核,及时发现问题和不足,推动持续改进;通过对医院伦理委员会成员/独立顾问、研究人员和组织进行利益冲突管理,使临床试验更加公平和公正;通过对受试者投诉的管理,增加受试者对临床试验的信任和热情。

(刘 星 王晓敏 袁 叶)

参 考 文 献

[1] 毕媛,黄海,王捷,等.论医院伦理委员会的发展[J].医学与哲学(人文社会医学版),2011,32(10):26-27.

[2] 邵颖.我国药物临床试验的科学发展史与期望[J].中国临床药理学杂志,2008,24(2):180-186.

[3] 张妞,张涛,徐菊华.中国医院伦理委员会发展的回顾与思考[J].医学与哲学(A),2017,38(11):14-17.

[4] 莫恩盼,陈琳,杨忠奇.广东省药物临床试验的发展现状分析与探讨[J].中国新药与临床杂志,2020,39(2):79-83.

［5］吉萍,许卫卫,祝丹娜,等.区域生物医学伦理审查委员会建设的思考——以深圳市为例［J］.中国医学伦理学,2020,33(1):56-59.

［6］蒋海洪,弓志军.区域伦理委员会建设:定位、现状与路径［J］.医学与哲学(A),2018,39(12):7-10.

［7］闫欣,刘中国,陈月芹,等.医学伦理委员会建设发展中的现存问题及其分析［J］.中国药物与临床,2016,16(3):363-365.

［8］谢娟,薛满全,何钦成.对医院伦理委员会建设与运作的思考［J］.医学与哲学(A),2012,33(4):33-35.

［9］师明阳,闫冬,任萍.医院伦理委员会会议审查工作实践和启示［J］.医学与哲学(A),2018,39(11):15-16,31.

［10］陆麒,伍蓉.关于多中心临床研究伦理审查模式的思考［J］.医学与哲学,2019,40(13):28-31.

［11］滕黎,蒲川.国外伦理委员会的监管对我国的启示［J］.医学与哲学(人文社会医学版),2010,31(6):27-29.

［12］徐蕾,吕德成,夏云龙,等.药物临床试验伦理审查的跟踪审查研究［J］.医学与哲学(A),2018,39(7):26-28.

［13］张玮静,陆琴,吴炅.论伦理委员会秘书在临床研究跟踪审查中的作用［J］.中国医学伦理学,2014,27(3):327-329.

［14］伍蓉,刘海涛,邹和建.伦理委员会继续培训项目和质量管理［J］.医学与哲学(人文社会医学版),2010,31(3):14-15,38.

［15］王晓敏,田勇泉.安慰剂对照试验的伦理辩护.伦理学研究,2013(2):124-127.

［16］连凤梅,殷海波.安慰剂对照临床研究的伦理学要求［J］.中国医学伦理学,2008,21(6):121-122.

［17］周新志,陈晓阳,杨同卫,等.药物临床试验中使用安慰剂对照的伦理原则与冲突分析［J］.医学与哲学(人文社会医学版),2011,32(10):23-25.

［18］郑航,郭慧琳,唐亚岚,等.《赫尔辛基宣言》安慰剂使用原则的修订历程及启示［J］.医学与哲学(A),2018,39(4):37-39.

［19］杨舒珺.医药学研究人体试验受试者知情同意的伦理审查［D］.天津:天津医科大学,2017.

［20］施卫星.生物医学伦理学［M］.浙江:浙江教育出版社,2006.

［21］丁淑芹,贾敏,王美霞,等.2 265份药物临床试验知情同意书设计及签署情况的伦理分析［J］.中国医学伦理学,2015,28(5):762-764.

［22］赵淑华,刘晓红,傅志英,等.药物临床试验中的知情同意常见问题及分析［J］.中国新药杂志,2016,25(23):2692-2695.

［23］曾石.我国新药临床试验招募广告管理现状与策略探讨［J］.中国处方药,2010(1):12-13,6,72.

［24］耿雯倩,任静,祝延红,等.临床试验中招募广告的伦理审查与规范管理［J］.中国医学伦理学,2018,31(3):332-334.

［25］国家药品监督管理局,国家卫生健康委员会.药物临床试验质量管理规范［Z］.2020.

［26］江一峰,耿雯倩,祝延红,等.临床试验中的弱势群体及其伦理保护［J］.医学与哲学(A),2017,38(6):25-27.

［27］刘毅,朱彦丽,欧凌,等.伦理委员会在儿童药物临床试验中的作用探讨［J］.中国医院用药评价与分析,2019,19(2):140-142,146.

[28] 王晓敏,虢毅,袁秀洪,等. 儿科人群临床研究中"同意"的伦理探讨及对策[J]. 中国医学伦理学, 2018,31(11):1403-1407.

[29] 谢兰珍. 儿童药物临床试验受试者安全保障伦理研究[D]. 天津:天津医科大学,2016.

[30] 姜柏生,汪秀琴. 医学研究受试者的权益保护[M]. 北京:科学出版社,2014.

[31] 王晓敏,粟志英,胡蝶花,等. 基于伦理审查的视角对临床试验中非预期严重不良事件的分析[J]. 中国临床药理学杂志,2019,35(17):1924-1926.

[32] 李芳,闫欣,刘中国,等. 医学伦理委员会伦理审查机制的思考[J]. 山西科技,2016,31(4):22-26.

[33] 孙晓如,工慧萍,汪秀琴,等. 伦理委员会机构外专业委员在伦理审查中的重要性以及面临的挑战和建议[J]. 中国医学伦理学,2015,28(5):686-688.

[34] 吕丽娜,熊楠楠,常运立,等. 完善医学伦理委员会工作机制的思考[J]. 医学与社会,2012,25(2):26-28.

[35] 白楠,王冬,曹江,等. 医学伦理委员会的 SIDCER 和 AAHRPP 认证探讨[J]. 中国临床药理学杂志,2013,29(10):786-788.

[36] 王晓敏,李昕. 国际 AAHRPP 认证解读与实操:中国背景下的实践[M]. 北京:人民卫生出版社,2017.

[37] 李义庭. 中国机构伦理委员会建设[M]. 北京:中国协和医科大学出版社,2013.

[38] 马喜桃,陆华,罗晓琼,等. SIDCER、AAHRPP 认证和 CAP 认证的比较研究[J]. 医学与哲学(A), 2016,37(3):32-35.

[39] AAHRPP. AAHRPP Accreditation Standards[EB/OL]. [2009-10-01]. http://www. aahrpp. org/apply/process-overview/standards.

[40] BURT T,GUPTA YK,MEHTA N,et al. Ethics Standards(HRPP) and Public Partnership(PARTAKE) to Address Clinical Research Concerns in India:Moving Toward Ethical,Responsible,Culturally Sensitive,and Community-Engaging Clinical Research[J]. Journal of clinical research & bioethics,2014,5(5):195.

[41] FERCAP. Formation of Fercap[EB/OL]. [2012-02-10]. http://www. fercap-sidcer. org/whatsfercap. php.

[42] 王慧萍,周人,谢波,等. PDCA 循环法在 SIDCER 评估工作中的应用——以东南大学附属中大医院临床研究伦理委员会为例[J]. 中国临床药理学与治疗学,2015,20(12):1401-1404,1422.

[43] 宋茂民. 药物临床试验伦理审查[M]. 北京:北京科学技术出版社,2019.

[44] 黄瑾,胡晋红,刘厚佳,等. SIDCER 认证:伦理委员会规范化实践探讨[J]. 医学与哲学(人文社会医学版),2009,30(8):23-24.

[45] 工思成,徐春波. 认证促进中医药研究伦理审查规范化[J]. 质量与认证,2016(7):52-53.

[46] 伍晓晓,杨晓娟,刘美佑,等. 西京医院依据 CAP 认证建立伦理审查平台的实践与思考[J]. 中国医学伦理学,2016,29(5):846-848.

[47] 全国人民代表大会常务委员会. 中华人民共和国药品管理法. [2020-03-25]. https://www. nmpa. gov. cn/xxgk/fgwj/flxzhfg/20190827083801685. html.

[48] 国家卫生和计划生育委员会. 涉及人的生物医学研究伦理审查办法[Z]. 2016.

[49] 中华人民共和国卫生部. 涉及人的生物医学研究伦理审查办法(试行)[Z]. 2007.

[50] 全国人民代表大会. 中华人民共和国基本医疗卫生与健康促进法[Z]. 2020.

[51] 国家市场监督管理总局. 药品注册管理办法[Z]. 2020.

［52］全国人民代表大会. 中华人民共和国民法典［Z］. 2020.

［53］中共中央办公厅,国务院办公厅. 中共中央办公厅国务院办公厅印发《关于深化审评审批制度改革鼓励药品医疗器械创新的意见》［EB/OL］.（2017-10-08）［2020-03-10］. http://www. gov. cn/zhengce/2017-10/08/content_5230105. htm.

［54］陈元方,邱仁宗. 生物医学研究伦理学［M］. 北京:中国协和医科大学出版社,2003.

第四章

药物临床试验专业管理

第一节　药物临床试验专业的职能、地位和意义

按照国家颁布实施的《药物临床试验机构资格认定办法（试行）》（2004年）和《药物临床试验机构管理规定》（2019年），药物临床试验机构是指具备相应条件，按照《药物临床试验质量管理规范》（GCP）和药物临床试验相关技术指导原则等要求开展药物临床试验的机构。一直以来，在我国新药研制过程的管理中，机构准入认证是临床试验质量管理的重要防线，新机构向国家药品监督管理机构提出资格认定申请，经国家药品监督管理机构与国家卫生行政机构现场检查后，由国家药品监督管理机构和国家卫生行政机构共同批准成为法定可以承担新药注册临床试验的医疗机构。随着机构备案制的到来，临床试验专业成为临床试验项目过程规范、结果科学可靠的重要执行者和临床试验项目质量的保证者。

一、药物临床试验专业的职能

（一）新药的临床试验研究和评价

新药的临床试验研究和评价是临床试验专业的职能之一，也是最重要的职能。在临床评价新药的过程中，最基本的要求是保障受试者安全、确保数据真实可靠。自20世纪80年代以来，为了保障受试者权益及保证临床试验的科学性，发达国家先后制定了《药物临床试验质量管理规范》（GCP）。我国的 GCP 是覆盖临床试验全过程的管理标准规定，包括方案设计、组织、实施、监查、稽查、记录、分析总结和报告等。临床试验专业的职能主要包括参与方案设计、纳入合适的受试者、试验的实施、收集和记录试验数据。

1. 参与临床试验方案的设计　主要包括与申办者商定起草临床试验方案及其附件，参与试验方案讨论会、试验中期数据审核会及试验数据总结会等。运用自身的专业背景知识，在方案讨论阶段对方案中可能存在的安全风险和预期疗效进行预测分析，使方案具有更好的可操作性。对知情同意书重点关注与讨论，保障受试者权益和安全。

2. 保障受试者权益　受试者是临床试验实施的关键因素。为保证试验的质量和实验数据的可靠性、有效性,降低脱落率,受试者参与临床试验的自主意识和自身教育水平是受试者招募的重要因素,也是研究者首先考虑的因素。和谐、良好的医患关系、受试者对医师的信任和有效的交流组成受试者参与临床试验研究的有利因素,而研究风险以及由研究带来的工作生活上的不便是影响受试者试验参与率的不利因素。由此可见,受试者的自主意识是完成临床试验从招募受试者到顺利出组的关键因素。只有受试者自主参与到整个临床试验研究中,了解知情同意书中阐述的各项权益并进行自我维护,才能使临床研究者及伦理委员会所做的工作真正得以顺利实施。因此,临床试验受试者自主参与、主动维护权利并积极参与临床试验研究,其意义不仅在于增加受试者对临床试验的信任度和参与度,以使临床试验顺利进行,更重要的是能够使试验高质量地完成,使临床试验结果最终有效地服务于受试者这一群体。研究者通过保证充分的知情同意过程,让受试者真正了解自己所拥有的权利,才能更好地了解临床试验,知晓伦理委员会开展伦理审查的意义,自主地判断权衡自我利益与风险,作出自主的判定,这样有利于使临床研究的受试者招募顺利进行,随访脱落率下降。此外,增加受试者的权益获知渠道,使用简单易懂的形式,如制作通俗、易懂的宣传壁报,在受试者招募的场所进行张贴,以便受试者清楚了解自己参与研究后的权利。对于临床试验,只有受试者完全自主地参与到研究中,才能使研究顺利、真实、客观地实施至完成,才能使受试者权益保护工作真正为受试者服务。

3. 数据收集与评价　在试验实施的过程中,临床试验结果数据和安全性数据的收集,其记录完整性、真实性和可溯源性关乎整个试验的质量。保证临床试验过程中所有试验数据的真实性和操作的规范性是临床试验专业的主要职能之一。收集不良事件资料,对可能会危害受试者安全、影响试验进程的情况应迅速及时地通报所有试验相关人员和组织单位。

（二）提高医疗水平,开展药物警戒研究

当临床试验专业的研究者参与某种新药的临床试验项目前,将接受关于药物的药理、毒理、适应证及使用途径等方面的培训,帮助临床医师对该新药进行全面的认识和了解,这些药学背景知识的学习可帮助医师更加深入地获取药物的信息,必然能更好地应用于患者。

开展药物不良反应监测和药物警戒研究是医疗机构的一项重要任务。临床试验专业承接试验项目后,机构和专业必然会投入更多的人力、物力到药物临床试验研究的不良事件的发生、处理、报告及记录的过程中。研究者参加药物临床试验后将会培养出良好的药物不良反应监测习惯,这将有利于推动医疗机构药物不良反应监测和药物警戒研究。

二、药物临床试验专业的地位和意义

药物临床试验专业在整个新药临床试验体系架构中起到支撑作用。新药研究阶段主要包括临床前研究和临床研究,新药经过漫长的临床前研究过程达到临床研究,即临床试验研究阶段。临床试验研究阶段指以人(患者或健康受试者)作为受试对象,在一定条件控制下,科学地探究和评价新药对特定疾病的治疗或预防、诊断的有效性和安全性的过程。整个过程主要在临床试验专业完成,因此临床试验专业对临床试验研究起到主要的支撑作用。

药物临床试验研究是一项严谨的科学研究,为了保证药物临床试验过程科学规范,保证受试者权益和安全,临床研究从方案设计、组织实施、数据收集和评价,每个环节都有标准操作规程。药物临床试验专业在此过程中既是试验过程的实施者,也是试验质量的保证者。在国家政策层面上,备案制的实施给了临床试验专业更广阔的空间,同时也给予临床试验专业更大的责任;培养符合 GCP 要求的临床试验从业人员是药物临床试验专业保证临床试验质量的核心;临床试验方案设计和能力的提升是临床试验专业保证项目顺利运行的前提;建立完善的运行管理制度和 SOP 是临床试验专业保证项目运行的依据;拥有良好的质量保障运行体系是临床试验专业完成临床试验项目的关键。

第二节　药物临床试验专业资格申报和认证

为鼓励创新、加快新药创制、满足公众的用药需求,依据中共中央办公厅、国务院办公厅《关于深化审评审批制度改革鼓励药品医疗器械创新的意见》(厅字〔2017〕42 号)对药物临床试验审评审批事项的调整,中国药物临床试验备案制正式到来。随着备案制的实施,越来越多的新专业将加入到药物临床试验中来。我国的药物临床试验机构经历了 30 多年的发展历程,在临床试验的实施中起到了重要的作用。国家药品监督管理局(NMPA)已经加入 ICH,ICH GCP 的原则之一是"宽进严出",项目完成后会进行严格的核查,现在 NMPA 监管也明显遵循"逢审必查"的原则。临床试验机构资格认定从审批转为备案,并非意味着标准降低,而是直接针对临床试验项目质量开展全过程监管,机构资质不再是门槛,按照 GCP 规范管理试验项目的能力将是所有机构必须面对的挑战。在这一转变过程中,规范项目管理是临床试验的核心,临床试验研究者是临床试验数据的第一责任人。临床试验专业对临床试验质量的把控责任更为重大。

备案制对临床试验机构的等级、质量控制能力、专业人员资质、应急处理能力、规范化管理能力等都有明确要求。实行备案制以后,一些优秀的 CRO 企业或者经验丰富的临床试验专家会选择和医疗机构合作,医疗机构在软、硬件上达到备案制的要求即可承接项目。在本节中,就机构、伦理和临床试验专业的备案过程进行梳理,旨在帮助药物临床试验研究机构、医院药物临床试验伦理委员会和机构所有专业科室人员对资质、设施设备、制度规范、质量体系建设及标准操作流程等进行自我审核和改进。

一、药物临床试验机构备案管理

备案系统进行了角色划分,方便备案信息管理。机构填报人员主要负责备案信息的填写、提交机构备案、机构备案变更、取消备案信息等。机构内审人员主要负责审核机构填报人员提交的机构备案申请、机构备案变更申请和取消机构备案申请。机构备案完成、审核提交后,由监管部门人员对所备案信息进行核对、监管和审核。具体流程为申请机构登录备案平台—进行账号注册—填写机构详细信息(表单)—上传备案相关文件—发放备案号—完成机构备案。

(一) 注册

进入国家药品监督管理局网上办事大厅,完成一个机构法人账号和一个联络人账号的注册。注册过程需要上传的医疗机构相关附件包括:

1. 机构社会组织代码/信用代码扫描件(军队医院可以用军队单位对外有偿服务许可证扫描件,仅用于用户补充资料目的)。

2. 执业资格证书(资质、许可证)(非医疗机构非必填)。

3. 营业执照(非营利性机构可不上传此项)。

4. 法人代表(医院负责人)身份证/护照扫描件。

5. 联系人授权书扫描件。

6. 联系人身份证/护照扫描件。

7. 医疗机构级别证明文件(非医疗机构非必填)。

8. 完成其他补充资料信息,注册完成。

(二) 登录备案

通过个人账号进行系统登录,填报备案信息。登录"药物和医疗器械临床试验机构备案管理信息系统"选择子系统"药物"或者"医疗器械",进入首页。

机构备案管理分为机构信息维护、备案内审、取消备案内审、备案历史查询、已备案信息查询、取消备案管理等。其中机构信息维护、备案内审、取消备案内审、备案变更历史查询、已备案信息查询由申请备案的机构人员进行操作;已备案信息查询、取消备案管理查询由监管部门的相关人员进行操作。

机构信息维护页面分为基本信息、组织管理机构、专业模块、伦理委员会、年度总结和接受境外药品监督管理部门检查情况报告表六部分。前四项为必填项,未完成则无法提交备案;第五项年度总结应按照《药物临床试验机构管理规定》中要求的时限上报;第六项在发生时进行填报,完成后方可提交。基本信息包括机构的基本情况、性质、认证专业等。组织管理机构包括机构办公室设备情况、临床试验中心药房情况、资料档案室情况及临床试验相关科室情况。

需要上传的文件包括:

1. 药物临床试验管理制度,提供所有文件目录清单。

2. 药物临床试验标准操作规程(SOP),提供所有文件目录清单。

3. 防范和处理药物临床试验中的突发事件的管理机制与措施。

4. 既往开展药物临床试验的情况。

5. 自评估报告。

6. 新增专业评估报告,报告中对新增专业的主要研究者(principal investigator,PI)资质、专业研究团队、门诊量、主要病种等情况进行详细评估。

检查本项内容是否填写完成,确认后保存提交。

二、药物临床试验专业备案管理

(一)专业的资质

在新增专业信息部分,选择待增加的专业,补充该新专业的基本信息,如专业涉及的专业床位数、病源病种、年度住院人数/平均日门诊量、专业设施设备等。

(二)主要研究者的资质

新增专业的主要研究者信息包括主要研究者的学历、职称等基本信息。此外,对主要研究者既往参与和主持的临床试验相关研究作出具体要求,要求 PI 需要参加过 3 个以上的药物临床试验,备案系统要求分别填写至少 3 项临床试验项目名称。

三、药物临床试验伦理委员会备案管理

在药物临床试验伦理委员会备案部分,主要包括伦理委员会基本信息、伦理委员会组织管理架构和伦理委员会章程、制度和 SOP。

1. 伦理委员会基本信息需要包括名称、委员会设立机构、成立时间、委员会地址、网址、联系人及电话信息。

2. 伦理委员会通过外部认证情况。

3. 伦理委员会组织管理架构主要需要备案伦理委员会所有委员的基本信息。

4. 需要上传伦理委员会的所有制度、章程及相关 SOP。

完成备案工作后通过机构内部审核,正式提交。由药品监督管理部门进行进一步的审核。

已备案的药物临床试验机构应当按照相关法律法规和 GCP 要求在备案的专业开展药物临床试验,确保研究的科学性、符合伦理,研究资料的真实性、准确性、完整性,以及研究过程的可追溯性。机构、临床试验专业和伦理委员会各司其职,对临床试验的质量负有相应的责任。机构对药物临床试验进行管理,统筹药物临床试验的立项管理、试验用药品管理、资料管理、临床研究协调员管理等运行管理相关工作,持续提高药物临床试验的质量。伦理委员会审查药物临床试验方案,审核和监督药物临床试验研究者的资质,监督药物临床试验开展情况并接受监管部门的检查。临床试验专业对试验的过程质量、数据真实性负有主要责任,主要研究者应当监督药物临床试验实施及各研究人员履行其工作职责的情况,并采取措施实施药物临床试验质量管理,确保数据可靠、准确。通过对机构、临床试验专业和伦理委员会等多方的资质申报和认证,保证临床试验在组织架构健全、质量体系完善的机构进行,保证临床试验的安全性和质量。

第三节 药物临床试验专业的运行管理

药物临床试验组织实施需要申办者/合同研究组织和临床试验研究机构各专业的共同参与。各方参与者按照在临床试验过程中的职责分工,各司其职,协同合作,保证临床试验的高质量完成。在临床试验专业的运行管理过程中,通过一个信息化方案的建设,逐渐建立先进的药物试验信息化管理系统,通过信息化系统完成系统化、细节化、流程化的管理临床试验全过程;以质量风险和安全风险管理作为运行管理的重要抓手;综合 QMS、QA 和 QC 三个质量管理体系,保证临床试验严格遵守 GCP 原则和试验相关 SOP 开展;过程中运行管理受试者管理、药物管理、样本管理和文档管理四个平台。

本章节主要从临床试验专业管理的角度,在临床试验组织实施过程中归纳出"一个方案、两个风险、三个质量和四个平台"管理理念,并介绍临床试验专业运行中存在的普遍性问题及注意事项。

一、"一个方案":药物临床试验信息化解决方案

药物临床试验信息化系统已经逐渐应用到临床试验过程中,提高临床试验的效率,同时也提高研究质量,增强临床试验专业与机构、伦理委员会的协助能力。《药物临床试验质量管理规范》指出临床试验需要全面、高标准的临床试验信息化管理。药物临床试验信息化解决方案主要包括以项目进度为主线的过程化管理系统及以受试者身份识别和筛选为重点的受试者管理系统。

(一)以项目进度为主线的过程化管理

临床试验信息化过程管理整合申办者、机构办公室、伦理委员会、临床试验专业科室及药品管理 5 条主线,将项目进展在系统中具体体现,提高各方的工作协作,避免项目脱节的问题。系统将详细划分各方的职能,使得各方在项目进展的各个环节中得以清晰地体现。如申办者主线中,项目从报送材料、提交申请、项目审批至项目监查;机构办公室承担试验立项、合同审查管理、档案管理、项目质量管理;伦理委员会在系统中完成从审查方式和类型确定、伦理委员会会议管理、登记备案和人员培训;临床试验专业在系统上完成科室审查、研究项目执行及 AE/SAE 上报、EDC 录入及专业质量控制管理工作;也可以通过该平台完成药物全生命周期管理,包括药物接收、领用、发放、退回、回收、销毁、温湿度监控及中心药房台账管理。通过信息化解决方案对临床试验过程所涉及的各部门进行资源优化,实现系统在线协作工作,大大提高项目审查效率。此外,通过试验项目信息化解决方案,从方案系统配置到实施的各个环节,一直到项目随访,完成全过程数据采集、溯源、原始痕迹管理,保证试验数据的真实性和准确性。

(二)以受试者身份识别和筛选为重点的受试者管理系统

通过《全国临床研究志愿者数据库》开展全国受试者筛查系统的联网,可以实现对受

试者参加药物临床试验的记录进行查阅和管理,保证试验纳入的受试者试验前洗脱期符合方案要求,在最大程度上保证试验的科学性。通过筛查系统,避免受试者同时参与多个临床试验项目的情况,降低试验的脱落率。

二、"两个风险":以质量风险和安全风险管理作为重要抓手

(一)质量风险管理

药物临床试验最终质量的优劣和研究水平的高低主要依赖临床试验过程中的规范化管理。为了保障药物临床试验流程的顺利运行,确保试验结果的科学可靠,充分保障受试者在整个临床试验过程中的权益和安全,降低项目风险,参与试验的人员必须明确各自的岗位职责,熟知标准操作规程及经过专业培训和资格审核。各专业科室具体负责本专业药物临床试验的设计、实施、管理和总结,同时接受机构及上级有关部门和单位的监督和检查。对本专业运行的所有临床试验的质量负责,承担该项目的质量风险。以下从临床试验专业角度出发,以药物 I 期临床试验为例,对项目管理过程中存在的风险点进行讨论。

1. 研究者资质的审核和授权 药物临床试验项目由机构办公室统一承接。试验项目承接后,相关临床科室专业负责人确定项目的主要研究者。主要研究者组建研究团队,对团队成员进行分工、授权及签名,并在机构办公室备案。

作为项目的主要负责人,应与申办者共同讨论制订试验方案和知情同意书等,讨论并确定试验项目涉及的所有临床试验文件。并将临床试验文件提交研究单位伦理委员会审查,获得伦理委员会的书面批准文件,由申办者或专业主要研究者再次提交所在医院的伦理委员会审批或备案。

临床试验开展前,应由机构负责人和承接试验的专业负责人共同与申办者签订项目合同,合同具体应当包括试验名称、试验目的、试验周期、试验计划入组例数、试验经费、受试者权益和赔偿、付款方式、试验总结日期等内容。

2. 研究者的分工及培训

(1)按照试验方案的规定,申办者向机构递交完整的试验药物及检验合格报告、伦理委员会批件、研究者手册、试验方案和 CRF 等文件,临床试验专业科室在接收到机构办公室项目启动通知后,方可正式启动试验。

(2)在申办者和机构的协助下,临床试验专业主要研究者组织临床试验的所有研究人员进行培训,培训内容应当包括:①现行 GCP 及相关法规知识;②临床试验机构管理制度、临床试验专业运行管理制度;③试验方案、标准操作规程、岗位职责、EDC 录入上报及针对该临床试验项目的相关临床技能、操作。

(3)在临床试验开展过程中,主要研究者应当掌握临床试验进度和进展情况,对试验病例、试验记录进行质量控制,及时解决试验过程中发生的各种问题。配合申办者临床监查员对项目的监查工作和机构质量控制人员对专业项目的质量控制工作,对发现的问题

和不规范的操作及时整改并更新相关的 SOP。

(4)所有研究者应当严格按照方案及各项 SOP 的要求进行试验,保证试验记录及时、真实、准确和完整。对于合并用药及时记录,一旦使用方案规定的禁用药物,及时记录并上报方案偏离或违背。对于在试验过程中发生的严重不良事件,研究者应立即采取必要的临床处理措施,同时报告主要研究者和机构,由机构办公室上报伦理委员会、申办者和药品监督管理部门。

3. 试验方案设计　在方案讨论阶段,需要对试验方案及试验药物进行充分调研。以生物等效性(BE)试验为例,通过查阅该药物在 FDA 的 BE 指南和原研药 NDA 审评临床药理报告,获得受试制剂既往 BE 试验的剂型、空腹/餐后信息、受试者性别信息、变异性等;分析受试制剂和参比制剂的药学部分数据,如药物的稳定性、辅料的致敏性、药物是否有光敏反应等,帮助对该药物的风险进行评估,降低 BE 试验失败的可能性。

查找已经完成的 BE 试验数据,包括药物个体内变异度 Sigma2(d)或 S2wr、受试者例数设置、洗脱期、是否需要避光、血样采集和处理条件要求等,帮助研究者对试验过程中存在的风险进行评估。理解利用 BE 预试验结果,包括制剂问题中受试制剂与参比制剂的差别太大,受试制剂与参比制剂的差异——几何均值比、个体内变异度不准确(如阿奇霉素普通片剂和分散片的个体内变异度存在差异)。变异度估算偏低,把握度不够均匀会增加试验失败的风险。

4. 知情同意过程　临床试验知情同意过程要详细讲述试验的获益和风险,让受试者在充分知情的情况下参加试验,降低受试者在试验过程中退出的风险。

(1)知情同意书中的试验描述必须和方案一致,认真核对非常必要。重点关注的内容如采集血量,没有计算安全性检查需要的采血量;避孕时间,方案要求 6 个月,知情同意描述 3 个月。

(2)知情同意书中的不良反应描述不够全面,文献中已经报道的同类型试验中出现的不良反应及比例;如果是第一次在人体进行试验,可以查同类型药品在试验中出现的不良反应及比例;药品说明书中列出的不良反应均要作为参考数据。

(3)AE 治疗用药,研究者会遵循方案选择适合受试者的治疗药物。

(4)风险把控策略:①制定机构知情同意过程的 SOP,尽可能地规范知情同意过程,降低风险;②知情同意书资料递交给伦理委员会之前,研究室 QA、QC 需要进行双重质量控制。

5. 试验用药品的管理

(1)分配试验用药品编码:试验用药品抽样环节,存在试验用药品编码错误风险,必须采用双人核对方式降低出错的风险。

(2)试验用药品表格填写:受试者入组顺序号誊写错误风险较高,在试验操作过程中,受试者入组顺序号和受试者随机表保持一致,同时双人核对。

(3)试验用药品运输:试验用药品在运输环节存在超温、超湿风险,申办者/CRO 需加强前期沟通,选择专业的物流公司,确保试验用药品在运输过程中的质量。

（4）试验用药品储存：试验用药品在储存环节也存在超温、超湿风险，中心药房需配备空调、除湿机、加湿器、温湿度监控系统，保证试验用药品的储存条件符合 GCP 要求，保证试验用药品的质量。

（5）给药：以Ⅰ期临床试验为例，在给药环节上给错编码药物风险高，在试验过程中采用系统扫码核对、双人确认、质量控制人员全程质量控制等措施规避风险。

（6）留样：在留样环节中清点药品数量风险较高，加强药品管理员的责任心，采用双人核对方式，最大可能地规避风险。

6. 源文件和源数据的管理　临床试验信息化系统管理模式下的数据修改的方式和权限应当预先规定，依据机构的相关管理制度，源文件和源数据的修改过程应当完整记录，电子数据稽查轨迹、数据轨迹和编辑轨迹应当保留。GCP 对源文件和源数据给出定义。源文件（source document）指临床试验中产生的原始记录、文件和数据，如医院病历、医学图像、实验室记录、备忘录、受试者日记或者评估表、发药记录、仪器自动记录的数据、缩微胶片、照相底片、磁介质、X 线片、受试者文件，以及药房、实验室和医技部门保存的临床试验的相关文件和记录，包括核证副本等。源文件包括源数据，可以以纸质或者电子等形式的载体存在。源数据（source data）指临床试验中的原始记录或者核证副本上记载的所有信息，包括临床发现、观测结果及用于重建和评价临床试验所需要的其他相关活动记录。

（1）研究单位在试验过程中应当给出相应的风险管控措施：对于源文件，确保所有临床试验数据是从临床试验的源文件和试验记录中获得的，是准确、完整、可读和及时的；对于源数据，临床试验机构的信息化系统具备建立的临床试验电子病历源数据应具有可归因性、同时性、原始性、准确性、完整性、一致性和持久性。对电子数据的内容和结构应当有明确的规定，以确保电子数据的完整性；当信息化系统出现变更时，如软件系统升级或者数据传输或转移等，确保电子数据的完整性显得更为重要。医院的 HIS、LIS 等信息系统的检验检查数据和临床试验信息化系统实现数据传输时，要确保研究室临床试验信息管理系统中输入的数据必须与源数据一致，同时保证数据的可溯源性。

（2）建立系统权限管理：为保证临床试验信息化管理系统的安全性，对临床试验信息化管理系统进行具体细化的权限分工管理。未经授权的人员不能访问；保存被授权修改数据的人员名单；电子数据应当及时备份。项目启动会结束后，由主要研究者（PI）授权分工，系统管理员根据 PI 的授权，校对系统中的人员职责权限分配明细，建立相应的药物临床试验研究室权限管理制度。若需要权限调整，则由系统管理员填写角色分配表，完成后由质量控制人员核对确认。

（3）保留完整的稽查轨迹：信息化管理系统可溯源到数据的记录人和修改人。所有记录、修改要规范；信息化管理系统所采集的数据均可通过视频资料及医院 HIS、LIS 系统溯源。

（4）数据保密性管理：①数据资料的查阅。实行登记管理，避免非法或未授权地接触数据资料。②数据资料的保管。授权专门的文件管理员和系统管理员，防止纸质资料和电子资料的泄露、公开、散播、修改、损毁、丢失。③对受试者信息的管理。信息开放实行分级管理,确定信息开放的程度和相对应的人员范围。

(二) 安全风险管理

1. 受试者筛选　以生物等效性试验为例,采用健康受试者应用药动学方法开展生物等效性研究的基本原理是依靠交叉试验设计使每个受试者作为自己的对照,因此不论选择任何单一人群(males only;post-menopausal females only),从这些研究中得出的与生物等效性有关的结论并无偏倚。CFDA(2016 年)明确给出"健康受试者"的定义,受试者的选择一般应符合以下要求:①年龄在 18 周岁以上(含 18 周岁);②应涵盖一般人群的特征,包括年龄、性别等;③如果研究药物拟用于 2 种性别的人群,一般情况下,研究入选的受试者应有适当的性别比例;④如果研究药物主要拟用于老年人群,应尽可能多地入选 60 岁以上的受试者;⑤入选受试者的例数应使生物等效性评价具有足够的统计学效力。

受试者对试验的影响因素包括①年龄:制剂对受试者的相互作用可能与年龄有关,这种相互作用可以归因于这 2 组人群间与年龄相关的 pH、胃排空或胃肠道转运时间等方面的差异。②性别:如 FDA 数据库中一种药物(钙通道阻滞剂)的 2 种缓释制剂,该药是 CYP3A4 和 P 糖蛋白的底物,试验得出的受试制剂和参比制剂的平均值比率在男性和女性组之间有明显的差异,表明存在与性别有关的制剂对受试组的相互作用。③体重:《化学药物仿制药人体生物等效性研究技术指导原则》对药物制剂的生物利用度和生物等效性试验研究的受试者作出一些特殊要求。其中对体重的规定为标准体重±10%,当受试者的体重相差较大时,应对体重进行均衡后再分组。研究发现许多生理参数如血流灌注速率、器官大小、肌酐清除率等与机体的体重间的关系。我们可以根据体液分布情况,由药物的分布容积粗略地推测其在体内的大致分布情况。因此,试验过程中为了尽量消除年龄差异对生物等效性试验带来的影响,在受试者筛选过程中,年龄段应尽可能地选择在 18~40 岁,同一批受试者的年龄相差不超过 10 岁、体重差异不超过 10kg。

2. 安全性报告　不良事件(adverse event,AE)关系到试验用药的安全性评判,是试验风险要素之一,也是质量控制和保证的关键环节。《药物临床试验质量管理规范》中的 AE 指受试者接受试验用药品后出现的所有不良医学事件,可以表现为症状与体征、疾病或实验室检查异常,但不一定与试验用药品有因果关系。

(1)记录不良事件的时间:从定义上理解,AE 一定是发生在临床试验开始后。那么什么是临床试验开始的时间?一种理解是认为服药以后才记录 AE,因为定义中表示 AE 是接受一种药品后出现的不良医学事件。另一种理解是认为知情同意书(ICF)的签署为试验的开始,为了保险起见,试验方案中会要求签署 ICF 后发生的不良医学事件均记录为 AE。两种对 AE 的不同理解产生的主要问题是 AE 记录的时间点与定义中描述的不一致;从签署 ICF 后到给药前期间发生的不良医学事件是否记录为 AE?若从受试者签署 ICF 开始记录 AE,因实验室指标异常导致筛选失败的受试者则均需要记录 AE。因此,研究室 SOP 在《不良事件标准处理流程》中需要对 AE 的定义和记录时间、记录内容作出明确规定,便于研究者统一执行。

（2）不良事件需要记录的信息：AE记录的内容包括AE的名称、发生的起止时间、特点、与试验药物的关系、是否为SAE、程度的描述，以及是否采取了相应的措施、转归等。采取的措施包括对原使用药物是否调整剂量/停用，采取了哪些医疗措施，AE的结局是什么。如果期间未服用试验药物，还需要与发放回收表再核对一致性。如果为SAE，根据GCP规定，研究者除立即对受试者采取适当的治疗措施外，还要求及时向药品监督管理部门、卫生行政部门、申办者和伦理委员会报告，并在报告上签名及注明日期。需要注意的是，无论是否为SAE，研究者均应认真对待，确保所有发生AE的受试者均得到应有的医疗保护。有关AE的医学文件均应记录在原始文件中，包括实验室检查的申请单（如X线检查、心电图等）和检查结果报告单。

在试验过程的AE风险要素管理中，我们要时刻警惕哪些事件属于AE、哪些事件属于SAE；什么时候上报SAE；如何上报SAE；AE的医疗处理操作；AE随访至何时结束等问题。GCP对AE上报的要求：①按时限上报所有SAE；②按要求上报涉及死亡事件报告；③增加向伦理委员会报告可疑且非预期严重不良反应（SUSAR）。在试验中往往会发生以下几种情况：①漏报告不良事件；②原始病历中记录不良事件，但是在CRF中未记录；③实验室结果达到毒性分级，但未报告不良事件。

三、"三个质量"：建立并完善 QMS、QA 和 QC 质量管理

药物临床试验的质量控制（quality control，QC）是指从试验开始立项到结束的全过程中，尽最大可能规避风险，消除可能发生的不合格的结果，根据GCP原则对药物临床试验环节的质量要素进行控制所实施的技术和活动。在《药物临床试验质量管理规范》（2020年版）中也明确提出构建质量管理体系的要求。药物临床试验的质量保证（quality assurance，QA）则是指在临床试验中建立有计划的系统性措施，以保证临床试验的实施及数据的生成、记录和报告均遵守试验方案和相关法律法规。建立QA的目的为使申办者、CRO、机构管理者、第三方稽查者和行政管理部门在临床试验中建立有计划的系统性措施，对临床试验的实施及数据的生成、记录和报告等质量要素的控制进行有计划的评价工作。质量控制（QC）是指在临床试验质量保证体系中，为确证临床试验的所有相关活动是否符合质量要求而实施的技术和活动。临床试验管理体系（QMS）包含QA；QA包含QC；QA是QMS的核心，是试验过程的QMS。由此可见，在药物临床试验开展过程中，质量控制是基础，没有过硬的质量控制，质量保证就无从谈起；通过质量保证工作的常规开展，促进质量管理体系水平的提高。

（一）质量控制（QC）

质量控制人员对试验项目实现全覆盖、全过程质量控制。质量控制人员在熟知试验方案的基础上，详细列出试验可能存在的风险点，制定出质量控制要点和制作出质量控制计划。

1. 在试验开展前，质量控制人员系统性检查试验相关资料是否准备齐全。核对内容

包括申办者/CRO 资质证明及委托证明、临床监查员/CRC 委托函及资质、伦理委员会批件及相关文件、临床试验批件或备案件、实验室检测正常范围、启动会记录及签到表、研究者履历及相关文件、任务分配表及签名样张、试验过程(应急)表格/注意事项、试验用药品情况、试验相关物资情况及监控/硬盘启用情况。

2. 在试验过程中,质量控制人员对项目进行全过程质量控制,完成质量追踪。

(1)筛选期的质量控制要点包括知情宣教和知情签署、人口学登记、身高和体重及生命体征测量、问诊和体格检查、血样和尿样采集、样本转运、合并用药与既往病史、检验检查结果判定、纳入/排除标准审核。

(2)试验期的质量控制要点包括入组受试者检查、药品准备、给药、饮水、血样采集、样本转运、样本处理、生命体征监测、住院观察和护理记录及用餐记录。

(3)试验结束出组的质量控制要点包括生命体征监测、体格检查、血样和尿样采集、检验检查结果判定、受试者随访、不良事件及合并用药。

(4)质量控制人员通过对在研项目的受试者原始病历的质量控制,检查研究者是否严格执行试验方案,做好相关质量控制记录。

(5)质量控制人员对完成的研究病历和系统原始记录进行检查,确认记录是否完整、规范、真实,CRF 填写是否正确。对发现的问题及时与研究者沟通,提出改正方案和措施,督促研究者整改。发现重大问题及时向主要研究者和 QA 报告,并记录处理意见,跟踪质量检查发现问题的改进情况。

(二)质量保证(QA)

质量保证员是人员要素管理中的核心。QA 承担的临床试验制订管理板块包括完善的组织管理架构及质量控制体系;资质合格的研究人员;优质的医疗设备和设施,健全的应急预案和抢救流程;科学合理的试验方案和设计;标准化实验室等。

根据管理板块制订系统质量管理中的年度计划和项目计划,协调开展药物临床试验项目的相关部门工作,包括功能检查相关科室,如放射科、心电图室、检验科及 B 超室等;财务部、信息工程部及临床相关科室,如 ICU 等。组织相关研究人员对管理制度、SOP、设计规范及应急预案等进行起草、审核、批准;对于执行过程中进行修改的部分及时修订并颁布执行;定期组织相关部门对研究室的制度和 SOP 进行修订。

组织研究者培训工作,包括制度及 SOP 培训;试验方案及流程培训;应急预案培训及抢救流程演练等;组织研究者外出培训和学习等。

(三)临床试验质量管理体系(QMS)

临床试验质量管理体系(QMS)通过申办者定期监查和第三方稽查来执行。所有项目在运行中接受来自申办者的各阶段的监查,试验完成后接受第三方独立稽查。临床监查员(clinical research associate,CRA)监查工作将贯穿知情同意、纳入/排除标准、操作环节等阶段,最大限度地把控试验质量。申办者 CRA 监查工作完成后需要向研究单位递交监查报告,由研究机构的 QA/QC 对监查报告中的问题进行核实,确保监查的真实性,与系统采集的原始数据保持一致。第三方稽查工作在试验结束后开展,系统性回顾试验各步骤的实施是否严格依从研究方案的要求。包括所有受试者知情同意是否充分;筛选是否遵循随机化原则;是否严格把控纳入/排除标准;给药、采样及样本处理环节是否遵守 SOP;试验期间受试者的饮食、饮水、合并用药管理是否到位;不良事件的发生、处理、上报及判断是否规范。第三方完成稽查后,需要向研究单位递交稽查报告,由研究机构的 QA/QC 对监查报告中的问题进行核实,确保监查的真实性,与系统采集的原始数据保持一致。

四、"四个平台":过程关键管理环节

(一) 受试者管理平台

1. 知情同意

(1)主要研究者确保该试验方案、知情同意书及其附属文件均已获得伦理委员会的审核与批准。

(2)知情同意应符合完全告知、充分理解、自主选择的原则。

(3)研究者在受试者接待室向受试者说明与临床试验有关的详细情况。

(4)受试者在充分了解与临床试验有关的详细情况后,自愿参加临床试验。

2. 知情同意书的签署、保存及记录

(1)签署:自愿参加试验的受试者或者法定代理人在知情同意书上签字、注明日期和联系方式,执行该知情同意书的研究者在知情同意书上签字、注明日期和联系方式(方便受试者随时沟通)。对于无行为能力或儿童受试者,必须获得法定监护人的知情同意并签名、注明日期和联系方式;由法定代理人签署的知情同意书,须注明与受试者的关系。受试者和研究者签署的知情同意书原则上不得修改,如因为试验方案在试验过程中作出任何修改,必须将知情同意书作书面修改,并提交伦理委员会审查批准,然后研究者告知受试者,并重新签署知情同意书。

(2)保存:正式的知情同意书应一式两份,原件由研究者保留(包括筛选失败的),作为试验资料存档;副本由受试者或其法定监护人/法定代理人保存。

(3)记录:研究者应当在原始病历(住院病历、门诊病历)中记录知情同意的过程。

3. 依从性的保证

(1)筛选过程:受试者招募方式很多,可以通过临床诊疗过程直接招募、机构公开招募、邮件招募等。医师/研究者应该尊重患者的意愿,在充分沟通后询问受试者是否自愿参加临床试验,这种情况下纳入试验的受试者的依从性会大大提高。

(2)随访过程:在临床试验过程中受试者脱落的原因主要有失访、治疗缺乏疗效、违背方案、发生 AE、自动退出等。如何降低脱落率、保证依从性的措施有哪些,这是在临床试验专业管理环节上不可忽视的。在试验流程上,严格按照方案对受试者进行随访、及时处理 AE、发放受试者交通补贴、回收剩余药品。应有针对性地制订保证措施,包括根据方案制订访视表,方便研究者随时查看,电话提醒受试者,提高预约访视率和执行医嘱的程度;严格完成访视内容,如病情记录、用药记录、实验室检查结果判断。每次访视与受试者

充分沟通,分析疗效、及时处理发生的 AE,让受试者有很好的就诊体验,增强治疗的信心。

(二)试验用药品管理平台

GCP 药房实现中心化管理对试验用药品管理起到至关重要的作用。基于 HIS 系统临床试验药物管理的 GCP 药房实现集中化、专业化、规范化和标准化管理。集中化管理体现在将机构资源进行整合,满足药物储存条件及设施要求;专业化管理体现在专职药师确保试验用药规范和安全;规范化管理体现在严格按照药品管理法、GCP、GSP 进行试验药物管理;标准化管理体现在临床试验药物进行全院统一管理,记录文件完整、可控。

1. 以试验药物为主线的中心药房信息化管理 GCP 中心药房在 HIS 系统中实现 5 个环节的管理。

(1)接收/验收环节:试验药物在接收/验收环节,需要查验物流外包装、配送单;系统可导出运输过程中的温湿度记录,查看是否超温;检查药品交接单、药物发放清单、药检报告信息是否一致。

(2)入库/出库环节:HIS 系统中建立药品字典,药物信息(名称、规格、数量、批号、有效期)录入 HIS 系统完成系统入库,并出库至试验药房系统,同时手工账册记录备份。

(3)取药环节

1)门诊访视取药:受试者持专用就诊卡至中心药房;机构办公室人员在 HIS 门诊配药系统中对药物随机单和药物医嘱审核无误后打印纸质处方,调配、发放药物;药品管理员回收上次发放的药物包装和剩余药物并做好记录及签字确认。

2)住院访视取药:临床研究协调员将药物随机单送至中心药房;机构办公室人员在 HIS 住院配药系统中审核打印药物医嘱、输液标签;静脉药物配置中心集中完成静脉用试验药物配置过程;药物配置完成后,静脉药物配置中心的药师与药品管理员交接。

(4)储存/养护环节:临床试验用的储存需要专柜加锁存放,每个项目单独存放;按照编码顺序分别保存于专用的柜层;温控系统实现温湿度监控、报警、溯源,可覆盖所有药物储存环境;温湿度记录每天 1 次。

(5)回收/退回环节:HIS 系统中完成药物出库、回收记录,系统记录回收原因及退回药物编号。

2. 以受试者为主线的中心药房信息化管理

(1)建卡/建立受试者唯一识别码:对于参加临床试验的受试者建立一张临床试验专用就诊卡;HIS 收费管理系统标记患者为临床试验受试者;就诊卡中的所有检验、检查费,试验用药品费均标记为免费。

(2)病历信息记录:受试者持临床试验专用就诊卡刷卡后,医师可在 HIS 电子病历系统给每位受试者建立门诊病历;在 HIS 电子病历系统中,受试者的整个随访过程记录均可保存及溯源;具体门诊病历信息包括人口学信息、病史、各项检查结果、治疗计划及医嘱记录。

(3)研究医师开具检验、检查单及药物医嘱:在 HIS 医师工作站系统中,医师在临床试验专用就诊卡中完成受试者所需的所有检查、检验单及药物医嘱的开具。

(4)机构办公室人员完成医嘱审核:机构办公室人员在 HIS 收费管理系统中,对医师所开具的检验检查单及药物医嘱信息进行审核。

(5)HIS 系统和 LIS、PACS 系统完成检查单的数据同步:临床研究协调员陪同受试者持专用就诊卡至医技科室完成检查;HIS 系统和 LIS、PACS 系统数据同步后,机构办公室可在 HIS 系统中查看、打印所有检验检查单结果;项目结题后,HIS 门诊收费管理系统对该项目在各医技科室产生的检验检查费用进行统计。

(三)样本和仪器管理平台

1. **样本管理** 根据样本处理的流程中的风险点进行关键环节管理。流程为采集—预处理—保存—递交转运。

(1)样本采集:实验室检验标本采集流程包括打印条形码;使用统一的真空采血管进行血样采集;采集完毕,记录受试者姓名、筛选号/试验号、采集项目、采集时间等,并签名。

(2)样本转运:负责转运样本的工作人员在样本采集后的规定时间内完成血液样本转运,完成样本交接,完成交接登记记录。

(3)样本预处理:对于需要外送的样本,在流程上需要增加样本预处理、保存过程。严格按照 SOP,提前开启离心机,设置好离心参数(转速、离心力、离心时间、离心温度),核对人核对,并记录。

(4)样本保存:样本预处理完成后,检测样本和备份样本一般直接存入−80℃冰箱(也可临时存放于−20℃冰箱),特殊样本应根据分析测试中心的具体要求进行操作,最后按批转存至−80℃冰箱。无特殊情况按照方案要求,在每完成 1 个周期或 1 个剂量组的全部样本采集工作后,统一转运生物样本。

(5)样本外送:生物样本管采用塑料材质并密封,防止运输过程中生物样本管破裂和液体溅洒。生物样本运输的容器为样本运输箱,运输箱的容积足够大,生物样本周围摆放干冰或冰袋,保证生物样本在运输过程保持冷冻或冷藏状态,并能确保即使运输过程有所延误,生物样本仍能保持冷冻或冷藏状态。样本转运时应按照要求选择适宜的转运条件,并保证样本在运输全过程中符合转运要求;运输全过程必须有温度记录。生物样本管的标签清晰,摆放规律整齐。根据需要,外包装除贴运输标签外,还贴有干冰或冰袋和生物危害标签。

2. **仪器管理** 药物临床试验运行过程中使用的仪器包括医院共用或专业专用的医疗仪器,所有设备均需建立档案统一管理。档案内容包括合格证、使用说明书、校验证书以及仪器使用记录。经申请购买的仪器到达后由医学工程部验收,仪器管理员负责领用并将设备的合格证、使用说明书妥善保管,建立仪器档案。计量仪器必须接受计量部门的校验,校验合格后方可使用,并将校验证书归档。所有仪器应定期检查、清洁、保养、维护,确保仪器设备的性能稳定可靠;仪器的保养、维修等均应有记录,建立相关的医疗设备日常维护记录。所有仪器的使用情况应登记在相关的仪器使用记录本上,仪器使用记录表定期归档。

（四）文档和数据管理平台

1. 文档管理 药物临床试验归档的档案由机构资料室统一保存和管理。临床试验专业应在临床试验准备阶段、进行阶段、结束阶段对临床试验文档进行管理。具体来说,临床试验专业在试验项目归档之前,需要对文件资料的收集、保存进行管理与更新。

（1）临床试验准备阶段:在这一阶段,研究者需要收集并保存的资料主要有 NMPA 批件、伦理批件、申办者资质、药检报告、研究者手册、试验方案、ICF、CRF、研究者履历、启动会培训记录、PI 授权、研究者签名样张、药品与相关物资运送单、实验室正常值及质量控制证明等。

（2）临床试验进行阶段:研究者需要对资料更新件、签署的 ICF、研究病历与 CRF 记录、药物发放与回收记录、合并用药记录、AE 与 SAE 记录、受试者鉴认代码表/筛选入组表、试验数据溯源记录、中期数据报告等进行管理和保存。

（3）临床试验结束阶段:临床试验专业在临床试验结束阶段,需要完成试验编码目录梳理、质量控制记录与监查记录、分中心小结、统计报告、总结报告等的收集、整理和核对,向机构办公室申请归档。

2. 数据管理 国家药品监督管理局在《药物临床试验数据现场核查要点》中明确指出临床试验过程记录及临床检查、化验等数据溯源的重要性。总体来说,就是"一致性"问题,即原始记录和试验方案是否一致;CRF 与原始记录是否一致。

（1）原始记录和试验方案的一致性:临床试验的原始记录,如病例的诊断、纳入与排除,实验室检查及检验项目、采血记录、观察记录、受试者日记卡、给药剂量、给药频次间隔、给药途径、随访时间点及内容、疗效评价与安全性数据的转归等要求与试验方案执行一致。在这一过程中临床常见的问题如病例纳入不规范,将不合适的患者纳入试验,造成延误患者诊疗或者造成与试验方案执行不一致,出现方案违背;发生 SAE 时,研究者处理不及时、不规范,上报不及时、不规范等问题导致的原始记录与方案执行出现不一致;在合并用药的使用上,出现方案禁用药物导致的不一致问题等。要求研究者应非常熟悉试验方案的纳入/排除标准、禁用药物等细节,才能将临床诊疗和临床试验融合在一起,做到保证医疗质量的同时提高试验质量。

（2）CRF 与原始记录的一致性:CRF 中的检查数据与检验科、影像科、心电图室、内镜室(LIS、PACS 等信息系统)等检查数据必须保持一致,所有记录数据均可溯源。CRF 中的数据和信息与住院病历(HIS)、门诊病历中入组、知情同意、用药医嘱、访视、病情记录等关联性记录必须完整。受试者用药应有原始记录,如受试者日记卡、医嘱或原始病历(住院/门诊/研究病历)等。CRF 的不良事件(AE)记录及判断与原始病历一致,AE 记录在原始病历中必须完整、真实、可溯源。CRF 记录的完整性和一致性应建立在原始病历记录的及时性、完整性之上。这要求研究者对临床诊疗和临床试验时刻保持严谨、科学的态度,保证将数据真实、准确、完整、及时、合法地载入原始病历和 CRF 中。

第四节 药物临床试验专业的工作制度及标准操作规程

药物临床试验专业的工作制度是指临床试验专业为保证各项临床试验的正常运行、开展,依照相关法律法规并结合所在药物临床试验机构的管理制度及本专业的工作特点所制定的,要求本专业涉及临床试验工作的所有人员共同遵守的规定。整个临床试验专业工作制度的制定应当以有法可依、具有可行性和可操作性为原则。可依据的法律法规包括现行的《中华人民共和国药品管理法》《药品注册管理办法》《药物临床试验质量管理规范》《药物临床试验伦理审查工作指导原则》等。

一、药物临床试验专业的工作制度

(一)制定要求

1. 制度体系完整 管理制度的内容既要包含临床试验总体运行的核心制度,又要涉及具体的关键环节、具体任务的管理。因为管理制度体系是临床试验中效力最高的制度体系,内容要求覆盖临床试验专业的各个管理方面,且根据各个专业临床试验的特点不同,各个专业制定的工作制度要符合专业特点,具有很强的指导性、操作性及可行性。按照临床试验在临床试验专业的运行环节,专业应当制定试验运行管理、人员培训管理、质量管理、药物管理、文档管理、样本及仪器管理、财务管理等的管理制度。在本节中按照临床试验的各个环节为临床试验专业提供相应的工作制度以供参考。

2. 表达清晰简洁 工作制度的内容应当完全贴合实际工作,条理清晰,结构合理,避免出现大话、套话、空话。注重实际管理和操作,语言简洁,表达准确,避免使用晦涩的词语或不易理解的语句。

3. 书写格式统一 工作制度制定的内容应当包括但不限于以下内容:目的、范围、规程、参考文献、附件、编号、修订内容、制定人/审核人/批准人及颁布/生效时间等。工作制度编写过程中使用的专业词汇和术语、缩写、代号、符号等应当保持统一,概念和术语的表述意义保持一致,相似的表达和措辞保持统一。涉及的岗位职责应当职责分明,工作范围界限清晰,责任明确。

(二)制度和 SOP 制定内容

根据 GCP 要求,专业应制定相应的管理制度和标准操作规程(SOP),并及时更新和完善。那么究竟 SOP 应该包括哪些内容? SOP 和制度有什么区别? 设计规范和应急预案具体是哪些内容? 专业研究者经常会提出这样的疑问。从本质上来说,管理制度和 SOP 都是为了规范临床试验过程中的行为而制定的。在一项临床试验过程中,哪些环节需要进行管理、哪些环节需要所有研究者保持相同的操作,那么这些环节就需要建立相应的制度或 SOP。一个完整的临床试验过程,从研究者的角度,就是对受试者的管理、对试验用药品的管理、对生物样本的管理、对研究数据资料的管理及对试验中使用仪器的管理。对于以上环节提出的总要求就形成管理制度;为了达到总要求而进行的工序和步骤设置、具体需要记录的内容及填写的表格等就构成 SOP 的内容;那么对每个环节的负责人的具体要求就是工作人员的岗位职责;专业对每个环节通过哪些检查措施来保证质量,使其符合 GCP 要求,就形成质量管理的内容;在试验过程中涉及的源文件如知情同意书、原始记录需要纳入哪些内容,这又是设计规范的范畴;临床试验过程中研究者预计可能在哪些环节发生突发事件、可能发生什么类型和程度的突发事件、如何去应对和解决,这就是应急预案应当囊括的内容。

专业的制度至少应当包括且不限于以下内容:专业临床试验运行管理制度、相关 SOP、研究医师和研究护士等工作人员职责、防范和处理受试者损伤应急预案、突发医疗事件应急预案、本专业临床试验质量管理制度、本专业临床试验设计规范等。具体 SOP 建议至少包括以下内容:试验方案设计、知情同意过程、试验实施过程、试验用药品管理、不良事件处置、试验数据管理、试验总结报告、文档管理、质量控制等。

制度和 SOP 的制定和管理是一个动态的过程,需要在临床试验的具体实践过程中不断更新与完善。国家对药物临床试验质量不断提出更高的要求,药物临床试验的相关法规和指导原则也在时时更新。作为专业研究者,需要关注国家政策法规的变化,及时更新本专业的制度和 SOP,以满足新形势下药物临床试验核查的要求。

（三）工作制度参考模板——知情同意管理制度

文件编号:	页数:
制定人:	版本号/版本日期:
审核人:	颁布时间:
批准人:	生效时间:

修订登记:

编号	页码	修订内容	修订依据	签名/日期

知情同意管理制度

Ⅰ.目的

规范知情同意工作内容,保护受试者权益。

Ⅱ.范围

适用于临床试验知情同意书的签订。

Ⅲ.规程

(1)知情同意书是保障受试者权益的主要措施之一,必须在获得受试者或其法定代理人的知情同意后方可开展临床试验。

（2）知情同意书必须获得伦理委员会的审查批准后方可使用，试验期间知情同意书的任何修改也必须获得伦理委员会的审查批准，知情同意书应注明版本号和日期。

（3）研究者负责获得受试者的知情同意，也可指定人员向受试者说明有关临床试验的详细情况。

（4）研究者应按照规定向受试者充分告知临床试验相关信息，告知语言应通俗易懂，确认受试者理解后获得受试者的自主同意签字，不得诱导受试者参加；特殊情况应有见证人见证知情同意过程，并获得其签字确认。

（5）涉及弱势受试者参加的临床试验应获得其法定代理人的知情同意，必要时获得受试者本人的同意。特殊情况下，无法取得受试者或其法定代理人的知情同意，应事先取得伦理委员会同意，并非常谨慎地使用。

（6）试验过程中如因知情同意书修改或发现试验药物新的安全性信息等，应重新获得受试者的知情同意。

（7）研究者应向受试者提供随时可及的联系电话，以便试验过程中受试者关于试验问题的垂询或紧急事件联系。

（8）签署的知情同意书一式两份，一份交受试者保存，一份跟随试验资料保存。

Ⅳ. 参考依据

《药物临床试验质量管理规范》《赫尔辛基宣言》。

二、药物临床试验专业的标准操作规程

（一）制定要求

制定 SOP 是为了使临床试验实施的各个环节操作有章可循、操作规范。临床试验机构及各个专业科室起草、审核、批准、颁布和修订 SOP 的工作应当统一、规范，所有工作也应当规范有序。

1. 组织制定/修订小组　SOP 制定小组成员可以由机构办公室人员与专业科室成员共同组成，所有成员应当熟悉临床试验工作、技术规范及操作流程。

2. 列出专业科室工作中所涉及的 SOP 目录清单，规定好格式和编码　对临床试验的操作步骤进行分解、命名，形成最终的 SOP 类别和目录。①对 SOP 格式作出统一规定，包括页面设置、页眉和页脚、信息框、文件名、字体、字号、行间距等均要统一；正文中包括哪几个方面的内容，文中涉及的英文字母、单位、缩写、数字作出统一规定，方便专业科室在起草 SOP 时有章可循、有规可依。②确定专业科室的文件分类代码，用作区别各科室和机构间的文件，如制度（ZD）包括管理制度（GLZD）和岗位职责（GWZZ）、标准操作规程（SOP）和应急预案（YA）。③规定文件编码规则。规定文件名和编号，每个 SOP 都有对应的文件名和文件编号，作为该 SOP 的唯一识别码。如 XX-YY-ZZ-WW 格式，XX 指专业缩写代码、YY 标注文件所属的大类（如 ZD、SOP）、ZZ 指该类别下的分类代码、WW 指识别 SOP 版本的 2 位数字版本号。版本编号由数字和小圆点组成，小圆点前的数字代表版

本号,小圆点后的数字代表当前版本不超过 25% 的文件内容条款被修改的次数,即当前版本的修改次数。如"1.0"表示最原始的版本,"1.1"表示第 1 版本的第 1 次修订,"2.3"表示第 2 版本的第 3 次修订,以此类推。但外来文件不按此格式编版次号,如法规性文件,使用其颁布的年份为版次号。单次的文件正文增删内容条款不超过 25%,或者单纯的增删或修改文件附件,则不更换版本号。当文件正文的增删内容条款单次超过 25%,或者多次增删内容条款累计超过 25% 时应给予更换版本号,如由版次号为"1.0"更换为"2.0",或者由版次号为"2.9"更换为"3.0",以此类推。

3. 起草、审核和批准　指定 SOP 工作人员起草 SOP,并对草案进行讨论;专业科室专有 SOP 的起草原则上为科室秘书。专业类 SOP 的审核、批准原则上为科室主任。

4. 批准后专业科室应组织所有临床试验相关人员进行现行版 SOP 的培训　专业质量控制人员对 SOP 执行情况进行检查,以保证所有临床试验相关人员的工作遵照最新版本的 SOP 执行。

(二) SOP 参考模板——受试者知情同意 SOP

文件编号:	页数:
制定人:	版本号/版本日期:
审核人:	颁布时间:
批准人:	生效时间:

修订登记:

编号	页码	修订内容	修订依据	签名/日期

受试者知情同意 SOP

Ⅰ. 目的

规范临床试验受试者知情同意标准操作规程,保障受试者的合法权益。

Ⅱ. 范围

适用于所有药物临床试验专业。

Ⅲ. 规程

(1) 知情同意

1.1　临床试验启动前确保该试验方案、知情同意书及其附属文件符合《赫尔辛基宣言》、国际医学科学组织委员会(CIOMS)《人体生物医学研究国际道德指南》、NMPA《药物临床试验质量管理规范》的要求,并获得伦理委员会批准。

1.2　研究者经过培训,充分了解该试验方案、知情同意书及其附属文件的所有内容。

1.3　知情同意过程中研究者或其指定的代表必须采用受试者或其法定代理人能理解的语言和文字,以通俗、易懂的方式说明。

1.4　对接受能力较差者应逐段讲解,耐心、仔细地回答受试者阅读知情同意书后提出的任何与试验有关的问题。

1.5　研究者必须向受试者说明下列与临床试验有关的详细情况:

1.5.1　受试者参加试验应是自愿的,而且有权在试验的任何阶段随时退出试验而不会遭到歧视或报复,其医疗待遇与权益不会受到影响。

1.5.2　必须使受试者了解,参加试验及在试验中的个人资料均保密。在必要时,药品监督管理部门、伦理委员会或申办者可以按规定查阅参加试验的受试者资料。

1.5.3　充分告知受试者试验目的、试验过程与期限、检查操作、受试者预期可能的受益和风险及可能被分配到试验的不同组别。

1.5.4　知情同意过程应采用受试者或法定代理人能理解的语言和文字,试验期间受试者可随时了解与其有关的信息资料。

1.5.5　发生与试验相关的损害时,受试者将会获得及时有效的治疗和相应的补偿。

1.5.6　描述治疗时不使用过分乐观的表述,必须给受试者充分的时间考虑、询问试验的细节及任何问题。

1.5.7　对无能力表达同意的受试者,应向其法定代理人提供上述介绍与说明。

(2)获得知情同意书

2.1　研究者经充分和详细解释试验的情况后获得知情同意书。

2.2　在获得其知情同意的过程中应尊重受试者的尊严和自主权,给予受试者(法定代理人)足够的时间和机会询问试验的细节及其他任何问题。

2.3　受试者(法定代理人)在充分理解试验情况的基础上,在没有受到强迫、不正当影响或劝诱、胁迫下作出是否自愿参加临床试验的决定。

2.4　自愿参加的受试者亲自或委托其法定代理人在知情同意书上签字、注明日期和联系方式,执行知情同意过程的研究者在知情同意书上签名、注明日期和联系方式。

2.5　对无行为能力的受试者,如果伦理委员会原则上同意、研究者认为受试者参加试验符合其本身利益时,则这些患者也可以进入试验,同时必须获得其法定监护人同意并签名、注明日期和联系方式。

2.6　儿童作为受试者,必须获得其法定监护人同意并签名、注明日期和联系方式;当儿童能作出同意参加研究的决定时,还必须征得其本人同意。

2.7　在紧急情况下,无法获得本人及其合法代理人的知情同意书,如缺乏已被证实有效的治疗方法,而试验药物有望挽救生命、恢复健康或减轻病痛,可考虑作为受试者,但需要在试验方案和有关文件中清楚说明接受这些受试者的方法,并事先获得伦理委员会同意。

(3)告知并获得修改的知情同意书

3.1　如发现涉及试验药物的重要新资料或临床试验过程中需修改试验方案,则必须将知情同意书作书面修改送伦理委员会批准。

3.2　向受试者充分告知,再次获得受试者(法定代理人)同意,并签名、注明日期和联系方式。

（4）保存已签名的知情同意书。签名、注明日期和联系方式的知情同意书应一式两份，研究者保留原件（作为试验资料存档），第二联副本提供给受试者或其法定代理人保留。

Ⅳ. 参考依据

《药物临床试验质量管理规范》。

Ⅴ. 附件

无。

第五节　药物临床试验专业、机构及伦理委员会的职责和关系

我国的药物临床试验机构发展正处在审批制开始向备案制过渡的阶段，这意味着无论是国家还是药物临床试验机构，从监管层面对试验要求的进一步提高，而机构作为管理和临床试验运行的协调部门，其对内职能是协调医院各有关部门（临床试验专业、伦理委员会及其他辅助部门）开展临床研究，主持、参与制订临床试验方案，实施临床试验项目和安全监查等；对外职能则是负责洽谈和承接临床试验项目，招募受试者，配合并接受监管部门核查、申办者或 CRO 稽查等。因此，机构与临床试验专业、伦理委员会之间的协作是整个临床试验能否顺利运行的关键。本节以临床试验管理体系（QMS）为切入点，分析机构、临床试验专业及伦理委员会间的关系（图 4-1）。

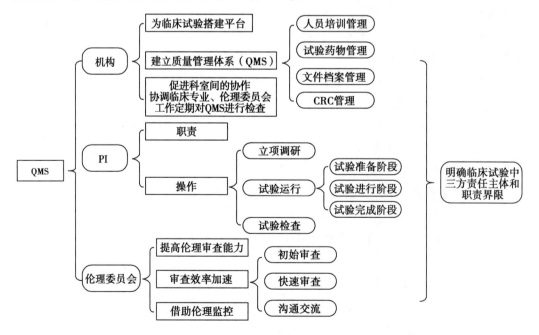

图 4-1　药物临床试验专业、机构及伦理委员会间的关系图

一、药物临床试验专业、机构及伦理委员会三方的职责界定

我国现阶段临床试验的优势显而易见,医疗机构拥有大量的患者资源、一大批正在快速发展的药物临床试验研究中心、现代化的医疗环境和医疗设施等。然而,我国在开展药物临床试验方面的劣势也不容小觑,创新药物临床试验的设计水平较低、新药研发水平不高及临床试验的整体研究质量有待进一步提高。因此,QMS 在临床试验运行过程中必然占有举足轻重的地位。那么,在临床试验中究竟常见的临床问题有哪些? 在新形势下机构、伦理委员会和临床试验专业对临床试验研究质量的关注点应当在哪里? 在临床试验整体运行中,机构、伦理委员会与临床试验专业如何紧密协作? 这一系列问题的解决过程也就是 QMS 完善的过程。

(一) 研究人员职责界定

研究人员(研究者)即实际进行临床试验操作的个人(包括直接指导受试者服用药物的相关人员)。当项目以研究团队的形式执行操作时,则主要研究者(PI)是指团队的领导。临床研究协调员(CRC)也属于研究团队的一员。PI 负责确保研究项目严格按照签字声明、研究方案和相关法律法规执行;负责保护受试者权益、安全和健康;负责研究药物使用是否准确。研究者应根据受试者保护规定获得受试者知情同意后,方可进行试验。

(二) 研究用药品管理

只有在研究者或 CRC 的监督下,受试者方能使用研究药品。《药品注册管理办法》第35~36 条和 GCP 中的使用与管理中明确指出试验药物生产由申请人负责,自行检验合格;申办者负责包装和标签,标明临床试验专用;研究者必须遵循试验方案使用研究药品;研究者应当保存有关药品处理的所有记录,包括受试者使用药品的日期、数量。当试验研究项目终止、暂停或者完成时,研究者应将所有未使用的药品返还申办者,由申办者统一处理药品。

(三) 完整的试验记录

在临床试验过程中,研究者需要记录并保存有关研究药品、试验研究对象受试者的所有研究发现和准确完整的源文件。源文件包括原始文件、数据和记录(如医院记录、临床和办公室图表、实验室笔记、备忘录、受试者日记卡或评价表、药房发药记录、自动仪器的记录数据、在核对后作为准确副本的可靠复印件或抄件、显微胶片、摄影负片、缩微胶卷或磁介质、X 线片、受试者文件,以及保存在药房、实验室和与参与临床试验的医学技术科室中的记录)。

研究者有责任向申办者提供项目研究相关的进展报告;在完成研究项目工作后应尽快向申办者提交最终研究报告。

(四) 机构职责界定

药物临床试验机构是一个实体机构,即开展临床试验的机构。从《药物临床试验机构资格认定办法(试行)》规定的药物临床研究机构的条件要求来看,机构必须依托一个具

有先进医疗技术和设施设备的大型医疗机构,也是国家药品监督管理局(NMPA)授权的具体实施和管理药物临床试验的单位,依据 NMPA 颁布的法律法规,负责对本单位药物临床试验的运行进行管理。具体的职能包括熟悉并严格执行 GCP、《赫尔辛基宣言》和 NMPA 颁布的法规;承接 NMPA 批准的新药临床试验任务;为临床试验搭建平台,通过建立 QMS 对机构内专业进行技术指导和组织协调、人员培训、药物和文档管理及质量控制工作。

（五）伦理委员会职责界定

伦理委员会(ethics committee)是由医学专业人员、法律专家及非医务人员组成的独立组织,其职责为核查临床试验方案及附件是否合乎道德,并为之提供公众保证,确保受试者权益、安全和健康受到保护。该委员会的组成和一切审查活动不受申办者、研究者、机构的干扰或影响。伦理委员会接受所在医疗机构的管理和受试者的监督。国家卫生健康委员会、国家中医药管理局以及县级以上地方卫生计生行政部门负责对伦理审查工作进行检查、督导或日常监督管理。所有临床试验需要经过伦理委员会审评通过并全程符合评审要求方可开始,未经伦理委员会审评的临床试验无法进行新药临床试验申请。

伦理委员会的成员组成需符合法律规定,审评和会议的开展遵循程序;试验过程中,伦理委员会应当及时向试验机构负责人和 NMPA 报告试验风险情况和方案违背情况,必要时暂停或终止试验;伦理委员会应在项目审查结束后通知研究者和机构伦理委员会审查结果,即同意、否决结论及修改要求等,并且书面告知理由;伦理委员会应保障受试者的知情同意权,监管研究者获得知情同意的全过程,同时审查知情同意书的内容;伦理委员会应保留病例报告、会议记录和审查记录至临床试验完成后3年。

二、药物临床试验专业、机构及伦理委员会之间的关系

临床试验运行管理重在研究质量的提升,在目前临床试验的大形势下,QMS 的建立受到全行业的广泛重视。从国家对临床试验现场核查的结果分析,临床试验运行中存在的旧问题未得到解决,同时在新机构存在的新问题也留有隐患。建立 QMS 的目的在于提升研究质量,完成临床试验过程中的风险管控。在这一过程中,体现出药物临床试验专业、机构及伦理委员会三方的参与、协作和职能。临床试验的 QMS 和风险管控均基于试验的全过程管理。临床试验全过程如图 4-2 所示。

（一）药物临床试验专业参与方案设计,保证方案的前沿性和可行性

临床试验的设计是结论推断的关键。在临床试验全过程中,方案设计是否合理、方案实施是否科学及是否具备可操作性关乎整个试验是否能够成功。良好的试验设计和执行比数据分析更为重要,因为我们无法通过分析来改变设计的缺陷,前沿的方案设计可以降低试验的整体脱落率、减少方案偏倚,更好地保护受试者权益和让更多的符合条件的受试

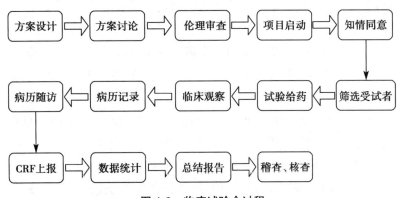

图 4-2　临床试验全过程

者在临床试验中获益。当临床试验被很好地设计和执行时,分析才能被校正,试验才能被很好地验证,才能从研究中得到需要的数据和结论。临床试验专业在本专业领域中经验丰富,对疾病预后的判断、药物疗效的评价及药物相关不良事件的处理和分析能力,对药物临床试验方案的设计起到不可替代的作用,对试验方案设计的合理性和科学性起到关键作用。方案设计阶段应当综合考虑Ⅰ~Ⅲ期临床试验设计的关联性,如Ⅰ期临床试验设计如何为Ⅱ期临床试验设计提供数据支撑(药物的剂量范围、最大推荐剂量、给药频次等);Ⅱ期临床试验设计如何为Ⅲ期临床试验设计提供数据(给药剂量的验证、给药周期和频次、多次连续给药后的不良事件类型和发生率);以及Ⅰ~Ⅲ期不同阶段可以交叉进行不同类型的临床试验[群体药动学(PK)/药效学(PD)试验、肝肾功能不全人群的 PK试验、药物 Q-T/Q-Tc 间期延长的安全性研究试验等]。以抗肿瘤药的Ⅰ期临床试验设计为例,研究者及方案设计团队应当考虑到的方案设计要点如下:

1. 选择受试人群　通常情况下,药物Ⅰ期临床试验的受试者多为健康人群,但是由于抗肿瘤药有自身的特殊性,如对肿瘤细胞和正常组织细胞没有特异性和选择性;治疗窗窄,往往在出现毒性反应时才显现出疗效,且药物对机体有潜在的致畸、致突变及致癌作用。因此,为避免对健康人群产生损伤,抗肿瘤药的临床试验一般均以肿瘤患者作为研究对象。非细胞毒性药物(如酪氨酸酶抑制剂、激素类抗肿瘤药等)的毒性小,在保证受试者安全的前提下,选择健康受试者进行早期的部分临床试验,如剂量爬坡试验、药动学研究,可以获得相对更为准确的药动学数据。在受试人群纳入上,应当充分考虑患者的治疗权益,在已经具备公认有效、最佳治疗方案的情况下,患者应当接受标准的一线治疗方案。在方案设计中,应当明确纳入标准是标准一线治疗方案失败或者复发的患者。也就是说在方案设计环节,不应该纳入能够在常规药物治疗方案中获益的肿瘤患者,以导致延误患者治疗,而应该选择标准一线治疗失败或者暂无标准治疗方案的肿瘤患者,以期在临床试验中使患者获益。研究者以自身的专业知识,在试验方案设计环节充分发挥作用,促进方案设计的优化。

2. 确定起始剂量　起始剂量的确定是方案设计中的关键点,也是风险防控的主要环节。多数抗肿瘤药的治疗窗很窄,起始剂量过高很容易导致患者出现严重毒性而对患者造成损伤,也可能因剂量问题影响一个有潜力的新药应用于临床;起始剂量过低有可能对疗效评价产生影响,或者使患者处于无效剂量的暴露下造成机体损伤。因此对参与方案设计的研究者提出较高的要求,需要综合非临床药效学、毒理学和药动学研究的结果作为支撑,充分分析药物的结构、作用机制、靶点及代谢位点等进行考虑。对于传统细胞毒性化疗药物,单次给药的起始剂量原则上相当于临床前研究中啮齿动物 MTD 的 1/10,更加需要考虑不同动物之间的差异性和同源性,选择具有相关性动物的 MTD 进行剂量估算。对于一些非细胞毒性抗肿瘤药,因为其毒性较低,可以适当提高剂量。对于多次给药的试验,还应当考虑药物的累积毒性等方面的情况。在设计联合用药方案时,更加需要关注药物间的相互作用、药物间是否存在毒性累积、是否影响药物的代谢。通常按照研究药物单药使用推荐剂量的一半进行探索性研究,最终确定联合用药时的最佳剂量。

3. 剂量递增的设计 考虑药物如何递增的问题时,需要采用爬坡的方式进行设计,充分考虑临床试验前研究的数据结果,如剂量-效应曲线、剂量-毒性曲线关系和个体差异。为了减少不必要的无效剂量或毒性剂量的暴露,在剂量递增比例上需要根据药物自身的特点进行调整。对于明显细胞毒性药物,在受试者的数量上应当考虑增加。如果观察到 DLT 时,按比例再纳入新的受试者进行观察,如再次有 1 例及 1 例以上的受试者出现 DLT,则立刻停止爬坡,该剂量确定为 MTD。对于细胞毒性药物,MTD 是终止剂量,不再继续爬坡。但是非细胞毒性药物的毒性很小,可能在很高的剂量下也没有观察到 MTD;或者是在靶点仍未饱和的状态下已经显现出很好的疗效时,仍应当考虑继续增加剂量,以观察药物的安全范围。

(二)风险防控,药物临床试验伦理委员会审查的保底线

药物临床试验伦理委员会对整个临床试验流程的主要环节进行风险管控审查,主要通过以下几种途径进行,如伦理委员会的管理、伦理审查的程序及伦理审查风险管控的重点环节。伦理审查通常包括初始审查和跟踪审查。跟踪审查过程包括修正案审查、年度/定期审查、严重不良事件审查(重点是 SAE 和 SUSAR)、方案违背审查(重点审查安全性事件违背)、暂停/终止研究审查、研究完成审查。伦理风险监控的主要关注点包括研究的科学设计与实施、研究的风险与获益、受试者招募、知情同意、受试者的医疗和保护及隐私和保密、弱势受试者的特殊保护。伦理委员会作为风险防控的保底线,需要在系统层面和试验层面进行风险防控。

1. 初始审查阶段的风险防控 伦理委员会在试验前需要对研究者的资质与条件、试验方案、受试者权益保护措施进行初始审查,保证试验的合规性、科学性、合理性及可行性。

2. 跟踪审查阶段的风险防控 伦理委员会在试验期间需要对研究者的研究水平和能力、方案的偏离、AE/SUSAR 的处理等进行跟踪审查,保证试验结果的公正性、准确性及科学性。

伦理委员会对试验风险防控起到至关重要的作用,是试验质量保证的保底线,但是伦理委员会的现状和困境也限制伦理委员会作用的发挥。我国的伦理委员会现状及基本情况是已经建立了标准化的组织体系、初步进行了规章建制、基本完成了试验的初始审查和跟踪审查，以及作为第三方实现了审查独立性。机构伦理委员会的审查效率较低，因为尚未建立起完善有效的协作审查制度、审查流程和标准尚未统一；伦理委员会的建设和伦理委员会的审查能力参差不齐，审查周期过长。

（三）药物临床试验机构监管试验运行，专业研究者保证试验质量

专业研究者保证临床试验过程符合 GCP 及相关法规要求，保证试验过程数据的真实性和可靠性；机构对临床试验实施全过程监督管理，包括有效性评价和安全性评价两大质量控制面。机构需要通过对临床试验的主要环节实施监控，监管试验有效性评价的质量和安全性评价的质量。

1. 监管试验有效性评价的质量　为提高试验有效性评价的质量，机构通过临床试验关键环节的把控来实现。①在立项评估和方案讨论环节，方案设计的缺陷会使得疗效最终的评价出现偏移和缺失，机构需要对该环节进行质量控制，及时对研究者进行培训，否则研究者会在缺乏培训的情况下导致方案的违背；②在受试者知情同意和筛选环节，因为知情同意的欠缺导致误纳受试者，也会因为违反纳入/排除标准而使不符合临床试验的受试者误纳，延误受试者病情的同时，也会导致试验数据失去依据，机构对该环节的质量控制可有效减少受试者误纳；③在试验给药环节，试验用药的随机和合并用药，特别是禁用药物的使用会导致试验无法评价终点，因此机构需要在该关键环节对试验进行质量控制，保证研究用药准确，保证试验数据的准确性；④在受试者随访环节，大量的超窗和失访会导致有效数据的缺失和数据分析失败，也会因为研究者记录的不及时、不准确而使得数据的真实性受到质疑，因此机构需要对关键数据（原始数据和原始记录）进行质量控制，保证试验数据的及时性、准确性。具体质量控制的原始数据和记录如表 4-1 所示。

表 4-1　具体质量控制的原始数据和记录

质量控制点	具体记录和内容
知情同意过程及知情同意书	ICF、研究者在病历中记录的知情同意过程
纳入/排除标准核对	入院病历及病史记录、化验单、CT/MR/病理/心电图报告单、特殊检查结果，以及疾病相关的评估表如肿瘤评估、体能评估、疼痛评估、精神评估等
体格检查	病历记录
检验科/放射科/病理科/ECG 室	医院的所有检查单和报告单在 HIS、LIS、PACS 的记录
研究用药品	研究用药品的接收、储存、保管、配置、发放、回收、销毁记录等
生物样本	采样记录、预处理记录、保存记录、转运记录及温控记录等
合并用药	HIS、医嘱单、病历
AE/SAE	病历、医嘱、化验单、检查报告、患者日记卡等
研究者	PI 授权表、方案培训记录、护理记录、医嘱执行单等

2. 监管试验安全性评价的质量 ①在立项评估和方案讨论环节,方案设计的缺陷可能会导致 AE 的发生增加,给受试者带来损伤,机构需要对该环节进行质量控制,提高受试者的安全性;②在受试者知情同意环节,质量控制力度不够也会导致试验风险的增加,使受试者的安全性降低;③在筛选环节,因为违反纳入/排除标准而使不符合临床试验的受试者误纳,延误受试者病情,给受试者带来损害,机构对该环节的质量控制可有效减少受试者误纳;④在合并用药环节,合并禁忌药物会增加 AE/SAE 的发生率,也可能发生 AE 和 SAE 的漏报等。安全性事件监控应该是机构质量保证工作中的重中之重,在机构质量控制工作中,实现数据关联性溯源、监控将大大提高临床试验的安全性和质量。

（刘泽源 胡 伟）

参考文献

[1] 国家药品监督管理局,国家卫生健康委员会. 国家药监局 国家卫生健康委关于发布药物临床试验质量管理规范的公告. [2020-04-23]. http://www. gov. cn/zhengce/zhengceku/2020-04/28/content_5507145. htm.

[2] 国家市场监督管理总局. 药品注册管理办法. [2020-12-01]. https://www. nmpa. gov. cn/xxgk/fgwj/bmgzh/20200330180501220. html.

[3] 刘川. 药物临床试验方法学[M]. 北京:化学工业出版社,2011:46-47.

[4] 束辉. 我国药物临床试验机构批准动态[J]. 中国临床药理学杂志,2011,27(12):991.

[5] 赵秀丽,单爱莲,王淑民,等. 我国药物临床试验机构资格认定现状[J]. 中国临床药理学杂志,2011,27(10):809-811.

[6] 武小军,李欣. 我国药物临床试验机构的发展与现状[J]. 中国药物经济学,2009(2):36-41.

[7] 李见明,孙振球,高荣. 我国药物临床试验检查现状及发展方向[J]. 中国临床药理学杂志,2014,30(3):245-250.

[8] 张蓉,李见明. 英国药品和健康产品局基于风险的 GCP 检查模式及对我国监管工作的启示[J]. 中国临床药理学杂志,2014,30(8):746-749.

[9] 张正付,沈玉红,李正奇. 我国药物临床试验监管现状[J]. 中国临床药理学与治疗学,2011,16(9):961-964.

[10] 陈铮. 药物临床试验伦理审查进入"规范化时代"[EB/OL]. [2020-02-21]. https://vpn2. nlc. cn/prx/000/http/d. drcnet. com. cn/eDRCNet. Common. Web/docview. aspx? version = Integrated&docid = 2396575&leafid = 70&chnid = 25.

[11] 王俪霏,肖杨,宋民宪. 药物临床试验伦理委员会职责和法律地位探析[J]. 中药与临床,2015,6(4):29-33.

[12] 王艳桥,何燕,罗晓琼,等. 临床研究伦理审查体系中伦理委员会设置的探讨[J]. 中国医学伦理学,2015,28(6):916-918.

[13] 赵帼英,江滨,史录文. 我国药物临床试验伦理委员会运作模式及监管机制探讨[J]. 中国药事,2007,21(1):25-28,47.

[14] 高敏洁. 美国 FDA 对新药临床试验申办者和合同研究组织的监管模式[J]. 中国新药与临床杂志,

2016,35(2):39.

[15] FDA Regulation Relating to Good Clinical Practice and Clinical Trials. http://www. fda. gov/ScienceResearch/SpecialTopics/RunningClinicalTrails/ucm155713. htm. 20150116.

[16] Clinical Trials Guidance Documents. http://www. fda. gov/regulatoryinformation/guidances/ucm122046. htm. 20160115.

[17] 丛骆骆,张娟,刘伟. 国内外临床试验用药品监管政策对比研究[J]. 临床药物治疗杂志,2015,13 (6):71-76.

第五章

临床试验方案设计原则及各期临床试验设计要点

第一节　临床试验方案设计原则与方法

一、临床试验方案设计总体要求

临床试验方案(protocol)指说明临床试验目的、设计、方法学、统计学考虑和组织实施的文件。试验方案通常还应当包括临床试验的背景和理论基础,该内容也可以在其他参考文件中给出。试验方案包括方案及其修订版。

（一）临床试验方案的基本要求

临床试验方案须具备结构性、逻辑性和完整性。

1. 结构性　我国2020年发布的《药物临床试验质量管理规范》(GCP)规定了临床试验方案应包含的基本内容。

(1)试验方案中的基本信息通常包含:

1)试验方案标题、编号、版本号和日期。

2)申办者名称和地址。

3)申办者授权签署、修改试验方案的人员姓名、职务和单位。

4)申办者的医学专家姓名、职务、所在单位的地址和电话。

5)研究者姓名、职称、职务,临床试验机构的地址和电话。

6)参与临床试验的单位及相关部门的名称、地址。

(2)试验方案中的研究背景资料通常包含:

1)试验用药品名称与介绍。

2)试验用药品在非临床研究和临床研究中与临床试验相关、具有潜在临床意义的发现。

3)对受试人群的已知和潜在的风险和获益。

4)试验用药品的给药途径、给药剂量、给药方法及治疗时程的描述,并说明理由。

5)强调临床试验需要按照试验方案、本规范及相关法律法规实施。

6)临床试验的目标人群。

7)临床试验相关的研究背景资料、参考文献和数据来源。

(3)试验方案中应当详细描述临床试验的目的。

(4)临床试验的科学性和试验数据的可靠性主要取决于试验设计。试验设计通常包括：

1)明确临床试验的主要终点和次要终点。

2)对照组选择的理由和试验设计的描述(如双盲、安慰剂对照、平行组设计)，并对研究设计、流程和不同阶段以流程图的形式表示。

3)减少或控制偏倚所采取的措施,包括随机化和盲法的方法和过程。采用单盲或开放试验需要说明理由和控制偏倚的措施。

4)治疗方法、试验用药品的剂量、给药方案;试验用药品的剂型、包装、标签。

5)受试者参与临床试验的预期时长和具体安排,包括随访等。

6)受试者、部分临床试验及全部临床试验的"暂停试验标准""终止试验标准"。

7)试验用药品管理流程。

8)盲底保存和揭盲的程序。

9)明确何种试验数据可作为源数据直接记录在病例报告表中。

(5)试验方案中通常包括临床和实验室检查的项目内容。

(6)受试者的选择和退出通常包括：

1)受试者的入选标准。

2)受试者的排除标准。

3)受试者退出临床试验的标准和程序。

(7)受试者的治疗通常包括：

1)受试者在临床试验各组应用的所有试验用药品名称、给药剂量、给药方案、给药途径和治疗时间及随访期限。

2)临床试验前和临床试验中允许的合并用药(包括急救治疗用药)或治疗,以及禁止使用的药物或者治疗。

3)评价受试者依从性的方法。

(8)制定明确的访视和随访计划,包括临床试验期间、临床试验终点、不良事件评估及试验结束后的随访和医疗处理。

(9)有效性评价通常包括：

1)详细描述临床试验的有效性指标。

2)详细描述有效性指标的评价、记录、分析方法和时间点。

(10)安全性评价通常包括：

1)详细描述临床试验的安全性指标。

2)详细描述安全性指标的评价、记录、分析方法和时间点。

3)不良事件和伴随疾病的记录和报告程序。

4)不良事件的随访方式与期限。

(11)统计通常包括:

1)确定受试者样本量,并根据前期试验或文献数据说明理由。

2)显著性水平,如有调整说明考虑。

3)说明主要评价指标的统计假设,包括原假设和备择假设,简要描述拟采用的具体统计方法和统计分析软件。若需要进行中期分析,应当说明理由、分析时点及操作规程。

4)缺失数据、未用数据和不合逻辑数据的处理方法。

5)明确偏离原定统计分析计划的修改程序。

6)明确定义用于统计分析的受试者数据集,包括所有参加随机化的受试者、所有服用过试验用药品的受试者、所有符合入选的受试者和可用于临床试验结果评价的受试者。

(12)试验方案中应当包括实施临床试验质量控制和质量保证。

(13)试验方案中通常包括该试验相关的伦理学问题的考虑。

(14)试验方案中通常说明试验数据的采集与管理流程、数据管理与采集所使用的系统、数据管理的各步骤及任务,以及数据管理的质量保障措施。

(15)如果合同或者协议没有规定,试验方案中通常包括临床试验相关的直接查阅源文件、数据处理和记录保存、财务和保险。

表 5-1 列举了一个设计合理的试验方案应具有的格式和内容,可适用于多数临床试验。试验方案的封面页须含有试验方案摘要。任何试验方案都应当在起始部分明确说明研究目标。研究目标应对为评估在研药品所需的临床应答而预先设立的假设进行简要而准确的阐述。目标通常包括主要目标和次要目标,以及某些情况下需要开展的亚组分析。此外,这些目标还应当能转换成统计学假设。试验方案中还应当明确阐明受试者入选和排除标准,明确研究结果所指向的目标人群。所采用的试验设计应当能够在统计学推论的辅助下达到研究目标。有效的试验设计应当包含所有初始基线或导入期、对照组和研究组成,如平行、交叉、强制滴定,以及治疗的持续时间等。应该对对照组进行描述,并说明将其作为对照的理由,这一点非常重要。

研究中采用盲法设计是为了最大限度地减少已知的潜在偏倚,试验方案中应当对设盲方法进行详细描述。同样,试验方案应当提供将受试者分配到治疗组的方法。分配的方法通常采用随机化步骤以防止出现系统选择偏倚,并确保治疗组间相关变量的可比性。只有受试者随机化才能确保获得正确的统计学推论。设计合理的试验方案应当对记录的有效性和安全性变量进行描述,包括评估时间、评估方法等。此外,应当对用于评估有效性终点的方法进行验证,验证的结果应适当地记录在试验方案中。FDA 指南还要求指定主要的有效性终点。从基于主要有效性终点设定的主要目的出发,可以根据统计学假设推出样本量,并在试验方案中予以说明。应当在试验方案中详细说明与零假设和备择假设提出的治疗作用相对应的试验设计,以及用于确定样本量而设定的变异度,同时还需要说明的是各种确保数据准确、一致和可靠的方法。任何试验方案中的统计方法部分应当对研究中经常遇到的统计学问题提出解决方法。这些问题包括随机化和设盲、脱落的处理、受试者提前终止试验、缺失数据、基线的定义及统计参数的计算、分析中协变量的使用,以及多中心研究、多重比较和亚组分析。

如果计划对试验数据进行中期分析或行政监查,试验方案中需要对所有计划开展的中期分析或行政监查加以描述,说明外部数据监察委员会的构成、职责和责任。中期分析的描述应包括监查方法、拟分析的变量、中期分析的频率、对规定的显著性水平的调整和终止研究的决策规划。此外,试验方案中还应当详尽地描述用于人口统计学和基线特征及各种有效性和安全性终点分析的统计方法。试验方案必须明确不良事件、严重不良事件及不良事件归因和严重程度的定义,并说明不良事件的报告方法。试验方案中还应当对有关伦理学和管理的其他问题进行讨论。这些问题包括警告和注意事项、受试者退出和终止试验、试验方案修订和偏差、机构审查委员会和知情同意、研究者的责任、病例报告表等。

表 5-1　试验方案的格式和内容

1. 试验方案封面页
2. 研究背景
3. 试验目的(主要;次要)
4. 研究设计(终点;试验设计;控制偏倚的措施;试验用药品的剂量、给药方案、剂型、包装、标签;研究访视计划;研究终止;试验用药品管理流程;盲法系统的管理;原始数据)
5. 受试者的筛选和退出(入选标准;排除标准;退出标准)
6. 受试者的治疗(试验用药品的管理、分发;既往和合并治疗;试验用药品的依从性)
7. 有效性评价(有效性指标;有效性指标的评价、记录、分析方法、时间点)
8. 安全性评价(安全性指标;安全性指标的评价、记录、分析方法、时间点;不良事件)
9. 统计(样本量确定;检验水准;主要评价指标的统计假设;统计方法;中期分析;缺失数据、未用数据和不合理数据的处理方法;偏离原定统计分析计划的修改程序;受试者数据集)
10. 质量控制和质量保证(研究监查、稽查、视察)
11. 伦理学(机构审查委员会/独立伦理委员会;研究实施;受试者知情同意书、知情同意书的修订)
12. 数据处理和记录保存(研究数据;数据管理、归档)

13. 保险
14. 研究结果的所有权
15. 管理条款(需要告知的人;重要方案修订以及修订后的方案;研究总结报告;保密性信息的使用;研究中心的组织架构;提供给申办者的文件)
16. 参考文献
17. 附录

2. 逻辑性 试验方案的设计必须既有科学性又有可操作性,在研究计划与具体实施之间具有高度的逻辑关系,这样具体实施时才有可能与研究计划保持高度的一致性。如果缺乏逻辑关系,则具体实施时可能由于不同的研究者对方案的理解不一,造成解释、操作不同,处置方法不标准,从而违背方案或出现不依从的情况。

3. 完整性 临床试验方案是临床试验设计的核心文件,但不是一个孤立的文本,与之配套的文件包括病例报告表、研究者手册、数据管理计划和统计分析计划书、各类SOP 等。

(二)临床试验方案的修订

方案的修订分为重要修改和轻微修改。重要修改如由于入组速度慢,调整纳入标准和排除标准;出现新的非预期的不良反应,需要调整剂量或用药次数,或增加预防性用药;增加合并用药;增加检查次数;增加采样次数;延长随访时间;增加或变更研究中心等。轻微修改如变更电话号码、修改错别字、重新排版等。

重要修改后的方案需重新得到研究中心伦理委员会的批准后才能实施。如果修改后的方案涉及已经入组的受试者,例如需要增加对他们的访视、增加新的检查、更改用法用量等,则需要重新签署知情同意书。而对轻微修改的方案,不必重新审批,备案即可。方案修改后需对数据管理、统计分析计划进行相应的调整。

(三)临床试验方案的违背

在制订临床试验方案时,研究者应尽可能地考虑到各种可能影响试验的因素,并建立质量控制和质量保证体系及相应的 SOP,尽量避免或减少在试验中可能出现方案违背(protocol violation)或方案偏离(protocol deviation)的情况。方案偏离通常指任何对已经批准的研究方案、标准或方法的偏离,不影响受试者权益、安全、福利和研究的完整性及有关结果。例如执行受试者访视时超出访视窗。方案违背通常指增加风险、减少受益和/或影响受试者权益、安全、福利和/或结果数据完整性的偏离。在实际执行临床试验的过程中,违背或偏离试验方案的情况时有发生,甚至不可避免。方案偏离和违背经常放在一起表述,由于方案违背的后果较为严重,因此需要更加关注。

造成方案违背的原因是多个方面的。按责任主体,对方案的违背可来自研究者的不依从、受试者的不依从和申办者的不依从,也有试验设计上的缺陷。

试验设计:纳入/排除标准的设计不合理或不切实际;方案设计过于复杂导致执行困难,例如访视频率太高,受试者错过访视窗或遗漏方案要求的检查等。

研究者:方案执行不严格,或未能很好地理解研究方案;知情同意时未能向受试者解释清楚方案的要求,或对受试者的依从性预判不足;研究机构可能不具备适当的设施;研究者责任心不强,导致错误分组、错发药物;对合并用药、不良事件的观察和记录不完全等。

申办者:关键疗效指标的检测标准不符合方案要求;研究药物的供应环节出现问题,导致药物供应中断等;补偿不力等。

受试者:主观认为试验无效而退出试验或合并使用禁止的药物;主观认为不良反应较大,不能或不愿意忍受;药物使用不方便,或检查不方便或很痛苦;公务繁忙、出差及路途遥远或气候因素等导致不能及时随访;未能按照方案规定的剂量、服药时间使用研究药物;隐瞒合并用药等。

按严重程度,违背方案可分为轻度方案违背(minor protocol deviation)和严重方案违背(major protocol deviation)。在试验方案中或资料盲态核查时,需对违背方案的严重程度进行判断,并以此决定受试者是否保留在分析集中。

ICH E3 和 E9 中对违背方案有明确的规定,概括起来为应在总结报告或附件中列出所有违背方案的受试者、偏离情况、后续措施、违背程度、重要性等;对于严重违背方案的情况,要明确发生的时间、原因;在总结报告中,按中心、违背方案的类型和严重程度等进行归纳总结,并判断对试验结果的潜在影响。

一旦发生方案违背,其结果将无法挽回。因此,应以预防为主,对临床试验要严肃对待,严格管理,严谨实施,尽可能地避免对方案的违背。

二、临床试验设计基本原则和方法

临床试验涉及的对象是人,不可避免地涉及社会、心理、伦理和可行性等问题。只有推行规范化的临床试验,才能保证研究工作的客观、科学和高效。规范化的临床试验既要考虑到人作为对象的特殊性与复杂性,又要保证试验研究的科学性和准确性。

临床试验强调研究设计,设计遵循随机化原则、设立对照组原则和重复原则。主要目的是在复杂的临床研究中,确保研究结果免受若干已知和未知的混杂因素干扰,减少偏倚,使研究结果和结论更加可靠;确认药物是否有效和安全,经得起临床实践的检验。

(一)随机化原则

1. 随机化的含义和目的 《ICH E9 临床试验统计方法指南》指出,随机化是临床试验的基本原则,也是疗效和安全性评价的统计方法的基础。随机化是指每个受试单位以概率均等的原则,随机地分配到实验组与对照组。例如将 30 只动物等分为 3 组,对其中每只动物来说,分到甲组、乙组和丙组的概率都应为 1/3。如果违背随机化原则,不论是有意或无意的,都会人为地夸大或缩小组与组之间的差别,给实验结果带来偏性。如果在实验研究之前,实验者希望某组获得较理想的结果,于是将那些雄性的、健康状况最佳的、食量最大的动物都分到该组,这就是有意夸大组间差别,必定造成实验结果虚假和不稳定。为了避免此类偏性,随机化就是一个重要手段。如本例,要求分配到各组的动物必须性别相同、体重相近、健康状况相似。总之要使各处理组非实验因素的条件均衡一致,以抵消这些非实验因素对实验结果的影响。强调实验设计要遵守随机化原则,还要有一个理由,就是只有合乎随机化原则的资料才能正确应用数理统计上的各种分析方法,因为数理统计的各种理论公式都是建立在随机化原则基础上的。那些事先加入主观因素,以致不同程度失真的资料,统计方法是不能弥补其先天不足的,得出的结论也必然是错误的。

随机化的应用可以使实验对象被均匀地分配到各实验组中去,不受研究者主观意志或客观条件的影响,排除分配误差。因此,对照试验中的各组病例的分配必须实行随机化。

2. 随机化的方法

(1)简单随机:简单随机即在整个研究中心按照受试者入选的先后顺序,或对所有入组的受试者编号,根据预定的随机化方案分配入实验组或对照组。随机化方案通过查阅随机对照表或者采用计算器或计算机计算产生。

简单随机的优点在于方法简单易行。缺点体现在可能在同一时段内会出现大多数受试者集中入选同一组别,形成分布不均匀,导致时间性(如季节)差别或其他外在因素影响研究结果,例如可能在某一时段内进入的病情较轻(或较重)的患者入选进了实验组(或对照组);而且由于每组人数在研究结束时才相等,如中期终止试验,两组间的受试者数目可能不相等,因此不能进行提早或中期分析。

(2)区组随机:区组随机是根据受试者进入研究时间的顺序,将其分成内含相等例数的若干区组(block)或亚组(subgroup),然后区组内的受试者被随机分配至不同的组别。例如在研究 A、B 2 种药物时,在含有 4 个患者的区组内,2 个得到 A 药物治疗,2 个得到 B 药物治疗。但每区组内患者的治疗是随机的。

分区组的目的在于保证试验过程中几乎相等数目的患者接受 2 种不同的治疗,避免简单随机的缺点。

(3)分层随机:区组随机通常保证得到 2 种药物治疗的患者数目在整体上相同,这是保证有效地应用统计学显著性检验的一种条件,但并不能保证各组患者条件的均匀性(或可比性)。这样的分组是粗略的,或者说是不分层次的。可采用分层区组随机(stratification randomization)来减少由于病情或治疗有关的特定因素(例如性别、年龄、病情轻重)在两组中的分配不均而引起的不平衡或偏倚。为此,可先将患者按照某些重要的因素进行分组(层),例如分为男性和女性组、65 岁以上或以下组、患病超过半年或小于半年组,然后再将每层患者随机分配。例如如果男性、女性患者的数目在实验组和对照组中出现不平衡,如大部分男性集中在实验组,而大部分女性集中在对照组,可分别将男性患者和女性患者在本性别内随机分组,然后再分别将分入组的男性、女性患者合并。

由不同的有关因素产生的层次上的排列组合形成不同的"亚组"。显然考虑的因素越多,形成的层次越多,分组的模式越复杂,对数据的管理和统计分析就越困难。因此,应当选择合适的分组模式,并经研究者、申办者和统计人员一致同意。

(二)设立对照组原则

证实或验证试验药物疗效的临床试验(Ⅱ和Ⅲ期)往往采用对照试验(comparative study)的设计进行。根据试验药物与对照药物的条件可采取双盲或开放式临床对照试验。

1. 对照的含义和目的　比较研究是临床试验的重要方法。对照组是处于与试验组同样条件下的一组受试者,对照组与试验组的唯一区别是试验组接受试验治疗,对照组则接受对照(control)药物治疗。临床试验要求试验组和对照组来自相同的受试者总体。不但在试验开始时两组受试者的基本情况(baseline)是相应的或相似的,而且在试验进行中除试验药物不相同外,其他条件均需保持一致。如果两组患者的条件不一致,就会在试验中造成偏倚,影响分析和结果的解释,所估计的处理效应(treatment)会偏离真正的效应值。

设立对照组的目的是判断受试者治疗前后的变化,如症状、体征、死亡、复发、疗效、不良反应等,是由试验药物引起的,而不是其他原因,如病情的自然发展过程或受试者机体内环境的变化。对照组的设置就能科学地回答如果服用或未服用试验药物会发生什么情况。临床治疗中所获得的疗效可能是由于药物引起的,也可能是由于其他因素引起的,例如有的患者在住院休息过程中病情情况即可减轻,有些疾病本身就是自愈性的,有的疗效是安慰剂效应(placebo effect)的结果。此外,还存在霍桑效应(Hawthorne effect),即人们因为成为研究中被关注和观察的对象而在心理和行为上发生改变的倾向。因此,当A药和B药的治疗效果出现差别时,首先要确认这种差别是药物的药理作用引起的,还是非药物因素引起的。通过对照试验可以排除或扣除非药物药理作用的因素在试验组与对照组间处于对等、均衡的状态,那么就可以提高判断研究结果的因果关系的可靠性。

2. 常用的对照类型　临床试验中的对照组设置有下列5种类型:安慰剂对照、空白对照、剂量-反应对照、阳性药对照以及外部对照。前4种对照方式需要试验组和对照组的受试者来自同一群体,并且随机进入各个组别;最后1种外部对照的受试者来自与试验组不同的受试者群体,它适用于一些特殊目的或特殊情况的试验。对照可以是平行对照,也可以是交叉对照;可以是盲法,也可以是非盲法。

(1)安慰剂对照(placebo control):安慰剂是一种伪药物(dummy medication),其外观如剂型、大小、颜色、重量、气味及口味等均与试验药物尽可能保持一致,但不含有试验药物的有效成分。安慰剂对照组存在的目的在于克服研究者、受试者、参与评价疗效和安全性的工作人员等由于心理因素所形成的偏倚,控制安慰作用。此外,还可以消除疾病自然进展的影响,可以分离出由于试验药物所引起的真正的不良反应,所以能够直接比较出在试验条件下试验药物与安慰剂的差别。

安慰剂对照的优点:①安慰剂对照能够最大限度地减少受试者和研究者的主观期望效应(expectant effect)和偏倚;②能够直接量度试验药物和安慰剂之间的疗效和安全性(effectiveness and safety)的差异,从而以较小的样本给予试验药物合适的结论。

采用安慰剂对照往往会引发人们对伦理问题的关注。2013年版《赫尔辛基宣言》的第33条明确提出,"一种新干预措施的获益、风险、负担和有效性,必须与已被证明的最佳干预措施进行对照试验,除非在下列情况下:在缺乏已被证明有效的干预措施的情况下,在研究中使用安慰剂或无干预处理是可以接受的;或者有强有力的、科学合理的方法论支持的理由相信,使用任何比现有最佳干预低效的干预措施、或使用安慰剂、或无干预处理对于确定一种干预措施的有效性和安全性是必要的;并且接受任何比现有最佳干预低效的干预措施、或使用安慰剂、或无干预处理的患者,不会因未接受已被证明的最佳干预措施而遭受额外的、严重或不可逆损害的风险。"如果严格遵守这一条,在绝大部分情况下就排除了安慰剂的使用,除非试验药物所显示的疗效是针对尚不存在治疗药物或其他治疗手段的情况。由于该条内容与一些国家现行法规的有关要求及制药行业的常规做法有所抵触,因此备受争议。尽管如此,对安慰剂的使用应当慎之又慎,一般仅限于下列情况:①尚没有有效药物可对照的试验药物;②治疗慢性功能性疾病的药物;③轻度疾病如轻度精神抑郁的治疗,这类患者往往不需要特殊的药物治疗;④诊断已明确不需要药物治疗的患者如一再要求药物治疗,也可给予安慰剂;⑤慢性疼痛患者如证实有安慰剂效应,可在药物治疗间歇给予安慰剂治疗。

安慰剂对照常常是双盲试验,可以设计成平行对照,也可以是交叉对照。值得注意的是,使用安慰剂的临床试验不一定就是安慰剂对照试验。例如在阳性药对照试验中,为了保证双盲试验的执行,常采用双模拟技巧(double dummy),试验药物、阳性对照药物都制作了安慰剂,这样的临床试验是阳性药对照试验,而不是安慰剂对照试验。有些安慰剂对照试验还可以采用多于1种的安慰剂,以保证所有受试者所接受的药物看上去是相同的。

安慰剂对临床试验有影响的例子:安慰剂可降低原发性高血压患者的血压;在一项生理试验中,安慰剂注射液提高了运动耐力;安慰剂所引起的不良反应包括抑制中枢神经系统(嗜睡、疲倦、步态不稳、运动迟缓)、消化道副作用(腹痛、恶心、呕吐、畏食、便秘)。

(2)空白对照(blank control):临床试验中选定的对照组并未加以任何对照药物称为空白对照。

实验组有空白对照组的受试者分配必须遵循随机化原则。随机化的空白对照试验的作用和优缺点几乎与安慰剂对照是一致的。空白对照与安慰剂对照的不同在于空白对照并未给予任何药物,所以它是非盲的,从而可能影响试验结果的正确评价。

空白对照主要适用于以下几种情况:①由于处理手段非常特殊,安慰剂盲法试验无法执行或者执行起来极为困难;②试验药物的不良反应非常特殊,以至于无法使研究者处于盲态。

(3)剂量-反应对照(dose-response control):将试验药物设计成几个剂量,受试者随机分入一个剂量组中观察结果,这样的临床研究称为剂量-反应对照。剂量-反应对照有助于回答给药方案中采用的剂量是否合适。

剂量-反应对照的优势体现在:①如果剂量-反应对照试验是盲法的,其需要不同剂量组的用药看上去是保持相同的,这时就具备双盲试验的所有好处,能最大限度地减少试验中的偏倚;②当剂量-反应对照呈现单调关系时,使用剂量-反应对照最能提供有关信息及最优剂量或其范围;③在疗效和安全性方面比安慰剂对照更符合伦理,也更易于被研究者和受试者接受。

剂量-反应对照的缺点:①试验有可能在一个大的剂量组出现较大的毒性;②当剂量-反应对照呈现正相关,但当任何2个剂量组间的差异均无统计学意义时,就无法得到最优剂量及其范围,当然这一问题在单剂量研究中也会存在;③在与小剂量不太明确的临床试验中涉及多个剂量-反应对照,有可能使一些受试者归入疗效较差甚至无效的剂量组,这就造成伦理性问题;④从反映试验药物的疗效来看,剂量-反应对照的效率不及安慰剂对照,但是有时只有剂量-反应对照才能提供更多的信息。

(4)阳性药对照(positive drug control):采用已知的有效药物作为试验药物的对照成为阳性药对照。阳性对照药物应选用一致的对所研究的适应证最为安全有效的药物。阳性对照药物试验应该是随机双盲的,双盲执行过程常是双模拟的,可以设计成平行对照或交叉对照。

阳性药对照的优点:①符合伦理性;②如果结果表明试验药物优于阳性对照药物,那么更能肯定试验药物的疗效和安全性。

阳性药对照的缺点:①如果采用非劣效性或等效性试验,那么由于试验药物与阳性对照药物之间的疗效差别很小,因此,为达到同样的试验效能需要较大的样本才能检出两药之间的差异;②如果安慰剂对照不存在伦理问题时,就有可能以较小的样本量获取试验药物的疗效和安全性信息。

(5)外部对照(external control):外部对照是使用研究者本人或他人过去的研究结果与试验药物进行对照比较,又称为历史对照(historical control)。

外部对照试验的优点是所有受试者都接受同一个试验药物,所以试验设计更简单易行;缺点是试验药物的受试者与外部对照的受试者不来自同一个人群总体,他们也不是随机入组的,因此外部可比性很差、应用十分有限,目前仅适用于个别特殊情况。

(6)特殊情况:1个临床试验不一定只有1个对照组,可以根据实际情况设立多个对照组。常见的几种特殊设计如下：

1）三手试验（three-arm study）：在一个阳性药对照的临床试验中增加一个安慰剂对照组，就形成同时使用安慰剂和阳性药对照组的试验，即为三手试验。

三手试验将试验药物、阳性对照药物与安慰剂三者之间进行两两比较，使得到的结论更加明确。例如当试验药物与阳性对照药物之间显示无差异时，通过检验试验药物与安慰剂之间的差异可以得出试验药物是否有效；当试验药物与安慰剂之间无差异时，可以通过检验阳性药与安慰剂的差异区分是否为试验药物无效或试验设计效率太低不足以发现差异。因此，它的优点除阳性药对照所提供的信息外，还能获得更多的信息，因而具有更强的实用性。

2）标准治疗加安慰剂试验（placebo-standard study）：某些情况下，在安慰剂对照试验中为了加强伦理性，可以对每个受试者都给予一种标准治疗药物（standard drug），试验组给予试验药物，对照组给予安慰剂，这称为标准治疗加安慰剂试验。

本试验设计能够检验试验药物和标准治疗药物的联合作用。此外，还可以再增加标准治疗药物的安慰剂组。

3）add-on 研究：当一种标准治疗已经被证实能够降低死亡率、复发率等时，一般不宜中断，只能继续保持，受试者会受益于这种疗法。在安慰剂对照试验中，设计方案就是在所有受试者都接受标准疗法的基础上，试验组加用试验药物，而对照组加用试验药物的安慰剂，这种研究称为 add-on 研究。

在抗肿瘤、抗癫痫和心力衰竭的药物研究中，一种标准疗法还不是完全有效，但已证实受试者不能脱离这种标准疗法时，就可以使用 add-on 研究。虽然 add-on 研究所表达的疗效和安全性是一种联合疗法的结果，但是当试验药物与标准疗法具有完全不同的药理机制时，add-on 研究是非常成功的。

此外，add-on 研究还可用于当试验药物和阳性药比较的非劣效性试验难以执行或者解释起来非常困难的情况。

（三）重复原则

1. 重复的含义和必要性　重复（replication）是消除处理因素影响的一个重要手段。重复能够避免偶然性，提高试验的可靠性。对于整个试验的重复，可提高试验本身的可靠性。用多个研究对象重复（样本量），能避免将个别现象误认为是普遍现象。对同一个研究对象的重复（重复观察），可提高测量精度。其表现为样本量的大小和重复次数的多少。

2. 重复的方法

（1）确定样本量的大小：试验规模受研究疾病、研究目的和研究终点的影响。药物临床试验的受试例数应当根据临床研究的目的，符合统计学的要求和本办法规定的最低临床研究病例数要求。但这一数量不是绝对的，在有些条件下可能不足（例如在健康受试者中的长期使用）。罕见病、特殊病种及其他情况要求减少临床研究病例数或者免做临床试验的，必须经国家药品监督管理局审查批准。样本量大小的统计学评价应基于预期的治疗作用强度、数据的变异度、特定的错误发生概率和对信息、人群子集或次要终点的期望。

一般的样本量确定方法应考虑以下要素：主要指标、检验统计量、无效假设、所选剂量下的备择（"工作"）假设（所选的受试者人群中在所选的剂量下检测出或拒绝的处理间差异）、错误地拒绝无效假设的概率（I类错误）、错误地不拒绝无效假设的概率（II类错误），以及应对退出和违背方案的处理方法。在某些情况下，以事件率为评价检验效能的主要手段，此时需要作出一些假设，以从所需的事件数推算出试验的最终样本量。

(2)样本大小的估计方法：样本大小的估计通常根据以下5个方面。

1)第一类误差 α：α 越小，所需的样本量越大。

2)第二类误差：$1-\beta$ 称为检验效能，β 越小，检验效能 $1-\beta$ 越大，所需的样本量也越大。

3)容许误差与检验的差值 d 或 ε：其值越小，所需的样本量越大。

4)总体标准差：其值越大，所需的样本量也越大。由于总体标准差为未知的，可根据统计理论或前人的研究，或者是预试验的结果估计。

5)单侧还是双侧检验：一般双侧检验所需的样本量较大。

临床试验的最低病例数（试验组）要求如表5-2所示。

表5-2 临床试验的最低病例数（试验组）要求

临床试验分期	样本例数
I 期	20~30 例
II 期	100 例
III 期	300 例
IV 期	2 000 例

(3)统一的标准：判断标准必须尽可能地细化和明确，避免和降低不同研究者判断标准上的不一致。尤其对不同区域和国家监管机构能够接受多区域临床试验（multi-regional clinical trial，MRCT），各研究中心应当按照ICH E17指导原则中针对临床试验样本量的确定所提出的一般原则进行方案设计和执行，以提高药物研发的效率和保证试验结果的重复性。

第二节 各期临床试验设计要点

目前，按照研发阶段可以将临床试验分为I、II、III和IV期。各期临床试验在目的上各有侧重，故而在试验内容和试验设计上也有所区别。以下将按照试验分期逐一介绍各期临床试验的设计要点。

一、Ⅰ期临床试验设计要点

Ⅰ期临床试验是在临床前药理毒理试验基本成功的基础上，首次应用在人体用来初步评价新药的人体耐受性和药动学的试验。Ⅰ期临床试验通常为临床药理学和人体安全性研究，其研究内容主要包括药动学、药效学、剂量-暴露量-效应关系、药物相互作用、药物基因组学等。对大部分新药而言，最常见的Ⅰ期临床试验为耐受性试验和药动学试验。

（一）耐受性试验

一般耐受性试验可以采用随机、开放、自身对照的试验设计，但在条件允许时，尽量设置安慰剂组进行随机、双盲、安慰剂对照试验以获得更为可靠的安全性数据，特别是当主要不良反应缺乏客观指标或不宜判定不良反应与药物的关系时，推荐采用随机、盲法、安慰剂对照试验。

耐受性试验通常选择健康志愿者作为受试者，但当试验药物为细胞毒性药物或其对健康人群有危害时，需要选择患者作为受试者。在开展试验选择受试人群时，一定要谨慎选择，充分保证受试者的合法权益。

在给药方式方面，耐受性试验可以分为单次给药和多次给药。在试验开展时一般先开展单次给药耐受性试验，获得单次给药耐受性试验结果后再开展多次给药耐受性试验。此外，多次给药耐受性试验应在获得单次给药药动学试验结果后开展，需根据单次给药药动学试验结果设置给药周期。

耐受性试验的最关键的部分是起始剂量的确定。若起始剂量选择过低，虽可有效地规避安全风险，但会延长研究周期并增加不必要的花费；对于在患者中开展的耐受性试验，起始剂量过低可能会导致患者无法从临床试验中获益。若起始剂量选择过高，则可能增加临床试验的风险。因此，在确定试验的起始剂量时需充分了解药物的临床前药理学、毒理学和药效学等数据，并根据合适的方法确定最大安全起始剂量（MRSD）。常用的方法包括：

（1）无可见有害作用水平（NOAEL）法：此法由 FDA 提出，也是目前最常用的一种方法。其基本步骤包括①在毒性试验中确定不同动物种属的 NOAEL 值；②根据经验公式，将 NOAEL 值转换成人体等效剂量（HED）；③由于临床前动物有多个种属用于预测，从最适合的动物种属中选择 HED；④根据毒性结果，使用不同的安全系数计算人体推荐的 MRSD；⑤根据多种因素（如药理学活性）对 MRSD 进行调整。

（2）最小预期生物效应剂量（MABEL）法：此法由 EMA 提出，根据动物实验中出现药理活性时的最小剂量预测人体的 MABEL。采用本方法需注意部分信息，如体外人体和动物靶位结合和占位比例的信息、人体和动物靶位细胞中的量效关系、体内最佳动物种属的量效关系、相关动物中出现药理活性时的暴露量等。根据方法预测得到人体的 MABEL 后,还需除以安全系数得到人体推荐的 MRSD,其安全系数确定方法同 NOAEL 法。

此外,有时还可采用如类似药物法,采用类似药物的数据进行预测;改良的 Blackwell 法,采用敏感动物 LD_{50} 的 1/600 或试验中毒剂量的 1/60,也可按照体表面积计算大动物(狗)最大耐受剂量的 1/5~1/3;改良的 Fibonacci 法,采用小鼠 LD_{10} 的 1/10(多用于抗肿瘤药)等。

确定好起始剂量后,需要考虑最大剂量的设计。一般来说,最大剂量的设计方法包括以下 3 种:①相当于或略高于同一药物或类似药物的临床单次最大给药剂量;②动物长期毒性试验中引起中毒症状或脏器出现可逆性变化的剂量的 1/10;③动物长期毒性试验中最大耐受剂量的 1/5~1/2。如果耐受性试验达到最大剂量时受试者仍无不良反应,那么耐受性试验即可结束。但是,如果剂量递增到出现终止指标或发生其他较严重的不良反应时,虽然未达到最大剂量,也必须终止临床试验。

确定起始剂量和最大剂量后,需要设计合适的剂量递增方法进行剂量爬坡试验。在设计剂量递增方法时,需要充分考虑药物的临床前试验结果。剂量递增的常用方法包括费氏递增法(改良的 Fibonacci 法)和固定比例递增法。在耐受性试验中,通常采用费氏递增法设计剂量爬坡方案,即当初始剂量为 n 时,其后按顺序递增的剂量分别为 $2n$、$3.3n$、$5n$ 和 $6.7n$,之后依次递增前一剂量的 1/3。与固定比例递增法相比,费氏递增法前期递增快、后期递增较慢,能够在确保受试者安全的情况下以合理的速度和梯度迅速达到耐受性试验的终止目标。

基于上述初始剂量、最大剂量和剂量递增方法,需设计合理的方案确定人体的最大耐受剂量(MTD)。常用的试验设计包括传统的 3+3 试验、加速滴定试验、PGDE 试验等,在试验设计上各有优劣。传统的 3+3 试验使较多的受试者暴露在较低的剂量水平,虽然在安全性方面有较大优势,但会使得试验周期延长,并可能导致推荐的 Ⅱ 期剂量(RP2D)较其他设计的剂量低;加速滴定试验分为加速阶段和 3+3 试验阶段,在加速阶段每个剂量组只有 1 例受试者,尽可能地减少低剂量组的受试者数量,提高试验效率,但由于其在同一例受试者中进行剂量递增,会掩盖药物治疗较小剂量的效应并难以区分延迟的毒性作用;PGDE 试验需要获取受试者的实时药动学数据,虽数据最为准确,但在操作上较难实现,临床实践中应用较少。然而,不论采用何种试验设计,均需从最小剂量组开始逐组进行试验,在确认前一剂量组安全耐受的前提下才开始进行下一剂量组试验。

除上述试验设计外,在设计试验方案时需对试验药物可能出现的不良反应有充分的认识和估计,明确耐受性或安全性评价指标,一般包括生命体征、心电图、血常规、尿常规、大便常规、肝肾功能、血糖、血脂、凝血试验等。

(二)药动学试验

人体药动学试验的主要目的是评价药物在人体内的药动学特征、预测药物或其代谢物在人体可能的积聚、潜在的药物间相互作用等,试验设计一般为随机、开放、交叉设计。目前,药动学试验主要有 2 种试验设计:两剂量两周期交叉试验设计和三剂量三周期 3×3 拉丁方交叉试验设计,其中三剂量三周期 3×3 拉丁方交叉试验设计更为常用。

人体药动学试验的给药方式也可分为单次给药和多次给药,在试验开展时一般先开展单次给药药动学试验,后开展多次给药药动学试验。同时,受试者的选择也与耐受性试验一致。

确定好试验设计后,需要设计不同的剂量组进行药动学试验。以三剂量三周期 3×3 拉丁方交叉试验设计为例,在剂量选择时需根据单次给药耐受性试验结果设置所有受试者均能耐受的低、中、高 3 个剂量。其中,高剂量必须接近或等于 MTD,中剂量应与准备进行Ⅱ期临床试验的剂量相同或接近。3 个剂量间应呈等比或者等差关系,以便观察不同剂量条件下的血药浓度是否呈线性关系。

与耐受性试验相比,药动学试验需要进行样本采集和检测,因而还涉及以下相关设计:

(1)采样点的设计。一般在吸收相至少需要 2~3 个采样点,峰浓度附近至少需要 3 个采样点,消除相至少需要 3~5 个采样点;采样点总数一般不少于 11~12 个。此外,采样点应设计至 3~5 个消除半衰期,或采样持续到最高血药浓度的 1/20~1/10。如药动学试验需收集尿样,则必须在服药前排空膀胱,按试验方案规定的时间点收集尿样,记录总尿量后留取所需量。

(2)如开展交叉试验,则需考虑药物消除对试验结果的影响。为确保药物消除完全,周期的时间间隔至少≥7 个半衰期。

(3)生物样本的检测需选择合适的方法并确定具体检测物质(如主要活性代谢产物等)。此外,药动学测定方法需包括线性范围与定量下限、精密度、准确度、回收率、稳定性考察等内容,并符合生物样本分析方法的有关规定。

最后,单次给药药动学试验和多次给药药动学试验在设计时均需确定试验评价指标。单次给药药动学试验的评价指标一般包括药-时曲线下面积(AUC),可分为 $0~t$ 小时药-时曲线下面积($AUC_{0~t}$)和 $0~\infty$ 小时药-时曲线下面积($AUC_{0~\infty}$);消除速率常数(λ 或 K_{el});末端相半衰期($t_{1/2}$);分布容积(V_d);血浆总清除率(Cl);平均滞留时间(MRT);用药后所能达到的最高、最低和平均血药浓度(C_{max}、C_{min} 和 C_{ave});达到 C_{max} 所需要的时间(t_{max})。如采集尿样,则还需包括各个时间段上的尿药浓度、排出量、排出率和累积尿排出率、肾清除率(Cl_{renal})等。多次给药药动学试验的评价指标除有与单次给药药动学试验相同的 PK 参数外,还需包括多次给药后的稳态谷浓度(C_{ss-min})、多次给药后的稳态峰浓度(C_{ss-max})、平均稳态血药浓度(C_{ss-ave})、稳态血药浓度-时间曲线下面积(AUC_{ss})、波动系数(DF)、蓄积系数(AI)、维持剂量(DM)等。

二、Ⅱ期临床试验设计要点

当Ⅰ期临床试验确定了药物的人体耐受性、安全性、药动学特征和 RP2D 后,即可开展Ⅱ期临床试验。相较于Ⅰ期临床试验的临床药理学和人体安全性研究,Ⅱ期临床试验主要为探索性临床试验,目的在于初步考察新药能否在目标患者人群中建立药效学相对比较一致、药物的毒性可以接受的水平。作为承上启下的临床试验,Ⅱ期临床试验的试验设计是否科学合理至关重要。

Ⅱ期探索性临床试验按照时间可以分为早期探索性临床试验和后期探索性临床试验。早期探索性临床试验也称为Ⅱa期临床试验,主要目的是通过剂量递增设计(选用若干个剂量,例如在Ⅰ期临床试验确定的较合适的剂量上、下各设1个剂量点而成为高、中、低3个剂量)来初步评价药物剂量与效应关系,为后期探索性临床试验提供更为精准的剂量和治疗方案。而后期探索性临床试验也称为Ⅱb期临床试验,主要目的是采用公认的平行组剂量-效应设计来评估药物的有效性和安全性,考虑终点指标和受试人群是否合理,为Ⅲ期临床试验的设计提供依据。在某些情况下,Ⅱa期临床试验会与Ⅰ期临床试验同时进行,进行Ⅰ/Ⅱ期临床试验的融合设计,故而一般情况下所说的Ⅱ期临床试验指的就是Ⅱb期临床试验。

与一般的Ⅰ期临床试验不同,Ⅱ期临床试验的受试者应选择有药物适应证的疾病患者而不是健康受试者。因此,在受试者的纳入标准、排除标准、中止标准、终止标准和剔除标准方面,需结合所研究的疾病特点、药物特点和试验要求系统全面地制定。但相较于Ⅰ期临床试验,Ⅱ期临床试验在纳入/排除标准上更为简单宽松。试验样本量方面,临床上应根据拟采用的设计类型和评价指标的情况按照相应的统计方法予以估算。

由于Ⅱ期临床试验为初步的探索性临床试验,纳入的样本量较少,故而许多时候Ⅱ期临床试验采用单臂、非随机化设计。但是考虑到Ⅱ期临床试验需要为Ⅲ期临床试验的开展提供参考,鼓励Ⅱ期临床试验采用随机盲法对照设计,即按照盲法的要求开展随机对照试验(RCT)。

1. 随机设计　Ⅱ期临床试验中一般都要求采用随机化的方法将受试者均匀分配到各组中,其目的在于减少偏倚干扰,排除分配误差并保证组间的可比性。随机化的方法包括中央随机化、区组随机化和分层随机化等,需由专业的统计学人员完成随机化工作。

2. 盲法设计　Ⅱ期临床试验中一般会采用盲法设计来有效地避免研究者或受试者的测量性偏倚和主观偏倚,可以分为单盲法、双盲法和三盲法。单盲法是指对研究者不设盲而仅对受试者设盲,即研究者了解分组情况而受试者不知道自己是试验组还是对照组。此法虽能够消除受试者带来的主观偏倚,但无法消除研究者的主观偏倚。双盲法是指对研究者和受试者均设盲,均不了解分组情况,尽可能地消除研究者和受试者的主观偏倚。对于部分临床试验还可以采用三盲法,即对研究者、受试者和评估者(包括疗效评估者和数据分析者)均设盲,在最大程度上消除偏倚。不论单盲法、双盲法还是三盲法,实现盲法的关键均在于试验药物与对照药物外观、气味等需完全一致,保证研究者或受试者无法区分试验药物和对照药物。

3. 对照设计　为了尽可能地减少由于非处理因素干扰而造成的误差,排除非药物因素对临床试验评价的影响,Ⅱ期临床试验必须设置对照组。目前科学研究中常用的对照方法有空白对照、安慰剂对照、实验对照、标准对照等,但在药物临床试验中常用的对照方法为安慰剂对照和标准对照(阳性药对照)。若不知新药的疗效是否比安慰剂好,则必须在Ⅱa期临床试验中设置安慰剂组并同时设置几个不同剂量的新药组进行安慰剂对照;若已知新药的疗效优于安慰剂,则需要使用阳性药(是指在性能和功能上与新药最为接近,且到目前为止是国内外公认的、已用于临床的现有药物中针对某种适应证最有效的药物)作为对照组,评价新药的疗效。

对于治疗复发性疾病的药物(如抗抑郁药、抗癫痫药等)和抑制症状/体征的药物(如抗高血压药、抗心绞痛药等),Ⅱ期临床试验一般还包括随机撤药试验。随机撤药试验是指接受一段时间试验药物治疗的对象出现疾病稳定状态后被随机分配到治疗组或安慰剂组继续使用受试药物治疗或使用安慰剂治疗(即停用活性药物),那么继续接受药物治疗组和安慰剂组之间出现的任何差异都可用于评价试验药物的疗效。随机撤药试验设计的优点在于患者使用安慰剂的时间比较短,伦理学风险大大降低。以抗抑郁药为例,随机撤药试验设计可分为2个阶段:第一阶段所有受试者均服用试验药物,采用开放、非对照设计,建议持续治疗8~12周;随后进入第二阶段,将治疗有效(量表评分变化率≥50%)的患者随机分入试验药物组或安慰剂组,观察两组的复发情况。

在评价指标方面,根据临床试验目的不同在指标上会各有侧重,但总体而言,Ⅱ期临床试验的评价指标可以分为疗效评价指标和安全性评价指标两大类,且每一大类评价指标又可细分为主要指标和次要指标。

对于Ⅱ期临床试验而言,评估药物的有效性和安全性是其主要目的,而疗效评价指标则是其评价药物有效性的关键。疗效评价指标是反映受试者使用试验药物后表现出的有效性的主要观测与评价工具,包括疗效观测指标(如精神疾病临床试验中常用的 CGI 量表、治疗脑卒中药物临床试验中常用的 Rankin 量表等)和以疗效观测指标为基础确定药物疗效的评价指标(如疾病发生率、疾病死亡率、治疗较基线的变化率等)。在设计临床试验方案时需根据药物特征和疾病特点设置合适的疗效评价指标。

在安全性评价方面,Ⅰ和Ⅱ期临床试验均需要观察并记录所有不良事件,并按照美国卫生和公众服务部常见不良事件评价标准(CTCAE)判断不良事件严重程度。具体如下:

1级:轻度;无症状或轻微;仅为临床或诊断所见;无须治疗。

2级:中度;需要较小、局部或非侵入性治疗;与年龄相当的工具性日常生活活动受限(工具性日常生活活动是指做饭、购买衣服、使用电话、理财等)。

3级:严重或具重要医学意义但不会立即危及生命;导致住院或延长住院时间;致残;自理性日常生活活动受限(自理性日常生活活动指洗澡、穿衣和脱衣、吃饭、盥洗、服药等,并未卧床不起)。

4级:危及生命;需要紧急治疗。

5级:与 AE 相关的死亡。

　　但是,相比于Ⅰ期临床试验的健康受试者,Ⅱ期临床试验的受试者为疾病患者,发生严重不良事件的概率更高。在处理严重不良事件时,应在获知情况后的24小时内报告伦理委员会、组长单位及申报单位,并由申报单位立即报告药品监督管理部门及所有临床试验参加单位。同时根据不良事件严重程度作出相应的处理并决定是否需停药。如果Ⅱ期临床试验采用盲法设计,必要时(如影响救治措施的选择)可由中心负责人开启应急信封紧急破盲,并详细记录打开的原因、日期;随后通知组长单位和申办单位。

　　考虑到Ⅱ期临床试验的样本例数,一般需开展多中心临床试验而非单中心临床试验。在多中心临床试验中,不同中心的研究者按照同一试验方案开展临床试验,有利于保证样本的均衡性,也有利于保证试验数据和结论的科学性、客观性及可靠性。但是"多中心"也导致临床试验存在不同中心间的必然差异,在质量控制方面有严峻挑战,开展多中心临床试验时必须要求各中心充分合作,建立标准化评价方法,统一制定并严格遵守标准操作规程。

三、Ⅲ期临床试验设计要点

　　Ⅲ期临床试验也可称为确证性临床试验,其目的是进一步确证探索性临床试验所得到的有关研究药物对目标适应证患者的治疗作用和安全性,评价利益与风险关系,最终为药品注册申请的审查提供充分的依据。与Ⅱ期临床试验相比,Ⅲ期临床试验的研究内容更为广泛,涉及剂量-效应关系的进一步探索,或针对更广泛人群、疾病的不同阶段,或合并用药的研究等。

　　Ⅲ期临床试验的设计一般采用随机盲法、平行对照设计,与Ⅱ期临床试验一致,但在具体设计方面需基于Ⅱ期临床试验的结果和经验进行合理的调整。例如适当调整受试者的纳入标准和排除标准、适当扩大受试人群的范围、选择更合适的疗效评价指标等。

　　1. 终点指标　临床试验终点指标的选取会影响研究设计的其他要素,也会影响试验的成本和可行性。终点指标将是提供是否及如何应用治疗的最佳证据。但是,对于并不常见的临床终点如发生肿瘤,试验往往必须是大样本、长时间且昂贵的。用连续变量评价临床结局如生活质量,通常比二分变量的终点指标所需要的研究对象更少。但不可避免的是,有时最重要的临床结局是二分变量,如肿瘤复发。

　　通常,研究仅有单一的主要终点指标,以准确回答研究的问题。主要终点指标过多会引起多重检验带来的一系列问题,如样本量和研究周期。可将其他指标作为研究的次要终点指标,用以验证次要目的。

　　2. 样本量　Ⅲ期临床试验应具有足够的样本量,以验证研究的假设;若样本量不足,则可能无法回答研究的问题。在估计样本量时,应考虑Ⅰ类错误发生率(α)、Ⅱ类错误发生率(β)、效应值、变异等因素。

四、Ⅳ期临床试验设计要点

Ⅳ期临床试验属于新药上市后研究,可以分为 2 类:监管部门要求的临床试验和自主实施的临床试验。根据试验目的不同,研究类型可以包括附加的药物间相互作用、长期或大样本安全性、药物经济学,以及进一步支持药物用于许可的适应证的终点事件研究等。

与Ⅱ、Ⅲ期临床试验相比,Ⅳ期临床试验更多倾向于开放试验,以"临床观察"的方式完成临床试验,评价药物在普通或特殊人群中使用的利益和风险关系。当然,不排除根据需要对某些适应证或某些试验对象进行小样本的随机对照试验。

虽然Ⅳ期临床试验多为开放试验,但在受试者的入选标准/排除标准、疗效评价指标、安全性评价指标等方面都可参考Ⅱ、Ⅲ期临床试验的设计要求。

第三节 真实世界研究的设计要点

一、背景知识

国内外对真实世界研究(real world research/study,RWR/RWS)的关注热度持续升温,随着 2016 年美国通过《21 世纪治愈法案》鼓励美国食品药品管理局(The Food and Drug Administration,FDA)开展研究并使用真实世界证据支持药物和其他医疗产品的监管决策,关于真实世界证据(real-world evidence,RWE)如何用于医药产品研发在业内探讨已久。

2019 年 5 月 29 日,我国国家药品监督管理局药品审评中心(Center for Drug Evaluation,CDE)发布《真实世界证据支持药物研发的基本考虑(征求意见稿)》,为真实世界数据、真实世界研究以及真实世界证据支持药物研发提供法规层面的指导意见,标志着我国迈出顺应趋势的关键一步。

(一)基本概念

在了解真实世界研究的设计之前,我们需要回顾 RWS 中的基本概念(表 5-3)。

表 5-3 真实世界研究中的基本概念汇总

英文全称/缩写	中文全称	概念
causal inference	因果推断	基于真实世界数据,刻画干预或暴露与临床结局或健康结局的因果关系路径,充分考虑各种协变量和已测或未测混杂因素的影响,并控制可能的偏倚,采用恰当的统计模型和分析方法,作出干预或暴露与临床结局或健康结局的因果关系的推断结论

英文全称/缩写	中文全称	概念
clinical population	临床人群	接受医疗处置及观察和/或参加临床研究的人群,包括参加药物临床试验的受试人群
clinical trial	临床试验	接受医疗处置及观察和/或参加临床研究的人群,包括参加药物临床试验的受试人群
comparative effectiveness research	实效比较研究	一种适合大多数研究类型的研究方法,指在尽可能地接近真实世界的环境下,从个体或群体层面考虑,通过比较,从临床有效性和安全性、社会人文效应或经济效益等方面评价其利弊,帮助患者、医师、决策者和服务购买者等利益相关方作出改善医疗服务的决策,以使最恰当的干预或策略在最适宜的目标人群和最佳的时机获得最好的效果
data curation	数据治理	指针对特定的临床研究问题,为适用于统计分析而对原始数据所进行的治理,其内容至少包括数据采集(可包含多个数据源)、数据安全性处理、数据清洗(逻辑判断及异常数据处理、数据完整性处理等)、数据导入和结构化(通用数据模型、归一化、自然语言处理、医学编码、衍生点位等)、数据传输等若干环节
data standard	数据标准	是关于如何在计算机化系统之间构建、定义、格式化或交换特定类型数据的一系列规则。数据标准可使递交的资料具有可预测性和一致性,使数据具有信息技术系统或科学工具可以使用的形式
external control	外部对照	在临床试验中,以试验对象以外的数据为对照,以评价所研究的干预效果。外部对照可以是历史数据,也可以是平行观测所获得的数据
intermediate variable	中间变量	指处于因果关系链中间的既受药物暴露影响,同时又影响结局的变量;或与结局有关联的变量。前者又称中介变量(mediator)
medical claims data	医保数据	医疗保健提供者向保险公司提交的用于获得治疗和其他干预措施赔付的医疗费用及相关医疗信息汇编
natural population	自然人群	又称全人群,包括临床人群和非临床人群
observational study	观察性研究	根据特定的研究问题,不施加主动干预的、以自然人群或临床人群为对象的、探索暴露/治疗与结局因果关系的研究
pragmatic clinical trial/ pragmatic trial,PCT	实用临床试验	又称实操/实效临床试验,指尽可能地接近临床真实世界环境的临床试验,是介于RCT和观察性研究之间的一种研究类型

英文全称/缩写	中文全称	概念
patient registry	病例登记	根据一个或多个预定的科学、临床或政策目的,使用观察性研究方法收集统一的临床和其他数据的系统,以评价特定疾病、病症或暴露人群的特定结局
prior event rate ratio	历史事件率比	在研究开始时确定目标人群,并根据历史数据(研究开始前生成的数据)开展的观察性研究
prospective observational study	前瞻性观察性研究	在研究开始时确定目标人群,并在研究开始前确定将要收集的暴露/治疗和结果数据的观察性研究
randomized controlled trial, RCT	随机对照试验	一种采用随机化分组方法并选择合适对照设计的临床试验
real-world data, RWD	真实世界数据	来源于日常所收集的各种与患者健康状况和/或诊疗及保健有关的数据。并非所有真实世界数据经分析后都能成为真实世界证据,只有满足适用性的真实世界数据才有可能产生真实世界证据
real-world evidence, RWE	真实世界证据	指通过对适用的真实世界数据进行恰当和充分的分析所获得的关于药物使用情况和潜在获益-风险的临床证据
real-world research/study, RWR/RWS	真实世界研究	指针对预设的临床问题,在真实世界环境下收集与研究对象健康状况和/或诊疗及保健有关的数据(真实世界数据)或基于这些数据衍生的汇总数据,通过分析,获得药物使用情况及潜在获益-风险的临床证据(真实世界证据)的研究过程
retrospective observational study	回顾性观察性研究	在研究开始时确定目标人群,并根据历史数据(研究开始前生成的数据)开展的观察性研究
single-arm/ one-arm trial	单臂临床试验	一种只设置试验组的非随机临床试验,通常采用外部对照,如历史对照或平行对照

(二)真实世界研究解决的问题

在过去,随机对照试验(randomized controlled trial, RCT)常被认为是评价药物安全性和有效性的"金标准",采用严格控制纳入/排除标准和干预措施、最大限度地减少其他因素对疗效估计的影响,从而形成可靠性较高的研究结论。然而,在实际临床环境中,往往存在联合用药、并发症、特殊人群用药等诸多复杂的情况,因此从 RCT 的研究结论外推于临床实际应用时面临严峻挑战。

RWS 是对 RCT 的补充和进一步验证,通常围绕病因、诊断、治疗、预后及临床预测等相关研究问题展开,通过对临床常规产生的真实世界数据进行系统性收集和分析,旨在评价干预措施在真实医疗环境中的实际疗效(图 5-1)。

(三)真实世界研究的特点

综合以上信息,也为了便于读者对后续 RWS 设计要点的理解,我们将 RWS 的特点简

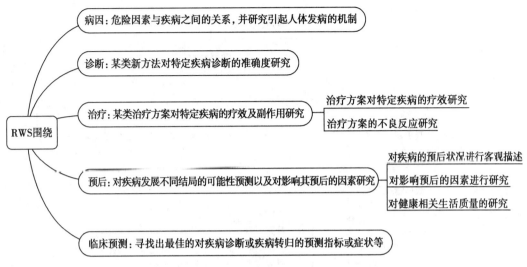

图 5-1 真实世界研究围绕的问题

要归纳为如下几点：

1. 原则上，入组人群的选择不加特别的限制条件。

2. 实施地点、干预条件均为真实的临床实践，可由患者和医师进行交流而改变。

3. 通常需要较长的随访时间。

4. 偏倚和混杂的控制尤为重要，因此需要严格控制整个研究过程中的数据管理流程与质量。

二、真实世界研究的基本设计

RWS 的开展起源于临床问题的确认，进一步根据现有数据的情况到研究设计的选择、统计分析方法的确定、数据管理、统计分析、结果解读和评价，以及根据需求判断是否加入事后分析等步骤（图 5-2）。

（一）设计类别

真实世界研究在设计方法上不尽相同，类别上主要分为观察性研究和试验性研究。

1. 观察性研究　观察性研究是目前真实世界研究使用最为广泛的设计方案，患者接受的干预措施是事先存在的，并且是由患者和医师根据患者的实际情况共同决定的，而不是由研究实施者随机分配的。

观察性研究进一步分为描述性研究和分析性研究，其中前者主要包含横断面研究、病例个案报告、单纯病例研究，后者主要包含病例对照研究与队列研究。

2. 试验性研究　试验性研究包括实效性随机对照试验（pragmatic randomized controlled trial，PRCT）和基于注册登记研究的随机对照试验（registry-based randomized controlled trial，RRCT），也可采用非随机对照、前后对照、自适应设计等其他试验性研究方案。相比于观察性研究，试验性研究结论更可靠、证据级别更高、实用性更强。

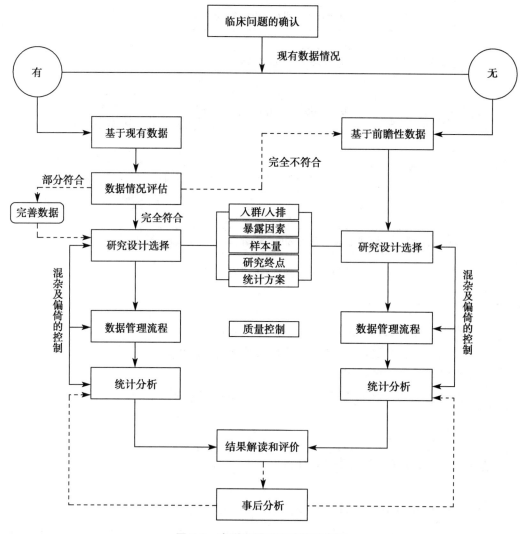

图 5-2 真实世界研究路线示意图

《真实世界研究指南》2018 年版,吴阶平医学基金会。

(1)实效性随机对照试验:PRCT 的特点是将随机化融入真实世界研究中,除真实世界研究的基本特点外,还可弥补观察性真实世界研究混杂、偏倚及 RCT 外部有效性低的缺点。

PRCT 与 RCT 并非完全对立的事件,PRCT 是评价实际临床中干预措施的效果,而 RCT 则是在理想状态下研究干预措施的效力。两者均为通过收集医院现有患者,将其随机分为干预组和对照组,在尽量贴近临床实际的情况下对 2 组人群进行干预和随访,针对对于患者、临床医师或医疗卫生决策者有重要价值的结局进行评价。2 种设计的随机化分组方式比较灵活,对依从性和盲法没有严格要求。事实上,很少有研究是绝对的 PRCT 或是绝对的 RCT。

(2)基于注册登记研究的随机对照试验:RRCT 被定义为一种借助高质量的注册数据

库作为平台来进行病历记录、数据收集、随机化和随访的实效性 RCT,在设计之初就具备科学性、临床性和决策性,有学者认为该试验将可能成为临床研究领域的下一个颠覆性技术。随着信息化和人工智能的迅速发展,RRCT 逐步获得医疗领域的越来越多的关注,也因此近些年得以在世界各地陆续展开。

作为实效性 RCT,RRCT 具有以下优点:①增加试验结果的外推性;②可用于罕见疾病研究;③降低混杂因素的影响;④借助信息化平台,大幅减少研究费用、提高研究效率。

而 RRCT 作为新兴试验模式,仍面临诸多挑战和问题:①信息来源混杂,数据质量参差不齐;②数据共享引发的医学伦理问题。

（二）设计要点

1. **基于现有数据研究**　现有数据非常丰富,电子病历(electronic medical record, EMR)、医保数据(claims data)、电子健康档案(electronic health record,EHR)、出生死亡记录,以及公共健康监测数据等均属于现有数据的范畴。现有数据的特点是分散性强、异质性高、可及性弱,另外完整性和准确性也有待考察。

基于现有数据的真实世界研究设计要点可归纳为以下几个方面:

(1)数据可行性评估:首先,评估关键数据是否存在,指依据待研究的临床问题,确定主要研究变量,如治疗措施、基线信息、主要研究结局等关键数据是否存在。

其次,全面评估缺失数据的影响,指主要针对研究变量及其他相关性变量,考察数据缺失程度和类型的影响。

最后,评估数据质量,指考量数据是否真实、准确、完整、可溯源等。

(2)研究人群和纳入/排除标准:接下来,需要设定研究对象及纳入/排除标准。病例对照研究中,对照的选择不受暴露因素的影响,尽量选择内部对照,即与病例来自同一群体且没有发生研究结局的人群;单纯病例研究中,无须设计对照组;回顾性队列设计中,应当根据研究的问题精准定义暴露,非暴露组的人群应除暴露因素外与暴露组尽可能相似。

(3)暴露因素和研究终点:在确认数据可行及研究对象和纳入/排除标准后,需首要考量暴露因素和研究重点的准确性和代表性,是对研究结果产生影响的关键因素。

(4)样本量:无论在 RCT 还是 RWS 中,样本量都是不可缺少的设计要素之一。

一方面,在存在假设检验的分析性研究中,样本量过少会导致没有足够的把握度去检验提出的问题和假说。另一方面,考虑到 RWS 中通常具有较长的随访时间从而易导致入选的个体脱落,因此应尽可能地扩大样本量以保证其能够覆盖更广泛的患者群体。尤其是在具有异质性的患者群体中,可进行亚组分析凸显研究意义。

RWS 中的样本量估算需要临床医师、统计师和流行病学家等共同合作完成。

(5)统计方法:RWS 中的统计方法重点强调减小和控制偏倚和混杂。

常见的统计方法包含倾向性评分匹配(propensity score matching)、分层(stratification)分析及多变量分析,尤其适用于较多的风险因素或者研究因素存在的情况下。

此外,传统的统计方法包括 Logistic 回归和 Cox 回归及列线图(nomogram),可以用来预测利用已有数据库开展的研究中疾病转归或者并发症的发生概率。另外,近年来发展出的基于真实世界大数据的机器学习(machine learning)的方法也是用于预测研究的常用工具。

2. 基于前瞻性数据研究 前瞻性数据主要包括如临床试验的补充数据、PRCT、注册登记研究、健康调查、公共健康监测等。由于本类数据在收集之前已确定具体的研究目的,因此,这类数据的规范性、完整性和准确性均优于已有数据。

基于前瞻性数据的 RWS 一般采用队列研究设计,主要考虑因素有以下几点:

(1)研究人群:严格的纳入/排除标准是为了增强研究本身的内部有效性(internal validity);宽松的纳入/排除标准则会提高研究结果的广泛代表性或外推性(external generalizability)。在实际研究中,可能很难做到研究结果的内部有效性和外推性两全其美。因此在设计阶段,需要临床医师、流行病学家等共同合作,综合评估资源和操作的可能性、平衡研究的内部有效性和外部可推性确定研究人群范围。

(2)基线调查:基线调查的重要性可以体现在以下 3 个方面:

首先,在前瞻性队列研究的基线研究的早期阶段,可以利用横断面的研究信息。一方面回答具体的科学问题,提示未来继续研究的基础;另一方面也是对数据的可行性和部分数据质量的检验。此步骤中需重点关注主要暴露因素的测量和评估,例如主要暴露因素效度的研究(validation study),将为未来的主要研究目的的分析奠定质量基础。

其次,除收集主要研究暴露因素和相关基线数据外,还应该考虑未来拓展研究的潜在可能性,所以需尽可能地收集丰富完整的数据。这样的基线数据会定义患者在研究基线时间点更多的暴露因素和暴露水平,使验证研究假说或研究其他问题成为可能。

最后,基线信息的完整采集对于在后续分析阶段控制偏倚和混杂也发挥着关键作用。

(3)样本量:同基于现有数据开展的 RWS 中样本量的选择一样,基于前瞻性数据的 RWS 中样本量的确定同样需要临床医师、流行病学家和统计师基于研究的实际情况共同决议。

在某些情况下,前瞻性队列研究中科学问题的解决受限于样本量小,没有足够的把握度来验证假说。在这种情况下,推荐利用多个群组研究的共同研究(cohort consortium)丰富扩大样本量,以期解决问题。另外,较大的样本也相应地减少抽样误差。

当样本量较小时,则应尽可能地加深数据采集的深度,力争在创新性方面有所突破。

(4)患者管理:前瞻性队列研究的随访时间可长达数十年,甚至会超过研究者最初计划的随访时间,因此如何做好入组人群管理,降低脱落率至关重要。

研究开始前,研究者应使入选受试者充分知情,使其充分了解研究流程,提前告知可能发生的不良反应并进行相应的应急举措保障,可有效提高受试者的依从性,降低受试者因发生不良反应或频繁随访造成的脱落。

研究过程中,研究者应始终对受试者给予人文关怀:积极开展医患互动,保持联络,增强相互了解,多从受试者的角度出发为其解决相关问题,获取信任。

(5)缺失数据:失访导致的数据缺失是前瞻性队列研究的重要问题,排除后的数据很可能严重影响研究结果的准确性、可靠性及外推性。因此,需要研究者在研究开始前制订方案以尽可能地防止数据丢失,同时制订重要数据的缺失处理计划。

在存在失访的情况下,应该深入分析失访的原因,通过比较暴露组和非暴露组的失访比例是否有显著不同,评估失访是否会和一些关键指标存在关联,进而判断失访条件下得到的研究结果是否影响研究结论。

三、真实世界研究的价值

目前,RWS 的概念已经逐渐被临床研究者接受,并成为临床研究与循证医学中的重要组成部分,为当下的药物审批体系和药物研发流程提供了一种新思路。

从宏观角度来看,RWS 的推行不仅有助于提升新药获批上市速度及帮助已获批药物进行上市后再评价,尤其适用于扩大适应证研究、优化用法用量研究,特殊人群研究等。此外,还能平衡临床疗效和成本效益,为卫生决策的制定与规范提供参考。而对于个人而言,患者可以针对自己的病情,充分考虑和比较现有的治疗手段而择优选择,还可以根据疾病进展不断调整治疗方案。

在我国,RWS 的实施对于中医药产业的发展还具有重大意义。发展中医药是当前的国家战略,是新时代实现中华民族伟大复兴的重要组成部分,但中药碍于其成分复杂与安全性备受质疑而始终难以迈出国门。RWE 的推行,将借助信息化平台有力佐证中医药作为干预措施的有效性与安全性,助力我国的中医药产业实现现代化与国际化。

(欧阳冬生　陈露露　王欣桐)

参 考 文 献

[1] 国家药品监督管理局,国家卫生健康委员会. 国家药监局　国家卫生健康委关于发布药物临床试验质量管理规范的公告.[2020-04-23]. http://www. gov. cn/zhengce/zhengceku/2020-04/28/content_5507145. htm.

[2] ICH. E17:General principle on planning and designing multi-regional clinical trials[S]. 2017.

[3] ICH. E9:Statistical Principles for Clinical Trials[S]. 1998.

[4] ICH. E6(R1):Harmonised tripartite guideline:guideline for good clinical practice[S]. 1996.

[5] WHO. Guideline for good clinical practice for trails on pharmaceutical products[S]. 1993.

[6] 陈峰,夏结来. 临床试验统计学[M]. 北京:人民卫生出版社,2018.

[7] 苏炳华. 新药临床试验统计分析新进展[M]. 上海:上海科学技术文献出版社,2000.

[8] 国家食品药品监督管理总局. 总局关于发布药物临床试验的一般考虑指导原则的通告(2017 年第11 号). [2020-03-25]. https://www. nmpa. gov. cn/xxgk/ggtg/qtggtg/20170120160701190. html.

[9] 国家食品药品监督管理局. 关于发布化学药物稳定性研究等 16 个技术指导原则的通知. [2020-03-25]. https://www. nmpa. gov. cn/directory/web/nmpa/xxgk/fgwj/gzwj/gzwjyp/20050318010101201. html.

[10] 国家食品药品监督管理总局. 总局关于发布抗抑郁药的药物临床试验技术指导原则的通告(2018 年第 39 号). [2020-03-25]. https://www. nmpa. gov. cn/yaopin/ypggtg/ypqtgg/20180227164701847. html.

［11］周宏灏,袁洪. 药物临床试验[M]. 北京:人民卫生出版社,2011:42-44.

［12］魏敏吉,侯杰,赵彩芸,等. 几种首次人体最大起始给药剂量预测方法[J]. 中国新药杂志,2014,23(13):1549-1552.

［13］谷恒明,胡良平. 新药Ⅰ至Ⅳ期临床试验设计之要览[J]. 四川精神卫生,2017,30(4):310-316.

［14］李敏,时景璞,于慧会. 真实世界研究与随机对照试验、单病例随机对照试验在临床治疗性研究中的关系比较[J]. 中华流行病学杂志,2012,33(3):342-345.

［15］MACK C D,DREYER N A,BOSCO J,et al. 利用真实世界数据为决策提供信息[J]. 药物流行病学杂志,2014,23(1):17-28.

［16］孙鑫,谭婧,唐立,等. 重新认识真实世界研究[J]. 中国循证医学杂志,2017,17(2):126-130.

［17］何俏,时景璞. 临床真实世界研究中的实验性研究设计[J]. 中华流行病学杂志,2018,39(4):519-523.

［18］LAUER M S,D'AGOSTINO R B. The randomized registry trial-the next disruptive technology in clinical research?［J］. The New England journal of medicine,2013,369:1579-1581.

［19］国家药品监督管理局药品审评中心. 真实世界证据支持药物研发与审评的指导原则(试行)[EB/OL].［2020-12-01］. http://www.cde.org.cn/zdyz.do? method=largePage&id=303ca56a4ce06eb0.

第六章

临床试验项目的运行

第一节 药物临床试验的承接

一、药物临床试验各方的角色定位

我国的药物临床试验主要遵循的法规是《药物临床试验质量管理规范》（Good Clinical Practice，GCP）。随着国家药品监督管理局加入 ICH，我国的 GCP 正在与 ICH GCP 接轨，甚至部分法规要求直接使用 ICH GCP 的条款。在 ICH GCP 的术语中，包括申办者、研究者、研究机构、伦理委员会、合同研究组织（CRO）、临床监查员、受试者等几个角色。但实际上临床试验涉及的环节和分工已经越来越细，组成了一个生态圈（图 6-1）。

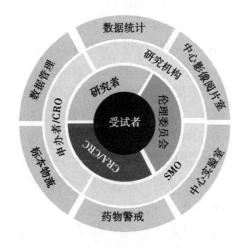

图 6-1 临床试验生态圈

申办者是临床试验的发起人，即发起一项临床试验，并对该试验的管理和财务负责的个人、公司、机构或组织。申办者通常为药品生产企业或药品研发机构。随着最新版《中华人民共和国药品管理法》于 2019 年 12 月 1 日生效,全面实施药品上市许可持有人制度,药品研制机构作为新药研发非常活跃的环节,也可承担申办者的角色,严格履行药品上市许可持有人的义务,依法对药品研制、生产、经营、使用全过程中的安全性、有效性和质量可控性负责。申办者作为对临床试验全过程负责的第一责任人,对所报的申请资料及相关试验数据承担全部法律责任,对研究用药品的质量提供担保,对研究用的物料、供应商服务及医院的研究者都有监督义务。须额外指出的是,研究者发起的研究开展得越来越普遍,这类项目的申办者由牵头组织单位承担。

研究机构在我国即药物临床试验机构,在某种程度上就是医疗机构。研究机构作为药物临床试验项目的具体承担者,其临床试验管理部门负责人是临床试验项目的管理者,对临床试验数据的真实性、完整性和规范性负有管理监督责任。2019 年 12 月 1 日,我国正式开始实施药物临床试验机构备案制,并设定了 1 年的过渡期。在国家药品监督管理局、国家卫生健康委员会发布的《药物临床试验机构管理规定》中,药物临床试验机构指具备相应条件,按照《药物临床试验质量管理规范》(GCP)和药物临床试验相关技术指导原则等要求开展药物临床试验的机构。基本条件包括具有医疗机构执业许可证、具有二级甲等以上资质等。药物临床试验机构办公室是医院设立的药物临床试验管理部门。在承担"十二五""十三五"国家重大新药创制专项 GCP 建设项目的医院中,有相当比例的医院设立临床研究中心或类似中心,这种专业化临床研究部门的设置能提高研究效率,更好地为临床试验服务、为临床患者服务,这也是临床试验机构办公室发展的趋势。

研究者是临床试验项目的具体实施者,须保证数据真实、完整、规范、可溯源,对临床试验数据的真实性、完整性、规范性承担直接责任。广义的研究者是指承担临床试验的人员,包括主要研究者(PI)、辅助研究者(sub-investigator,SI)、研究助理、临床研究协调员(clinical research coordinator,CRC)等;狭义的研究者则是负责在一个试验单位实施临床试验的人,即主要研究者。研究者需要得到足够的 GCP 培训和部门支持,积累丰富的研究经验有助于主要研究者的成长。因此,《药物临床试验机构管理规定》要求主要研究者应当具有高级职称并参加过 3 个以上的药物临床试验。

伦理委员会是指由医学专业人员和非医学专业人员组成的独立机构,其职责是确保受试者权益、安全和健康得到保护;并通过对试验方案、研究人员、设施,以及用于获得和记录试验对象知情同意的方法和材料的合理性进行审评和批准/提供起促进作用的意见来体现对受试者的保护。我国的法规要求每个药物临床试验机构都设立独立的伦理委员会。伦理委员会作为相对独立的审查部门,其意见不受临床试验机构办公室的影响,因此在人员设置上应尽量考虑其独立性。

合同研究组织(CRO)是指与申办者签订协议,受其委托完成其执行临床试验中的某些任务和工作的个人或组织,有商业性的、学术性的或其他形式。CRO 受申请人委托,承担临床试验的相关工作,对临床试验数据的真实性、完整性、规范性承担法律及合同约定的责任;对其出具的相关报告和数据承担直接责任。CRO 的专业化直接影响临床试验的质量和效率。

临床监查员(CRA)是受申办者或 CRO 委派,监督一个临床试验的进展,保证临床试验按照试验方案、标准操作规程(SOP)、GCP 和相应的药政管理要求实施、记录和报告的专业化人员。但目前我国尚缺乏 CRA 和临床研究协调员(CRC)的专业准入,管理基本上是遵循药企和 CRO 的内部规章。

临床试验现场管理组织(site management organization,SMO)是协助临床试验机构进行临床试验具体操作的组织。与 CRO 代表申办者行使临床试验部分的职责不同,SMO 主要是代表研究者行使部分职责的商业组织,SMO 的主要业务是通过派遣临床研究协调员(CRC)协助研究者执行临床试验中的非医学判断性质的具体事务性工作,以确保临床研究过程符合 GCP 和研究方案的规定。我国目前的 CRC 来源比较多样,有临床试验机构直接管理、研究者自行聘请、申办者委托 SMO 提供等,但所执行的职责基本一致。

受试者是参加一个临床试验,作为试验药物的接受者或作为对照的个人。受试者权益、安全和健康是最重要的考虑因素,应当高于对科学和社会利益的考虑。伦理审查与知情同意是保障受试者权益的主要措施,但临床试验的各个环节都可能影响受试者权益,因此一个完整的受试者保护体系应该涵盖临床试验的整个步骤。

基于现在临床试验的专业化领域细分,还可能涉及中心检测实验室、中心影像阅片室、标本物流、数据管理、数据统计、中心化随机、药物警戒部门等。

总之,随着药物临床试验的深入发展,临床试验涉及的角色更趋细化,相关法规的完善对其定位和责任划分也日趋明确。

二、药物临床试验承接的不同模式

申办者执行临床试验有自建 CRA 团队、完全外包,或者由 CRO 外派 CRA 到申办者企业执行申办者的 SOP 监管临床试验的多种选择。自建 CRA 团队可以从方案设计、监查、总结报告撰写以及相关会议的组织安排都由企业自己完成,时间可控性好,但培养人员和维持成本较高,适合新药临床试验项目较多的企业。

由于法规的差异,国内的临床试验必须由认证或备案的临床试验机构承接,而国外则没有这个限制。国内的项目需要主要研究者、临床试验机构办公室、伦理委员会、主管院领导多层评审之后才能承接。国家也在出台一些措施,鼓励使用中心伦理,即参与单位认可中心伦理在较短的时间内出具同意的伦理批件,以节约伦理资源,加速临床试验进度。国外由于缺少临床试验机构办公室这个角色,因此承接项目主要是基于主要研究者的考虑。大型的医疗集团、CRO 甚至 SMO 都有组建战略联盟的操作模式。

三、药物临床试验立项的评估要点

本部分从临床试验机构的角度,描述通常的评估点,包括资质、临床试验资料、可行性等。

（一）资质评估

1. 申办者和 CRO 的资质评估通常会评估企业的营业执照、营业范围和有效期是否与该临床试验相符；对于部分初创的企业，注册资本也值得关注，即是否具备赔付重大安全性事件的能力。

2. SMO 的资质评估相对复杂，大部分机构为了避免利益冲突，要求 SMO 与申办者、CRO 不能为同一集团。曾经遇到过国内 SMO 的注册范围仅为咨询，而正规的 SMO 会注明"临床医药研究"，应予以重点关注。

3. 美国食品药品管理局（FDA）依据《食品、药品和化妆品法案》（*Food*，*Drug and Cosmetics Act*，FD & CA）第三章，设置了禁令/黑名单（debarment）这一程序。我国也将推出这一举措。在 2015 年《国家食品药品监督管理总局关于开展药物临床试验数据自查核查工作的公告》颁布之后，国家药品监督管理局陆续公布了几批不予通过的临床试验项目，并对相关企业和机构立项调查。因此，可以预见承接项目时，核对黑名单也将成为评估的一项内容。

（二）临床试验资料评估

主要从科学性进行把控，由于国内的大部分机构在设计承接流程时不会经过学术委员会，因此主要评估由机构办公室来完成。

1. 临床试验批件虽然改成了临床试验通知书，但药品审评中心（CDE）依然会将主要关注点列出，对于承接单位是很好的参考资料。

2. 对于研究用药物的研发背景、研究者手册中的临床前资料、药动学、有效性和安全性数据、检验报告、稳定性报告等资料也须进行基本的评估，以对该药物临床试验有总体把握。

3. 临床试验方法书写是否规范、是否遵循国家药品监督管理部门的相关法规和指导原则是首先要考虑的。试验方案要重点关注试验目的、试验总体设计（随机、盲法、对照等要素）、研究对象的选择、研究样本量的计算、研究药物的使用方法和合并用药、禁止用药、疗效指标和时间是否符合临床常规或指南要求，以及严重不良事件（SAE）的报告及处理、随访流程是否符合最新要求，高危项目是否制定了紧急医学不良事件应急预案（如用于心肌梗死、急性脑卒中的急救药物临床试验）。必要时机构办公室应与主要研究者团队，甚至申办者进行沟通。

4. 关于保险。尽管 2003 年版 GCP 规定"申办者应对参加临床试验的受试者提供保险，对于发生与试验相关的损害或死亡的受试者承担治疗的费用及相应的经济补偿"，但 ICH GCP 并无硬性规定购买保险。在实际操作过程中，只要申办者足以履行补偿的义务，保险并非强制性要求。在 2020 年颁布的新版 GCP 中该条款已经修改为："（二）申办者应当承担受试者与临床试验相关的损害或者死亡的诊疗费用，以及相应的补偿。申办者和研究者应当及时兑付给予受试者的补偿或者赔偿。（三）申办者提供给受试者补偿的方式方法，应当符合相关的法律法规。"

（三）可行性评估

主要评估本中心研究者的资质、调动研究资源的能力、与在研或意向项目是否冲突、受试者来源是否充足,研究者尤其是辅助研究者(SI)的经验和时间充足与否往往决定项目的进展效率。研究团队如有专人负责临床试验,不论是定期轮流承接临床试验 SI 的研究医师,还是专职研究护士或 CRC 都会对临床试验质量的稳定性提供有力的保障。

第二节　组织和实施

一、机构角度

机构办公室作为代表医院执行临床试验管理和协调工作的部门,首先考虑的是医院风险的把控,作为医院保障合规的部门,质量管理体系是优先考虑的内容,因此对临床试验用药品的合规性及对申办者、CRO 的资质审查会尤为重视。当然,随着重大新药创制专项的实施,已经有数十家医院通过该专项的资助,拥有了较强和成熟的运转体系;这时,承接项目的考虑角度将发生变化,即从完整的评估转为重点评估本中心的可行性和主要风险。机构办公室将负责和参与到临床试验项目的洽谈、评估、合同签署、质量控制、试验用药品和试验资料的接收和保管、经费管理等各个环节。此外,还需建立临床科室、研究者、辅助科室、伦理委员会、申办者、CRO、SMO 各方之间良好沟通和协调的桥梁。大部分机构办公室面临人员少、项目多、事务杂的现状,因此,理顺项目管理、提高管理效率、加强质量监管、保证临床试验数据的可靠性和规范性是机构办公室进一步提高临床试验组织和实施能力专业化程度的重要建设内容。

我国目前实行"逢审必查",审核查验中心专家在总结数据核查发现的诸多问题时,归根溯源是试验设计造成的。国际业内专家提出临床试验质量源于设计(quality by design,QbD)的理念,认为试验设计对临床试验质量的影响甚至比质量管理体系(quality management system,QMS)更重要。方案设计是试验设计中的最重要的部分,设计时既要考虑科学性,又要考虑可操作性。机构办公室在人员培训时,既要注意普惠性,更要关注临床试验设计能力的培训,为创新临床试验的承接提前做好能力储备。

由于机构办公室站在全院的角度对临床试验的实施进行总体管理,因此需要更多地考虑到整体风险甚至是灾难计划。在遇到如疫情等重大事件时,已经建设好了信息化系统的临床试验机构业务受到的影响相对更小。而地震、台风、洪涝灾害在局部地区也有发生的可能,因此,需要对这些突发事件提前做好硬件与软件储备和预案,并定期演练。

二、研究者角度

研究者更多是从新药的可及性、学科发展的获益来评估临床试验项目。对于国际前沿、国内创新药物、能够解决临床问题的急需药品,研究者有更大的意愿来承担、纳入更多的病例。我国自"十二五"开始实施国家重大新药创制专项以来,支持了一大批拥有自主知识产权的新药研发上市,同样作为重大新药创制专项资助的 GCP 平台在这些药品的上市过程中起到关键和引领的作用。

研究者承接新药临床试验的获益是明显的:可以第一时间参与到国际与国内最新机制的新药研究中,亲自体会新产品的有效性和安全性,同时对于吸引患者前来就诊也是有利的,例如参加抗肿瘤新药临床试验项目是国内获取国际前沿新药的合法途径;通过与国内知名企业、医院的合作,可以建立良性的协作关系;承担临床试验对于培养临床医师和研究护士的临床科研思维、严谨的操作习惯具有非常好的价值,可以锻炼出一支合格的研究团队,对于将来主持研究者发起的研究是不可多得的资源。

国家鼓励以临床价值为导向的药物创新,在与国际接轨的大背景下,允许境外未上市新药经批准后在境内同步开展临床试验,鼓励国内机构参与国际多中心临床试验,符合要求的试验数据可在注册申请中使用。这提示将有更多的创新药物临床试验在我国开展,要求我国研究者努力提升创新药物临床研究能力,提高创新药物临床试验的方案设计水平和试验实施能力。真正意义上的创新药物意味着从"中国新"到"全球新",尤其是首次人体试验,国内外均无相关的临床安全性数据供研究者参考,这对受试者的安全风险防控提出了更高的要求。

三、申办者角度

申办者是临床试验数据质量和可靠性的最终责任人,应当将保护受试者权益和安全及临床试验结果真实可靠作为临床试验的基本考虑。以往我国的医药企业以仿制药为主,在方案设计、过程管理、风险防控等方面都有局限。随着国家对创新产品的重视,鼓励申办者在药物研发立项时以临床价值为导向,立足于创新,选择疗效确切、安全性好的创新药物。因此,对申办者组织和实施临床试验均提出更高的要求。申办者应落实主体责任,主动加强对临床试验全过程的监管,加强对临床试验的自查,确保临床试验数据真实可靠。一方面,申办者的临床试验质量管理体系应当涵盖临床试验全过程;另一方面,申办者基于风险进行质量管理。应当识别影响临床试验关键环节和数据的风险,该风险应当从两个层面考虑:系统层面,如设施设备、标准操作规程、计算机化系统、人员、供应商;临床试验层面,如试验药物、试验设计、数据收集和记录、知情同意过程。申办者可结合临床试验期间的新知识和经验,定期评估风险控制措施,以确保现行质量管理的有效性和适用性。申办者可以将其临床试验的部分或全部工作和任务委托给合同研究组织,但不论是哪种委托形式,申办者仍然是临床试验数据质量和可靠性的最终责任人。

申办者负责选择研究者和临床试验机构。研究者均应当经过临床试验的培训,有临床试验的经验,有足够的医疗资源完成临床试验。多个临床试验机构参加的临床试验,如需选择组长单位由申办者负责。对于牵头单位,倾向于选择"意见领袖",而参与单位则会兼顾牵头单位和申办者既往合作的机构。随着备案制的落地,临床试验机构的规模越来越大,可选择的余地也会越大,但新机构的运行流程、规范程度、研究经验仍需要接受实际操作的检验。

第三节 试验记录和病例报告表填写

一、试验记录的一般要求和常见问题分析

(一) GCP 规定

研究者应当确保所有临床试验数据是从临床试验的源文件和试验记录中获得的,是准确、完整、可读和及时的。源数据应当具有可归因性、易读性、同时性、原始性、准确性、完整性、一致性和持久性。源数据的修改应当留痕,不能掩盖初始数据,并记录修改的理由。以患者为受试者的临床试验,相关的医疗记录应当载入门诊或者住院病历系统。临床试验机构的信息化系统具备建立临床试验电子病历的条件时,研究者应当首选使用,相应的计算机化系统应当具有完善的权限管理和稽查轨迹,可以追溯至记录的创建者或者修改者,保障所采集的源数据可以溯源。

(二) ICH GCP 规定

研究者应当保证给申办者的病例报告表(CRF)和所有需要的报告中的数据的准确性、完整性、易辨性和及时性。CRF 中来自源文件的数据应当与源文件一致,如有不一致应作出解释。CRF 中数据的任何改变或变更应当注明日期、姓名首字母和说明(如有必要),并应当使原来的记录依然可见(即应保留核查痕迹);这同样适用于文字和电子的改变或更正。申办者应当向研究者和/或研究者指定的代表提供关于进行这种更正的指南。申办者应当有书面程序以保证在 CRF 中由申办者指定的代表作出的改变或更正是有记录的、有必要的,并得到研究者认可。研究者应当保留改变和更正的记录。研究者/研究机构应当按《实施临床试验的基本文件》(*Essential Documents for the Conduct of a Clinical Trial*)所述和适用的管理要求保存试验文件。研究者/研究机构应当采取措施防止这些文件被意外或过早破坏。保证系统的设计允许数据修改按如下方式进行:数据的改变被记录下来而不删除已经录入的数据(即保留稽查痕迹、数据痕迹和编辑痕迹)。

在数据可靠性属性上,大部分国家提倡 ALCOA 原则,具体包括可归因性(attributable)、易读性(legible)、同时性(contemporaneous)、原始性(original)、准确性(accurate)。我国的数据管理规范也是提倡 ALCOA 原则。WHO 指南则提出 ALCOA+,即在 ALCOA 的基础上增加完整性(complete)、一致性(consistent)、持久性(enduring)、可获得性(available)。

(三) 常见缺陷

2017 年国家食品药品监督管理总局食品药品审核查验中心公布的临床试验核查工作统计结果表明,平均每个临床试验机构发现缺陷 5.6 条,与临床试验记录有关的问题位于高频次缺陷条款的第 4~6 位(图 6-2)。针对核查发现的问题,要求 PI 应建立合理的临

床试验团队,确保临床试验中的实验室检查、医疗诊治、安全性评估等由具有资质的人员进行,确保临床试验原始病历记录完整,受试者病史、用药史、知情同意、疗效评价、随访、给药、不良事件等记录完整,试验过程遵循方案要求。PI 应重视试验药物安全性信息的收集,保证记录完整及时、判断合理、医疗诊治适当,为药品的安全性评价提供可靠的数据。而承担生物样本分析测试的机构应参照《药物非临床研究质量管理规范》(GLP)要求,建立完善的质量管理体系。分析测试记录应完整、及时、可溯源,体现称量、配制、稀释等重要步骤,并且与仪器使用记录、样本存取记录等互相对应。

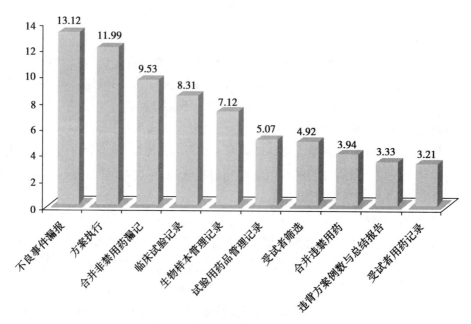

图 6-2　临床试验核查的常见缺陷

二、病例报告表填写的一般要求和常见问题分析

在 GCP 中,对于病例报告表(CRF)的填写,要求各中心应当使用相同的病例报告表,以记录在临床试验中获得的试验数据。申办者若需要研究者增加收集试验数据,在试验方案中应当表明此内容,申办者向研究者提供附加的病例报告表。这一要求是为了保证各个分中心的数据具有可比性。

研究者应当按照申办者提供的指导说明填写和修改病例报告表,确保各类病例报告表及其他报告中的数据准确、完整、清晰和及时。病例报告表中的数据应当与源文件一致,若存在不一致应当作出合理的解释。病例报告表中数据的修改应当使初始记录清晰可辨,保留修改轨迹,必要时解释理由,修改者签名并注明日期。申办者应当有书面程序确保其对病例报告表的改动是必要的、被记录的,并得到研究者同意。研究者应当保留修改和更正的相关记录。在临床试验实际操作过程中,对受试者的记录根据临床情况的变化进行及时的校正是正常且合理的操作,但数据修改记录应保留足够的痕迹且理由充分,以便在将来的审核过程中能够重现。

临床监查员核对病例报告表录入的准确性和完整性,并与源文件比对。临床监查员应当注意核对试验方案规定的数据在病例报告表中有准确记录,并与源文件一致;确认受试者的剂量改变、治疗变更、不良事件、合并用药、并发症、失访、检查遗漏等在病例报告表中均有记录;确认研究者未能做到的随访、未实施的试验、未做的检查,以及是否对错误、遗漏作出纠正等在病例报告表中均有记录;核实入选受试者的退出与失访已在病例报告表中均有记录并说明。

临床监查员对病例报告表的填写错误、遗漏或者字迹不清楚应当通知研究者;临床监查员应当确保所作的更正、添加或者删除是由研究者或者被授权人操作的,并且有修改人签名、注明日期,必要时说明修改理由。但必须强调的一点是,凡涉及医学判断或临床决策应当由临床医师作出。

三、国内外试验记录不合格项目案例分析

(一)国内案例分析

在《总局关于7家企业6个药品注册申请不予批准的公告》(2016年第92号)中,多处提到试验记录不合格的情形:

1. 资料保存不完整　某项目4例筛选失败的受试者既无知情同意书也无原始病历;缺乏生物样本预处理、保存、转运以及液质联用仪(LC-MS/MS)使用等临床试验过程及分析过程的关键部分记录。

问题简析:国内部分早期临床试验由于设计不严谨、操作不规范,存在对于GCP明文要求保存的资料未合理保存的情形。在项目申报之前,应对此类项目进行完整的梳理,明确问题性质,对项目结论的影响做提前预判。对于未明确提及的关键资料应同样重视。

2. 资料记录的逻辑性不合理　苯磺酸氨氯地平标准品的接收日期为2011年3月4日,但原始记录显示该批标准品的首次称量日期为2011年3月1日;实验中弃用的分析数据未在原始记录中记录和说明;缺乏临床试验过程及分析过程生物样本预处理、保存、转运及LC-MS/MS、离心机使用等关键部分的记录。研究者在CRF中的签名日期早于实验室检查单的报告日期。

问题简析:关于试验相关文件的记录的逻辑性是质量管理和核查的重点,记录在前、实施在后是无法合理解释的。此外,类似于2月30日、9月31日等不存在的日期也是临床核查中需要关注的问题。

3. 原始记录和CRF记录不一致　L052号受试者处方笺、发药登记表和病程记录显示第一、第二周期注射用盐酸诺拉曲塞的用量均为1 376.4mg,药品登记卡中的药品支出数量(4支,400mg/支)印证该数据。但是,病例报告表(CRF)中第一、第二周期注射用盐酸诺拉曲塞的用量均由1 376.4mg修改为6 882mg(试验方案规定的用药剂量)。按照试验方案的要求,如果受试者的用药剂量小于方案规定剂量的50%,则该受试者不纳入符合

方案集。该例受试者的服药剂量修改后,被纳入了符合方案集。

L087号受试者于2008年7月7日在其他医院进行电子计算机断层扫描(CT)检查,既未保存原始CT报告,也无肿物大小数据原始记录,但CRF中记录为6.2cm;入选标准中卡氏功能状态评分标准(KPS)评分结果仅在CRF中体现,在原始病历中找不到相关数据。

问题简析:每项临床试验启动之前,应明确原始数据来源,某些指标可以直接记录在CRF上作为原始数据。但类似药物的使用应以临床医嘱、处方、发药记录表、病程记录作为原始记录,且CRF须和原始病历保持一致。以往曾经发生过研究者经过病例讨论,对受试者的不良事件进行二次判断,对病历进行修改说明。但CRC未及时修改,导致最终数据库锁定,遗漏重要的AE记录。由于CRF往往是由CRC协助录入的,因此研究团队密切合作,保持资料的同步性非常重要。

4. 药物使用记录缺陷　药物发放记录表中有药品名称和数量的修改且无修改人签字和日期,有用铅笔记录的现象;未见药物保存温度记录表和销毁记录。某医院患者日记卡(应由受试者填写,记录内容包括主要疗效指标:呕吐次数)均由研究者填写。某肿瘤医院患者日记卡大部分记录由研究者填写,且部分使用铅笔记录。

问题简析:研究用药品的使用记录是药物临床试验的非常重要的资料,可以反映药品的保存、发放、使用等环节能否重现。同时日记卡是容易忽略的环节,虽然GCP并未要求保存日记卡,但在实际操作中因为日记卡往往用于历时较长的临床试验,是受试者本人直接记录的为数不多的文件,对于疗效和不良事件的记录更为直接,应确保为本人或法定代理人记录,而不是由研究者代替完成。

5. 关键数据无合理理由修改　研究者修改33、36、37、40和42号受试者的主诉症状,修改、添加符合入选标准诊断的症状描述。例如36号受试者,原始病历主诉为"反复气喘1年余",添加主诉为"近来每天有症状,夜间哮喘症状>1周/次,影响睡眠"。添加主诉后该例受试者符合入选标准。有14例受试者的临床研究简表中"疗效评分"数据涂改,且无修改人签字。有5例受试者的临床研究简表与CRF"症状评分"数据不一致。上述数据涂改、判断不一致的原因不明。

问题简析:对于入选标准中有量化指标,如综合量表评分、体温、体重、血压等,修改记录后达到入选标准,同时无其他资料可以佐证者,应对其真实性做进一步核实。对于疗效判断标准,也是同样应关注无合理理由的修改。

6. 临床试验室报告的记录不规范　所有受试者的阴道分泌物真菌培养报告均不能溯源;有8例受试者筛选时未按试验方案要求做尿妊娠检查即入组,但CRF记录为阴性;有166例次受试者的白带涂片检查在妇产科实验室进行,为手写检查报告,提供的检查登记本中有42例次检查结果未见,不能溯源。

问题简析:临床试验中的部分检查因为各种原因,会在临床科室开展,而这类科室可能不具备检验科完整的LIS系统,导致溯源会有问题。对于这类项目,应建立检查标本提供和结果的流水台账。检查项目如果在检验科和临床试验专业实验室均可开展,也要尽量选择具备室间质量控制证书、在有完整的检验质量控制体系下完成检验。

（二）国外案例分析

美国食品药品管理局（FDA）依据《美国联邦法规汇编》，若发现 1 项或多项产品、实践、流程或其他活动违反相应的条款后，会以"警告信"的形式发给组织或个人。FDA 对临床试验现场检查后，若发现研究者违反《美国联邦法规汇编》的相应条款，则给研究者发警告信。研究者自收到警告信的 15 个工作日内，应书面说明纠正和防止类似违规情况发生而采取的措施。FDA 给研究者发警告信的形式有助于研究者了解临床试验的常见违规行为，尽可能地避免合规性问题，也给其他国家提供临床试验监管的新思路。

国家药品监督管理局食品药品审核查验中心联合上海药品审评核查中心联合编写出版的《美国 FDA 药物临床试验与非临床研究警告信汇编（2008~2017）》一书对 10 年间的 152 封警告信有系统的翻译。警告信的主要内容包括现场检查的基本情况、主要不符合项及相应的法规依据、缺陷的具体描述、被检查对象对问题的反馈情况、总体结论，以及有关权利和责任等。这对于理解国际同行对临床试验的规范性有很好的借鉴作用。在 FDA 的官网上可以检索到 2 731 封警告信，其中 2018 年 1 月—2020 年 2 月有 952 封警告信。

宦静等分析了 2013—2017 年 FDA 警告信中关于"研究者总体职责"的缺陷项，分类情况参见表 6-1。

表 6-1　"研究者总体职责"缺陷项具体问题的分类情况

问题分类	频次	占比/%
违反入组或排除标准	19	24.05
未按方案给予药物或器械	15	18.99
漏做检查或评估	13	16.46
违反筛选流程	7	8.86
未按时报告不良事件或严重不良事件	5	6.33
主要研究者不尽责或不合理授权	5	6.33
知情同意书、病例报告表丢失或数据缺失	3	3.80
药物管理不善	2	2.53
研究人员替受试者记录数据	2	2.53
使用过期的知情同意书	1	1.27
使用未经伦理委员会批准的知情同意书	1	1.27
伦理批件过期	1	1.27
未保存知情同意书原件，未给受试者副本	1	1.27
其他	4	5.06

研究者总体职责的缺陷项中，发生比例>5%的问题包括：

1. 违反入组或排除标准　主要表现为入组前未完成实验室检查；疾病诊断不符合入

组标准;或实验室检查结果远超正常值,符合排除标准。

2. 未按方案给予药物或器械　主要表现为研究者未按受试者病情的变化及时调整剂量;或给予错误的剂量。

3. 漏做检查或评估　主要表现为随访时,受试者漏做实验室检查或其他医学检查;或未填写相应的病情评估。

4. 违反筛选流程　主要表现为签署知情同意书前,受试者已经完成相应的实验室检查;或在获得实验室检查结果前就完成随机分组。

5. 未按时报告不良事件(AE)或严重不良事件(SAE)　主要表现为研究者未在规定的时限内报告 SAE;或针对按 SAE 管理的 AE,研究者未及时报告;或漏报 SAE。

6. 主要研究者不尽责或不合理授权　主要表现为被授权的研究者不具备相应的专业知识,且未经培训。

这些问题也警示我国研究者在临床试验实施过程中应严格执行临床试验方案,关注受试者安全和授权合适的研究者。

（黄志军　肖佩君）

参 考 文 献

[1] 国家药品监督管理局,国家卫生健康委员会. 国家药监局　国家卫生健康委关于发布药物临床试验质量管理规范的公告. [2020-03-25]. http://www. zhengbiaoke. com/wap/newShow. aspx? id=1204.

[2] 项玉霞,黄志军,阳国平. 药物临床试验机构办公室运行管理与评价[J]. 中国新药与临床杂志, 2019,38(12):726-729.

[3] 项玉霞,黄志军,阳国平,等. 药物临床试验机构办公室项目管理和质量控制能力建设探讨[J]. 中国临床药理学杂志,2015,31(23):2354-2356.

[4] 高荣,吕术超,李秀丽,等. 从药物临床试验数据核查看研究者的职责履行情况[J]. 中国新药杂志, 2019,28(20):2508-2512.

[5] 高荣,王安娜,唐静,等. 从药物临床试验数据核查看申办者的职责履行情况[J]. 中国新药杂志, 2019,28(8):973-977.

[6] 王佳楠,钱雪,李见明. 药物临床试验数据核查工作及常见问题分析[J]. 中国新药杂志,2018,27 (11):1273-1276.

[7] 国家食品药品监督管理总局. 总局关于 7 家企业 6 个药品注册申请不予批准的公告(2016 年第 92 号). [2020-03-25]. https://www. cfdi. org. cn/resource/news/7492. html.

[8] 宦静,杜宏宇,刘毅. FDA 警告信中关于研究者总体职责缺陷项的分析[J]. 中国药事,2019,33(6): 705-709.

[9] 国家食品药品监督管理局.《药物临床试验质量管理规范》(局令第 3 号). (2003-08-06). [2020-03-25]. https://www. nmpa. gov. cn/yaopin/ypfgwj/ypfgbmgzh/20030806010101443. html.

[10] 国家市场监督管理总局. 药品注册管理办法. [2020-12-01]. https://www. nmpa. gov. cn/xxgk/fgwj/bmgzh/20200330180501220. html.

[11] 广东省药学会. 药物临床试验 药物管理·广东共识(2020 年版). 今日药学,2020,30(12): 822-825.

［12］中关村玖泰药物临床试验技术创新联盟,中国药物临床试验机构联盟. 临床研究协调员(CRC)行业指南(试行)［J］. 药物评价研究,2015,38(03):233-237.

［13］全国人民代表大会常务委员会. 中华人民共和国药品管理法. ［2020-03-25］. https://www. nmpa. gov. cn/xxgk/fgwj/flxzhfg/20190827083801685. html.

［14］中华人民共和国国务院. 中华人民共和国药品管理法实施条例. ［2020-12-01］. http://www. gov. cn/banshi/2005-08/02/content_19275. htm.

［15］中华人民共和国国务院. 麻醉药品和精神药品管理条例(国务院令第442号). ［2020-03-25］. https://www. nmpa. gov. cn/xxgk/fgwj/flxzhfg/20050803093501339. html.

第七章

生物样本及分析管理

生物样本作为临床与基础研究中的关键的宝贵资源，是科学研究的坚实的奠基石。生物样本对临床医学、生命科学、药理学、分析化学等学科的发展起重要的推动作用。随着国家科研事业的逐步发展，对生物样本采集及规范化管理的关注也逐渐上升。生物样本库的建立与管理成为科研工作不可或缺的一环，生物样本的标准化保存与管理、储存、入库和出库都是一个非常广泛的范畴。从各种动植物样本到人体样本，都是生物样本的重要组成部分。

生物样本库即保存与管理用于各种研究的人体生物样本，以库的形式存在，生物样本库还可称为生物银行、生物资源库、生物基因库等，但生物样本库为国内外学者普遍接受的专有名称。无论人类文明发展到何种阶段，我们都离不开库的建立，全球的种子库坐落在挪威以防全球物种迅速缩减而造成物种灭绝，与医学息息相关的国家基因库储存着诸多生物样本，又称为"生命银行"。

第一节　临床研究生物样本管理

一、用于临床研究的生物样本库概述

生物样本库是生物保存的一种方式，专指来源于人体的用于科学研究的样本。在临床医学研究中，从患者中获取的生物样本是治疗疾病的"原材料"，更是未来生命与健康的希望之石。生物样本的获取使得治疗不再局限于临床给药及手术，可以从多角度、多因素来研究分析疾病的影响因素，例如可以将代谢组学与肿瘤、肠道菌群与肿瘤、遗传基因与疾病相联系。生物样本的不可再生性与其含有信息量的丰富性使其在临床研究中成为一把锋利的宝剑，美国《时代周刊》称生物样本库的建立和使用是改变世界的十大事件之一。早期的生物样本收集主要是基于科研项目的需要，收集工作也是由各个课题的科研人员完成的。随着生物样本库在医学研究中的地位上升，各国开始有许多非营利性机构参与到生物样本库的建立中来，并为了方便研究者们进行科研项目研究，剔除了繁重的样

本使用费用,仅需支付部分用于生物样本库运行和维持的费用。但使用生物样本库的条件都需要申请者有充足的科研经费、成熟的实验设计方法,并符合医学伦理委员会的相关规定。

生物样本与其来源患者所代表的个体信息是当代医学研究关注的重点对象。随着基因组学、蛋白质组学、宏基因组学等高通量测序技术的发展,大量的生物样本中所包含的信息显得尤为重要。精准医疗、个体化治疗离不开对患者信息的掌握以及个体差异的了解。近期研究发现,大多数疾病与人群的基因型表达有关,在不同的种族之间,同一药物对同一疾病的治疗效果会有质的区别,寻找特定的生物标志物成为生物样本库的重要功能之一。临床生物样本的收集以往依赖医院检验科的小批量采集,检测所需的指标后即集中处理,无法进一步挖掘可用信息。生物样本库建立后,大批量的生物样本被集中储存、标准管理,能够满足需要大量临床样本的研究,尤其是种族、基因型、关键酶等在人群中的研究,结合高通量测序技术,在有需要时能够为研究者们节约时间、提高效率。

在收集了大量的生物样本后,没有信息转换的生物样本库建设的意义将不复存在。随着高通量测序技术的发展,分析测定的样本数变多,意味着生物样本库的规模更大、可供挖掘的信息更多,不能仅凭传统的人工记录、放置、分析、检测样本库内生物样本的情况,此时,信息化生物样本库显得尤为重要。信息化是生物样本库建设的核心要素之一,生物样本库需要高效率的信息化管理所收集的临床患者信息、样本信息、分析测定信息、患者随访信息、生物样本储存位置信息,以及依靠信息化对生物样本库进行实时监测其有无异常、低温冰箱是否处于正常工作状态。与人工管理、记录相比较,将信息化技术运用到现代生物样本库上更能节约时间、提高管理效率,储存的信息量更大,进行后续的数据分析、处理时也更为方便和智能。

信息化管理生物样本库有利于提高生物标本管理的规范化程度。从采集到入库生物样本库涉及的人员、环节均较多,在采集、运输、贴标签、获取样本信息等环节中极易出现差错,可能致使高质量的生物样本由于缺失有效信息而无法使用,对科研结果造成误差与失误,从而导致对患者疾病进程的诊断产生较大影响,极有可能错失治疗患者疾病的最佳靶点与新的研究问题。采用信息化管理可以弥补传统管理模式中的不足,对样本从采集到入库环节进行详细记录,同时电子设备上可及时接收到反馈信息,检测库中情况,减少出错率,提高管理水平与工作效率。

不同的生物样本库有不同的研究目的和使用方法,但它们都有一些共同点以供研究者们使用。如样本质量的可控性,建立 QA/QC 的质量控制方法;生物样本信息的完整性和准确性;样本库之间的交流性等。专业的科研机构并无法通过自身建立一套这样完整的系统,需要与专业的信息化公司进行合作,达到双赢。我国人口基数大,对各种疾病人群的研究均有充分的临床样本,在建立大型的生物样本库上虽然起步较其他国家晚,却有得天独厚的优势。现阶段,我们需要不断完善各个方面使其符合科学性的流程规范、存储规范、环境规范、数据安全规范、分类基础技术规范、使用规范,以及各个使用领域的技术规范、共享规范、国家标准规范等内容。测试分析生物样本库比临床生物样本库管理更侧重于测试分析生物样本的入库质量控制及后续仪器分析、化学分析时的方法学标准化管理和操作,因此对测试分析生物样本,在管理上应该更加侧重其纯度、保存、测试。对测试分析样本进行分析的过程离不开药剂学、药动学、生理学、体内药物分析、仪器分析等学科的支撑,测试分析样本库的建立与管理相较于其他样本库而言更加复杂,但其所包含的信息量更加准确,能够为体内药物过程的研究提供证据。

生物样本的采集都是经过患者知情并同意的,生物样本库均通过伦理委员会的伦理审核。近年来的疾病研究逐渐朝着样本库资源的数据研究进行,越来越多的事实证明生物样本库的建立是未来医学研究的重要一笔。

二、临床研究生物样本的采集与保存

(一) 采集前工作

采集临床样本不仅仅是从患者处获取样本的过程,也是需要严格的审查制度及准备工作的过程。随着国际上对伦理和道德的日益重视,任何一项临床试验开始前如需收集生物样本,需要事先确定临床研究方案,制订研究计划书,并准备好医学伦理审批与书面知情同意书。涉及人的生物医学研究应该遵从《赫尔辛基宣言》,涉及人类受试者的医学研究其基本目的是了解疾病的起因、发展和影响,并改进预防、诊断和治疗干预措施(方法、操作和治疗)。医学研究应符合的伦理标准是促进并确保对所有人类受试者的尊重,并保护他们的健康和权利。即使是当前最佳干预措施也必须通过研究,不断对其安全性、效果、效率、可及性和质量进行评估。了解拟采集的临床患者以及样本的生物安全性,建立样本采集的 SOP。完成以上工作后,准备好相关采集实验材料方可进行临床样本采集工作。

(二) 临床生物样本简介

临床生物样本的采集已经成为各大综合医院、科研机构必不可少的环节,包括从传统的检验科采指尖血化验到现在多部门(临床科室、检验科、感染科、病理科、手术室等)、多环节(采集、处理、运输、储存)相互合作共同建立生物样本库的一套完整的流程和"资源库"。

临床上最为常用的生物样本为血样,血样包括血浆、血清和全血,三者之中最为常用的为血浆。在某些情况下也可采用泪液、羊水、乳汁、汗液等其他与检测目的有关的样本。从患者处采集血样时,所经的科研项目需要通过专业伦理委员的审核,并由患者本人知情同意后方可进行采集。血浆通常来自加入枸橼酸钠等抗凝剂的全血离心取上层清液获得。血清是在血液中的纤维蛋白、凝血因子 I 的影响下导致血块凝结而析出,离心后取上层清液获得的。静脉血作为最常采集的标本,真空采血法是最好的静脉血采集技术。采集静脉血的首要注意事项是避免溶血,采集抗凝血时应选择适当的抗凝剂,一般使用的 2 种抗凝剂为 EDTA-Na$_2$ 和枸橼酸钠。血液抽入抗凝管后,180°颠倒后均匀 5~10 次,动作必须轻柔。当需获取的样本为血清样本时,需要使用非抗凝管采血,血样标本于 22~25℃(室温)静置 15~30 分钟可自发完全凝固。血浆样本采集也需使用抗凝管采血,采血后立即180°轻柔颠倒混匀5~10次,数分钟内离心分离血浆。注意当血清样本/全血样本是用于RNA检测的样本时,应使用含有RNA稳定剂的采血管进行采样,特别是用于RNA转录子检测的样本,必须使用含有RNA稳定剂的采血管。血浆标本适用于内分泌激素、血栓和止血检测;全血标本可用于提取DNA、核酸制备、临床血液检查,例如血细胞计数和分类、形态学检查等;血清标本多适用于临床化学和免疫学检测。经处理后的血样应及时放于相应的储存温度下,并建立样本信息表,统计每个样本的病例信息,未经允许不得擅自泄露患者隐私,所有信息与数据仅能用于科学研究。血浆的长期储存温度为$-80℃$,避免反复冻融。

当研究内容涉及代谢组学时,尿液和粪便的样本采集显得尤为重要。体内药物的清除主要通过尿液排出,药物以原型或代谢物的形式排出。药物在体内的吸收、分布、代谢、排泄过程可以通过检测尿液中的参数进行监测,根据监测结果即可合理调整药物剂量、剂型等。尿液较血样相比,患者受损较小,采集较为便捷,但尿液中的药物浓度、代谢物变化较大,因此需要采集一段时间内的尿液,对体积及其中的待测物浓度进行测量,计算AUC。但由于肾小球滤过作用、重吸收等因素的影响,血液与尿液中的药物浓度呈现出的相关性波动较大。此外,与血样相比,尿液的采集具有需要固定间隔时间进行、排尿时间较难主观控制及不易完全采集等特点。对粪便进行采集可以很好地分析肠道菌群的活性及利用微生物基因组学——"人类第三套基因"进行分析。

除血样、尿液较为常用外,唾液也是临床样本的常用选项之一。临床生物样本的共同特点就是需要便于利用样本中的信息反映浓度与药物效应之间的关系。获得的途径也必须简便,便于处理,适合于分析。因此,唾液作为获得途径最简便的生物样本,受损最小的特点使它成为新的检测药物浓度的生物样本。虽然唾液中的药物浓度一般较血药浓度低,但某些药物如苯妥英钠、地高辛的唾液药物浓度与血药浓度相当,因此可以优先选择测定唾液药物浓度进而推断血药浓度。唾液的采集方式一般是清洁口腔后的15分钟收集口腔内自然流动出或经舌在口腔中搅动后流出的唾液,以2 000~3 000r/min的速度离心5分钟后取上清液,进一步处理后备用。

目前免疫组化技术在临床研究中已成熟应用,组织样本也是科学实验的重要原料。组织样本分为新鲜组织标本和石蜡包埋组织标本。新鲜组织标本包括手术和活检组织标本,其一定是在不影响病理诊断取材需要的前提下进行采集的。通常在肿瘤组织、癌旁组织和正常组织进行标本的取材,采集肿瘤组织时应尽量确保肿瘤组织没有坏死。配对的"癌旁组织"的选择为距离癌灶边缘3cm范围内的组织样本;配对的"正常组织"应选择距癌灶边缘5cm以上或距癌灶边缘最远端(或手术切缘处)取组织样本,并注明距离。对于空腔器官如食管、肠、胃等,"癌旁组织"和"正常组织"均应采集相应部位的"黏膜组织"样本。

常见的临床生物样本如图7-1所示。

(三)采集临床生物样本

在正式用于科学实验前,我们需要进行患者的准备工作,标本的采集、储存、运送、送

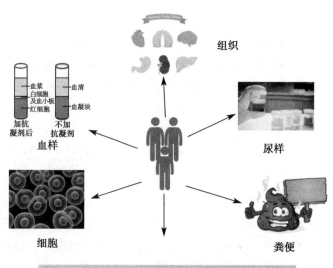

图 7-1　常见的临床生物样本

出与签收、处理和制备工作。通过本节我们将详细介绍生物样本的采集工作。采集生物样本用于现代肿瘤的程序性研究,需要解决与采集患者样品等直接相关的任务。最重要的要求是在临床上构建高效的工作流程以进行采集,采集高质量的生物样本以便临床使用。这项工作的完成需要各部门合作和参与,不但包括人员与人员之间的配合,还包括信息技术的完善、生物信息学工具的使用。生物信息学的发展对于现代综合医院需要多部门协调的样本采集与样本库的建立工作起到不可忽视的推动作用。目前普遍采用的标准样本采集流程为确定采集方案后,由护士搜索或创建患者基本信息记录,签署知情同意书(为了节约时间也可获得电子知情同意书),输入患者数据后通过医院的电子病历系统自动保存进患者采集信息库。由样本采集专员下载好样本信息后,进行审查,并发送至相关科室预约采集时间,准备收样器材,进行采集。采集过程中的生物安全防护及防污染也同等重要。传递回样本库后,由专员核对贴上标签后入库。其中知情同意书需要通过伦理审核后,采集计划由样本库专职人员与临床各科室一同制定,并选择 1 名科研助手每次采集样本时负责知情同意书的签署,一式三份,由生物样本库、临床科室、患者分别留存 1 份。

血样的采集通常为患者入院的第 2 天清晨,在前 1 天晚上已签署好知情同意书后,确保患者为空腹状态后由值班护士抽取外周血。如需细分血浆、血清、全血等标本时,应尽快从全血中离心分离出血浆、血清,一般最迟不超过 24 小时,分离后再进行冷冻保存。肿瘤标本、组织标本在手术中由主刀医师切除后,分别装入已编号并贴好标签的冻存管中,旋紧盖子。取肿瘤组织和癌旁组织时,要明确取材部位,保证取材结果的准确性,采集后的生物样本需要严格按照生理学分类标准用专用不同型号的冻存管或离心管保存,长期保存前需确认冻存管盖子已拧紧,离心管已盖好安全扣。每个对应的样本需贴上对应的标签。标签所涵盖的信息有年份日期、样本编号、样本类型/样本细分/取材部位、保存方式、与电子信息数据库直接相联系的条形码或二维码。根据分类放入对应的冻存盒中,按照其在样本库中的位置进行编号,标记好其在样本库中的所属类别。这种采集入库的方式能够集样本的收集和信息查询为一体。

尿液、粪便的采集需要提前准备好足够用于收集的采样管,并提前贴好标签交给患者。转交前应有专门的医护人员告知患者采集量、采集时间、样本保存方式等。由于尿液、粪便中的代谢物情况较为复杂,如需用尿药浓度推测血药浓度时需要在采集后进行质量控制检查,确保本次采样的有效性。

活体组织病理诊断是外科疾病诊断的金手指。组织样本的采集过程为由护士交予主刀医师患者的知情同意书,在术中对患者的肿瘤组织进行治疗手段的切除,再进行样本的取材。手术中取出的标本可以用盐水纱布暂时包裹,然后手持止血钳轻轻钳夹组织。针对较大的组织,将盐水纱布覆盖在组织表面,防止组织干燥。若手术时间在 2 小时以上,在手术室中就需要按照以下步骤进行管理:①配制甲醛溶液,0.1L 甲醛与 0.9L 注射用水混合,然后进行灭菌。甲醛溶液具有较强的固定性和渗透能力,防腐能力好。手术中使用加入甲醛的由环氧乙烷灭菌的一次性标本袋放置组织。②巡回护士将标本放在标本袋中,详细标注患者信息,固定液量视保存时间而定,保存时间较长可多放保存液,一般为组织的 5~10 倍。此外,还可以在 0~4℃ 冰箱中存放,效果较好,而且标本的成分也不会改变,毒副作用较小,是临床保存病理标本的好方法。

(四)采集后样本的运输与储存

实验样本采集前的质量控制确保样本采集过程中的最小损耗与最大采集效率。采集后需要运输到样本库中长期储存,运输与储存过程也会影响样本的质量。从人体中取出的生物样本一般处于动态平衡中,但这种平衡只代表取样时,由于生物样本含有丰富的酶,使样品处于不断变化中,取样后的最佳状态是能立即分析,如需长期保存可以采取措施使样本恢复到平衡状态,如加入有机溶剂处理、调整 pH、组织可采用石蜡包埋、控制温度如-80℃ 等方法。运输与储存过程均需由负责样本库的专员进行,并仔细核对标签信息与样本信息是否相符。

血浆、血清、全血等样本长期入库保存之前,需要血清、血浆作为分析样本时,如不预先从血样中分离,超低温冷冻容易引起细胞溶解,阻碍后续的血清、血浆分离,测量药动学数据时溶血会引起药物浓度的变化。尿液的主要成分是水、尿素和无机盐类,这是细菌生长的最佳液体环境,所以尿液的运输、储存过程要防止细菌污染,最好在采集后能立即测定;如需收集 24 小时或者更长时间的尿样或不能立即测定时,应及时放置在 4℃ 的环境中保存,最好不要在室温情况下保存;如特殊情况下需要在室温保存,则需要加入防腐剂。放入样本库中需冷冻储存。

1. 冷冻储存　采集生物样本后,若短时间内就进行分析,可置于 4℃ 冰箱内暂时冷藏存放;当确定为长时间入库保存后,应将样本冷冻储存,储存温度一般为-20℃ 或-80℃。但仍有部分学者认为即使这样也不能保证样品不起一点变化,-80~-40℃ 保存样本的完整性比-20℃ 要强。在采集样品不能及时处理的情况下,可以先将样本置于冰上,防止其中的某些产物或蛋白等物质降解,稍后再放入低温冰箱中进行冷冻储存。在冷冻储存时也可在样品中加入冷冻剂,以保护样本在快速降温过程中受损最小和冷冻效果达到最佳。需要特别注意的是,当冷冻储存的样品需要进行分析测定时,需要完全解冻,并要避免冷冻—解冻—冷冻的反复冻融过程,解冻完后及时处理完,否则会引起其中某些成分的变化。如果每次不需要整个样本进行分析测定,可以在采集时采用分装的方式,每次取出时只需取出其中一部分,这样既避免反复冻融又能够进行样本分析。

2. 加入防腐剂或改变生物样本的 pH　前面提到尿液的组成成分导致其是细菌生长的黄金培养基,当采集尿液作为生物样本时,防止细菌生长是最主要的任务。在尿液中加入防腐剂如甲苯、三氯甲烷等或某些无机酸、碱可达到抑制细菌生长的效果。加入的防腐剂应不影响测定或不与尿液中的某些组成成分发生化学反应,这需要通过实验验证,以控制样本质量。

(1)甲苯:每 100ml 尿中约加入 1ml,充分振荡均匀,也可加在尿液表面使其形成一层薄层。

(2)三氯甲烷:于尿液中加入少量三氯甲烷,摇匀使其饱和,瓶底留下少量三氯甲烷。

(3)无机酸、碱:加入无机酸、碱能改变尿液的酸碱度,也可以抑制细菌生长,加入酸、碱的量和所需调整的 pH 可以根据下一步的研究目的决定。

3. 加入稳定剂　生物样本中的药物可能受到样品中的活性酶的作用、空气的氧化作用、细菌和真菌等微生物污染,因此将生物样本长期储存进入生物样本库时需要加入稳定剂如酶抑制剂、抗氧化剂等,使样本稳定、待测药物浓度等稳定。

4. 加入酶抑制剂　绝大多数生物样本需要测定血药浓度,药物容易受血浆中的酶的持续作用,从而发生降解反应。例如生物样本中的普鲁卡因、红霉素、阿糖胞苷、丙酸等药物容易被样本中的血浆酯酶、胞嘧啶核苷脱氨酶(cytidine deaminase)降解。因此,当需要测定分析这些药物的血药浓度时,需要加入酶抑制剂,如有机磷、烷化剂、氟化钠、三氯乙酸等,用于抑制酶的活性,避免药物被降解。

5. 加入抗氧化剂　阿扑吗啡与大多数儿茶酚类一样,具有邻苯二酚结构,容易被空气中的氧气氧化,产生醌类,如果生物样本直接在−15℃储存,仅能以稳定的药物形态保存 4 周。但若样本采集后立刻加入维生素 C 或其他抗氧化剂,可以使阿扑吗啡稳定 10 周。还有其他容易被空气中的氧气氧化的药物如酚类、烯醇类、芳胺类、吡唑酮类、噻嗪类药物,当需要测定这些药物的血药浓度时均需加入抗氧化剂,以免药物氧化降解。

第二节　测试分析生物样本管理

本章前面提到过采集生物样本、建立生物样本库的目的和使用手段多种多样,根据研究目的不同可建立不同的生物样本库。用于临床研究的生物样本库对患者病程、预后的预测,肿瘤组织的分析,寻找最新治疗靶点发挥基石作用。疾病的治疗绝不仅仅局限于了解病程、分期、手术切除,还包括精准治疗、制订个体化治疗方案。药物疗效的好坏是影响疾病治疗的很大一部分原因,药物的体内过程有 4 个阶段,即吸收(absorption)、分布(distribution)、代谢(metabolism)及排泄(excretion)过程,简称为 ADME 过程。外源性化学物质的代谢和排泄合称为消除,吸收、分布、代谢和排泄过程可能同时发生。仅凭临床生物样本的处理无法准确得到药物在体内的吸收代谢等情况,因此,用以分析药物体内情况的测试分析生物样本库的建立显得尤为重要。除此之外,不仅仅医学上需要建立测试分析生物样本库,其他领域利用样本进行测试分析也是一项有力的技术手段。在环境学领域中,对河水以及土壤样本的采集能有效监管环境的污染程度及确保水质的洁净;在刑侦办案过程中,对吸毒人员采用人体生物样本分析技术如体液分析技术、毛发分析技术、呼吸气体分析技术能快速甄别其中是否含有毒品成分。由此可见,精确的测试分析生物样本成为我们日常生活中棘手问题的解决方案之一。

采集生物样本在药学领域最普遍的应用就是进行药物分析及体内药动学分析。药品是特殊的商品,药品质量的优劣影响其有效性和安全性,关系到用药者的健康和疾病治疗情况。制定统一的药物质量控制标准与方法能够更好地推动药品质量的提升,由此衍生出各种各样的测试分析方法,如薄层色谱法、气相色谱法、高效液相色谱法、质谱法等。药物分析是保证药物质量的重点和关键,在药品的研发、生产、临床疗效的判断上均离不开测试分析过程。测试分析生物样本库的建立不仅包括样本的保存,更为重要的是精密仪器如高效液相色谱仪、质谱仪等对样品进行检测后获得可供分析的数据的保存。随着这些高精度的精密仪器的不断发展,体内药物分析应运而生,成为研究药物在体内过程的有力手段,为改进药物疗效提供可靠依据。在本节中将为大家介绍测试分析样本的采集、质量控制、分析方法、仪器的使用等,这是测试分析生物样本库合理应用及管理规范化的重要章程。

一、生物样本采集后的前处理方法

进行测试分析生物样本,体内药物分析是最重要的技术手段。体内药物分析能够有助于药物的实验室研究、质量控制及临床合理利用。但由于生物样本中含有的脂肪、蛋白质、不溶性颗粒等杂质会污染分析仪器、堵塞色谱柱,生物样本大多不能直接用精密仪器进行分析,故需要进行前处理方可进行仪器分析。用于体内药物分析的生物样本大多具有样品量少,不易重新获得;样本复杂,干扰杂质多,而待测药物组分是微量的;工作量大,测定数据的处理和阐明有时不太容易的特点。药物在体内以多种形式存在,有原型药也有结合型药物,有代谢物还有缀合型药物,因此正确地进行预处理后进行测试分析显得尤为重要。分析样品的种类大致分为血样、尿液、粪便、细胞、组织、其他各种体液等,我们需要根据不同的样品特点进行预处理。血样、组织样本中含有大量的蛋白质,就需要去除蛋白质后提取;尿液中的药物大部分为缀合型,需要使用酸或者碱使其水解。预处理样品依据的一般原则是根据待测目标药物的稳定性、测定的目的和浓度范围,以及目标待测药物的理化性质,如脂水分配系数($\log P$)即药物的亲脂性、亲水性,药物的解离常数(pK_a)即当溶液中的药物离子浓度和非离子浓度完全相等,即各占 50% 时溶液的 pH。这些理化性质均会影响测试分析时流动相的选择及提取 pH 的选择。血样预处理方法有蛋白质直接沉淀法,提取纯化方法有液液萃取法、固相萃取法,这 3 种为常用的前处理方法(图 7-2)。

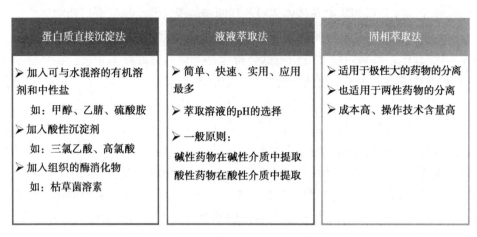

图 7-2 生物样本采集后的常见前处理方法

(一) 蛋白质直接沉淀法

生物样本进行前处理的最主要的目的就是去除蛋白质,并对待测药物进行分离、纯化、收集。去除蛋白质主要分成两部分:首先使待测药物从结合的蛋白中释放出来,然后将蛋白质从生物样本中除去。目前常用的去除蛋白质的方法是在生物样本中加入可与水混溶的有机溶剂和中性盐,如甲醇、乙腈、硫酸铵;还可以加入酸性溶剂,如三氯乙酸、高氯酸;加入组织的酶消化物,如枯草菌溶素。这些试剂均可使蛋白质沉淀析出。

1. 有机溶剂沉淀法 加入与水相混溶的有机溶剂,可以促使蛋白质分子内和分子间的氢键发生变化从而使蛋白质发生凝聚,将与蛋白质结合的药物释放出来。甲醇、乙腈、乙醇、丙醇、丙酮都是常用的水溶性有机溶剂。当含有药物的血样与水溶性有机溶剂的体积比为 1:(1~3)时,就能将 90% 以上的蛋白质除去。

2. 加入酸性沉淀剂 加入强酸后,当样品溶液的 pH 低于蛋白质的等电点时,蛋白质以阳离子的形式存在,此时加入强酸,可以与蛋白质阳离子形成不溶性盐而沉淀。常用的强酸有 6% 高氯酸、10% 三氯乙酸、硫酸-钨酸。含有待测药物的血清与强酸的比例为 1:0.6 混合,10 000r/min 离心 1~2 分钟,也可以去除 90% 的蛋白质。但需要注意的是由于加入的是强酸,使得上清液呈酸性(pH 0~4),在酸性条件下易分解的药物不宜使用本法。

3. 加入中性盐 加入氯化钠、硫酸铵等中性盐不仅能使溶液中的离子强度发生变化,而且中性盐的亲水性比蛋白质强,高浓度的盐离子可以与蛋白质胶质粒竞争水化膜,使蛋白质脱水;并且氯化钠等中性盐都是强电解质,能够抑制蛋白质解离,蛋白质的表面电荷减少而失去胶体性质。中性盐的这些特性让它能够使蛋白质通过不同原因或脱水或失去胶体性质而沉淀。

4. 加入组织的酶消化物 在组织样本中加入具有高度催化活力的蛋白水解酶,在合适的理化条件下如水浴等一段时间后,能够有效水解生物蛋白,使组织样本液化,离心后与蛋白结合的药物释放到上清液中。这种方法能够避免在酸性或高温条件下不稳定易分解的药物降解,能够明显改善蛋白结合率高的药物如苯妥英钠等的回收率,且操作简便,使用有机溶剂进行进一步的萃取时不会出现乳化现象,用 HPLC 进行仪器分析时不用再进行过多的纯化工作。常用的酶消化物有枯草菌溶素,它是一种细菌性碱性蛋白分解酶,在 pH 7~11 均可使蛋白质的肽键降解,不仅使组织酶解,也能使药物析出。具体的操作方法是在待测的组织样本中加入 pH 10.5 的 Tris 缓冲液及酶消化物,在 50~60℃(此温度为酶发挥最大活力的温度)水浴 1 小时,用玻璃棉进行过滤,得到澄清溶液,可供后续测定药物浓度使用。

(二) 液液萃取法

将生物样本中的蛋白质等除去后,就需要从样品中提取分离纯化药物,提取方法可以分为液液萃取法和固相萃取法 2 种。大多数药物是脂溶性药物,用适当的有机溶剂溶解能够远远大于其在水中的溶解度,但由于血样、尿液中的组成成分有大量的水,并且绝大多数内源性杂质是溶于水相的强极性物质;因此,用有机溶剂进行萃取的方法能够一次性去除大量的内源性杂质并将药物提取出来,进行浓缩后作为分析用样品。

液液萃取技术是利用样品中的不同组分分配在 2 种不同的混合溶剂中时的溶解度或分配比不同来达到分离、提取或纯化富集的目的。溶剂的选择是液液萃取法成功的决定性因素,除此之外还有有机相与水相的体积比、水相的 pH。有机溶剂选择正确能够提高提取效率与选择性、后续操作的简便性。主要是根据相似相溶原则,极性化合物易溶于水,具有亲水性;非极性化合物易溶于非极性溶剂中,具有亲脂性。药物的亲水性基团越多,其亲水性越强;疏水性基团越多,其疏水性越强。即要求所选的有机溶剂对待测药物的溶解度大,与水互不相溶。其次,好的萃取有机溶剂应该要满足沸点低、易于浓缩去除、不易形成乳化物。水相 pH 的选择需要考虑到药物的 pK_a,当 $pH = pK_a$ 时,有 50% 的药物以非电离形式存在。因此,碱性药物要低于其 pK_a 1~2 pH,酸性药物要高于其 pK_a 1~2 pH,抑制其解离,使药物主要以分子形式存在,易被有机溶剂提取。大多数药物可以归类为弱酸性或弱碱性,加入相应的碱或酸可以使其转变为中性盐溶于极性溶剂中。在实际工作中,往往是在 pH 偏高的环境下提取。这是因为多数药物为亲脂性的碱性物质而体液中的内源性干扰物质多为酸性,所以在碱性条件下内源性物质不易被同时提取。液液萃取法的一般原则可以概括为碱性药物在碱性介质中提取,酸性药物在酸性介质中提取。

(三) 固相萃取法

固相萃取法(solid phase extraction,SPE)是液固提取中最常用的液固提取方法,基本原理是基于液相色谱分离的快速有效的样品预处理技术。固相柱中的填料通常为硅胶、氧化铝、化学键合相等,固相柱的形状为子弹形、针筒形。固相萃取法的基本过程是将生物样本的溶液形式通过预先填充好固定相填料的微型小柱,待测组分通过不断吸附、分配、再分配、化学键合等过程被截留在固定相上,再加入适当极性的溶剂洗脱,最终达到分离、净化、富集不同组分的目的。固相萃取法也可分为 2 种不同的洗脱方式,一是将待测物质保留在固相填料上,其他干扰杂质随着洗涤剂洗出,随后用相应的小体积洗脱剂洗脱待测物质;二是杂质与固定相之间的亲和力更强,被保留在固定相上,药物被洗脱剂直接洗脱。将待测物质保留在固定相填料上为常用的洗脱方式。

二、生物样本的分析方法

此前介绍的生物样本预处理方法都是为了对样品进行测试分析,目前常用的测试分析样本的分析方法有光谱分析法,如比色法、紫外分光光度法、荧光分光光度法;色谱分析法,如高效液相色谱法,其检测器包括紫外检测器、荧光检测器、电化学检测器、质谱检测器、蒸发光散射检测器;气相色谱法,其检测器包括,如氢火焰检测器、氮磷检测器、电子捕获检测器、质谱检测器(图 7-3)。其中色谱分析方法是目前大多数生物样本经预处理后最常使用的方法。

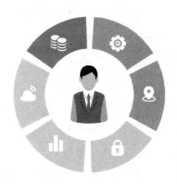

光谱分析法

比色法、紫外分光光度法、荧光分光光度法

色谱分析法

高效液相色谱法(紫外检测器、荧光检测器、电化学检测器、质谱检测器、蒸发光散射检测器)、气相色谱法(氢火焰检测器、氮磷检测器、电子捕获检测器、质谱检测器)

图 7-3　生物样本分析方法

设计合理的分析方法,首先要明确分析方法设计的目的与要求,但对于药学专业而言,生物样本中的药物浓度是决定分析方法设计和建立的主要因素。由于生物样本具有样品量少、所含的药物及其代谢物均少的特点,故不适合通过增加进样量而提高检测灵敏度,因此根据所需的检测限和选择性选择合适的分析方法对于测试分析样本而言尤为重要。药物及其体内活性代谢产物与其他分析样品不同,分析药物及代谢物的浓度不仅需要了解理化性质,还需要了解药动学参数、体内代谢情况。其次要检索文献了解待测物质的特性,应仔细阅读前人的研究成果,找出待解决的问题、测试方法使用的局限性和待改善的难点;若是暂无文献报道的药物,可以根据其理化性质对比与其相似的参考药物进行分析方法的设计和建立。最后要了解实验室具有的设备和条件,方法建立后最终要回到实际操作,实验室的平台和仪器拥有情况需要事先调查好,以免选择实验室无法提供的实验仪器。

三、生物样本分析方法建立的一般步骤

实验分析方法的设计和建立是进行测试分析的第一步,完成分析方法的建立后还需

要进行一系列的实验工作,探究方法设计是否是最佳实验条件及是否能够测定待分析样品。通过包括以下 4 个步骤:

(一) 以纯品进行测定

取待测药物及其活性代谢物的纯品适量,按设计的分析方法进行测定,求得浓度与测定响应值的关系,进而对线性范围、检测限、灵敏度、最适 pH 进行选择。

(二) 以处理过的空白样品进行测定

空白生物样本按照设计的预处理方法进行处理,测定空白值或色谱图,空白值的高低或色谱图的情况能够展示分析方法的灵敏度和专属性,应该尽量将空白检测值降低,在色谱图中不应出现规定的质峰,而无法用现有的预处理方法除去的内源性杂质峰应该使其与待测物目标峰完全分离,否则会影响待测物测定结果准确性。对空白样品的测定是分析方法是否具有可行性、高效性的重要检测环节,若不符合预期结果应当改进分析方法。

(三) 回收率测定

在对处理过后的空白样品进行测定后,应添加标准品后按设计的分析方法进行测定,根据实验数据求得回收率,以了解实验方法的提取回收率、最低检测限,并建立标准曲线。如果采用的是色谱分析法,内标法为最常用的方法,在进行分析前应选定合适的内标物,再进行回收率的测定。

(四) 实际样品测定

在经过前 3 个步骤后,便可基本确定设计的测定方法是否基本符合该待测样品的测定,但仍然只是进行实际样品测定前的准备工作,不能完全说明该测定分析方法完全适合样品测定。药物的体内吸收、分布、代谢、排泄是复杂的,在设计实验时需考虑药物的体内实际过程,才能避免出现系统错误。对于特定的药物,也可采用专属性强的测定分析方法。

四、生物样本分析方法的验证内容

使用拟定的测试分析方法分析生物样本后,尚未完成测试分析生物样本的分析过程,还需对分析方法进行验证,验证内容包括以下几个方面。

(一) 标准品的称量对比

标准品的使用过程需要注意的是包装或说明书上必须注明纯度和有效日期,此外由于药物在体内代谢会产生很多活性代谢产物,如果需要同时分析代谢产物,还需要证明标准品中没有包含代谢产物。一般情况下标准曲线和质控溶液使用的标准品需要分别称量配制(如果能证明这 2 次称量结果相等,可以只用 1 次称量来配制标准曲线和质控溶液,内标溶液只要称量 1 次)。

(二) 标准曲线

标准曲线至少由 6 个点构成,通常每个分析批只需要 1 条标准曲线(标准曲线在批前进样 1 次,在批后再进样 1 次;如果方案中需要,每批也可以用 2 条标准曲线)。标准曲线的接受标准一是至少要75%的浓度点,最少6个浓度点偏差在±15%以内(LLOQ在±20%以内),并且在此范围内的点是不能去除的;二是线性拟合必须用最简单的模式($y=ax+b$),大多数需要用到加权法,如$1/x$或者$1/x^2$。

(三) 过载效应(carry-over)

对于分析方法的方法学验证中必须考察过载效应。过载效应的验证方法是每个分析批中的标准曲线最高点或者质控最高点后面需要加空白样品或者试剂空白或者流动相空白。待测物的过载效应指空白样品在待测物通道中的保留时间上的峰面积,接受标准是其峰面积应不高于LLOQ样品中待测物峰面积的20%;内标的过载效应指空白样品在内标通道中的保留时间上的峰面积,接受标准是其峰面积应不高于LLOQ样品中待测物峰面积的20%。

(四) 选择性

无论何时,用于方法学验证的基质应与待测样品的基质一致。基质应该考察其内源性物质对待测物的干扰。分析方法的选择性验证方法为准备6个不同个体的空白基质,另准备6个不同个体的空白基质加上内标。接受标准为待测物保留时间上的峰面积≤20% LLOQ中待测物的平均峰面积;内标保留时间上的峰面积≤5%的内标的平均峰面积。

(五) 提取回收率

提取回收率实验一般采用3个浓度水平,即准备重复的低、中、高3个QC,另准备用溶剂配制的3个与低、中、高QC相同的溶液,两组在同一分析批进样,计算待测物和内标的平均峰面积。以基质配制的QC面积作为分子,以溶剂配制的QC面积作为分母,进行提取回收率的计算。提取回收率没有统一的接受标准,但QC测得浓度的CV应该≤15%。

(六) 稳定性考察

测试分析生物样本涉及多种步骤,因此应考察仪器的稳定性。样本往往不能一次性完成测试,根据实际工作情况,对分析方法的稳定性考察包括对自动进样器、提取、长期、短期、冻融、储备液在室温中、储备液长期稳定性的考察。以下介绍几个稳定性的定义和接受标准:自动进样器稳定性考察的接受时间限度是决定在一定的时期内样品能够重进样的标准;提取稳定性是决定提取后的样品在冰箱中放置多长时间还可以进行分析的依据;短期稳定性设计用来评估样品室温放置在工作台上一定时间的稳定性。接受标准为3个重复的QC样品的平均浓度在配制浓度的≤±15%,且CV≤±15%。

五、生物样本分析方法常用仪器及检测方法介绍

对生物样本进行测试分析的最关键的一步在于选择实验仪器,目前普遍采用的分析方法是色谱法,其中高效液相色谱法和气相色谱法及其联用为测试分析生物样本的最常用的方法。仪器的灵敏度、精确度、准确度往往决定结果的误差,因此测试分析生物样本库最为重要的是仪器的使用及管理,下面将进行简单介绍。

（一）高效液相色谱及其联用技术常用仪器

高效液相色谱法采用高压输液泵将液体流动相泵入色谱柱中,因此高效液相色谱法又称为"高压色谱法",待测生物样本由流动相带入色谱柱内,待测生物样本中的不同组分由于其对固定相与流动相的吸附能力、分配系数、化学键合能力不同而分离。高效液相色谱法除有高压泵外,还有高速的液体流动相、超高的分离度,这"三高"使它成为高效的液相色谱法。高效液相色谱法也分为液固吸附色谱法、液液吸附色谱法、化学键合相色谱法。近年来化学键合相色谱法中的反相键合相色谱法的应用较多,是高效液相色谱法的最主要的分析手段之一。

反相键合相色谱法采用的键合固定相的极性小于流动相的极性,适用于非极性、极性及离子型化合物。反相键合相的表面通常采用十八烷基(C_{18})、甲基、苯基等,其中最常用的是十八烷基即 C_{18} 键合硅胶(ODS)。它是利用十八烷基硅烷试剂与硅胶表面的硅醇基经多次反应生成的键合相,适用于多种类型的化合物,并且具有稳定性好、分离度高、易于梯度洗脱的优点。但需要注意的是流动相的 pH 范围需要为 2~8,否则会引起硅胶溶解。

随着色谱技术的发展,高效液相色谱法的发展也更加完善,联用技术在原有的基础上更大地提高了效率,尤其是液相色谱-质谱联用(LC-MS、LC-MS/MS)等。它结合液相色谱法的高效分离能力及质谱法的高灵敏度和专属性强的特点,能够满足生物样本杂质多、样品量少的特点,已经成为目前测试分析样本的强有力的工具之一。LC-MS 联用后样品前处理简单,一般不要求水解和衍生化处理,仪器组成主要是高效液相色谱仪、接口装置和离子源、质量分析器。

（二）气相色谱法常用仪器

气相色谱法(gas chromatography,GC)是指以气体作为流动相的色谱方法,常用的气体有氦气、氮气、氢气等。因此,气相色谱法主要用于分析可挥发、具有热稳定性的样品,沸点一般不超过500℃。这也是气相色谱法比液相色谱法具有局限性的原因,大多数物质可溶于极性相似的流动相,但无法气化。但气相色谱法在测试分析样品中也是非常重要的分析手段。

气相色谱法又可分为填充柱气相色谱法和毛细管柱气相色谱法。填充柱气相色谱法的色谱柱又可以称为分离柱,是填充了色谱填料的内部抛光的不锈钢柱管。不同于高效液相色谱法,物质的分离度主要取决于其在流动相和固定相间的分配系数不同,气相色谱法中流动相的种类选择较少,因此气相色谱法的分离性主要取决于固定相的选择。填充柱气相色谱法又分为气-固色谱法和气-液色谱法。气-固色谱法的固定相一般为固相吸附剂,由于固相吸附剂表面吸附能力的差异达到对待测物质进行分离的目的,常用的固相吸附剂主要有硅胶和氧化铝。气-液色谱法分离待测物的原理是根据其在气相与液相(固定相)间的分配系数不同而达到分离。气-液色谱法的固定相为涂渍在惰性多孔固体基质(载体或担体)上的液体物质,也称为固定液。担体用于支撑固定液,需要有以下几点特性:①一定的机械强度;②足够大的表面积;③化学惰性和热稳定性;④足够的空隙结构;⑤较好的浸润性。

第三节 遗传资源样本管理

人类遗传资源是指含有人体基因组、基因及其产物的器官、组织、细胞、核酸、核酸制品等资源材料及其产生的信息资料,是开展生命科学研究的重要物质和信息基础,具有不可复制性。

近年来,生物科学技术飞速发展,其中基因测序技术已经获得巨大的突破,这一切推动依赖人类遗传资源样本的医药科学技术的创新。人类遗传资源已经成为当今时代国家科学技术的重要战略资源,为当代医药科学进步、保障国民健康发挥了巨大作用。同时,我国幅员辽阔,是一个遗传资源非常丰富的大国;由于我国各民族生活习惯和文化教育背景的差异,从遗传学的角度来讲,我国的相对隔离人群最多,这使得家系遗传基因资源最为纯正,与美国这类移民国家不同,我国的遗传资源是人类遗传资源中不可多得的宝贵材料。在这样一种背景下,依法加强对人类遗传资源的保护和利用对于促进我国生命科学事业的创新与发展、保证我国国民健康、提升我国科学卫生事业的建设水平,以及维护国家安全均具有十分重要的意义。

一、国内外遗传资源样本管理概况

(一)国际遗传资源样本管理概况

人类遗传资源库的建立、保护和利用已经有 30 余年的历史进程,全世界范围内有 60 多个国家与地区,以及国际人类基因组组织(HUGO)伦理委员会、联合国教科文组织(UNESCO)、世界卫生组织(WHO)等国际组织都表现出对遗传资源样本库建立、保护和利用的高度重视。它们制定了许多相关的法律规范以期对人类遗传资源样本库的各个方面进行规范,以保障遗传资源样本的规范保存和合理利用。

以美国为例,美国卫生部门及公众服务部门相继出台《在研究用于存储的数据和组织的若干问题》《人类组织用于医学目的的基因突变的保护原则》,美国国立卫生研究院专门出台《生物材料转移协议》等规定。其中《生物材料转移协议》是当前美国管理的主要法律依据,该协议由各科研机构、研究公司、大学、医院等各科研单位联合讨论制定,决定了在人体组织材料转移和使用过程中所产生的权利与义务。对人体基因资源的保存、转移、研究开发等各个方面,美国食品药品管理局(FDA)建立起了完善的行为框架,以便对涉及医药科研方面的各人类遗传资源,包括对人体细胞、组织及器官的保存、移植、开发和利用的相关方面进行合理的规范保护、监督及管理。

英国方面也出台了《人体组织法》和《人体组织(人体应用质量和安全)条例》。与此同时,英国卫生部还成立了人体组织管理局,以实现对人体遗传资源样本收集、保管和利用方面的规范性。这 2 项法规是英国对人体细胞、组织及器官等人类遗传资源材料进行管理的主要法律依据。各相关科研单位在进行人类遗传资源的相关活动时，无论是采集、保存，还是利用方面都要受到法规的约束与指导。

与我国同样作为人类遗传资源最丰富的国家之一的印度也出台了一系列政策指南以规范在人类遗传资源方面的保护利用。在对于人类遗传资源的采集、保护和利用方面，印度面临的问题十分严峻和紧迫。虽然印度是人类遗传资源最丰富的国家之一，但同时印度也是遗传资源流失最严重的国家之一，在人类遗传资源样本方面的忽视为印度带来极大的科研材料和经济效益的损失。近年来，印度已经出台了一系列相关指南以指导和规范人类遗传资源样本的规范采集、保护和利用。在涉及人类遗传样本的伦理政策方面，印度也成立了国家伦理学委员会。在人类遗传资源样本方面，印度政府已经开展了大量的工作，以保护本国的人类遗传资源样本，达到对人类遗传资源的合理保护利用，这对印度涉及人类遗传资源的科研建设与社会经济效益起到了极大的保护作用。

（二）我国遗传资源样本管理概况

我国很早就意识到遗传资源样本管理的重要性，早在1998年6月中华人民共和国科学技术部及卫生部就共同制定了《人类遗传资源管理暂行办法》，这是我国出台的第一部在遗传资源样本管理和保护方面的规章制度。同时，我国还建立了人类遗传资源管理办公室，对我国的人类遗传资源样本的收集、储存、利用，以及国际交流和合作进行监督和管理。

然而，我国于1998年制定的《人类遗传资源管理暂行办法》还有诸多不足之处，主要不足之处在于其所设定的保护措施属于事后惩罚性，但是对于预防性的保护方法却不够积极。大多规定属于原则性的讨论，但是缺乏有现实性的讨论，具体的操作规范方面还有待讨论与补充。为了进一步促进我国人类遗传资源的保护和利用，使我国的人类遗传资源真正发挥其社会效益及经济效益，我国又于2005年4月在北京举办了《人类遗传资源管理条例》编制工作座谈会，在该会议上提出《人类遗传资源管理条例》草案，在2008年发布的《国家知识产权战略纲要》中也强调遗传资源保护、开发和利用的重要性及对遗传资源相关制度完善的必要性。

除进一步加快对人类遗传资源相关法律法规的建设外，我国也在积极开展人类遗传资源基础设施的建设，我国在中华人民共和国科学技术部开展的"生物安全关键技术研发"重点专项的支持下所筹办的人类遗传资源样本库已经建立起科学合理统一的标准规范及安全可靠的质量控制系统。这对于我国人类遗传资源信息的分析挖掘，以及对我国遗传资源的保护利用具有极其深远的意义，并产生了十分可观的经济与社会效益。

二、遗传资源样本库坚持的基本原则

遗传资源样本库坚持的首要原则是促进研究。在后基因组时代，人类遗传资源样本已经成为支撑人类医疗卫生事业及健康研究的重要条件，世界各国的研究机构可以通过共享样本以期解决与人类疾病相关的问题，这已经成为科学界的共识。高质量的人类遗传资源样本库对全面提升医疗卫生事业的创新性,推动人类医疗卫生事业的进步和发展具有重要意义。从对人类未来发展负责任的角度出发,任何国家遗传资源样本库的建立都必须首先建立在促进科学研究的出发点上,任何以营利为出发点建立的遗传资源样本库都是一种对人类医疗卫生事业极不负责任的行为,也必然会导致对人类遗传资源的不充分利用与对宝贵资源的浪费。

遗传资源样本库坚持的第二个原则:整个遗传资源样本库的建立、管理、操作、获取、使用和终止都应该严格接受法律的监督和道德的规范。从国家生物安全的角度出发,人类遗传资源是关系到民族发展的核心战略资源,是我国生物安全和国防安全的重要保障。从个人信息保护的角度出发,人类遗传资源不可避免地涉及样本提供者的个人隐私。对于个人健康信息,遗传资源样本库必须坚持不伤害原则、知情同意原则、维护个人遗传机密性原则等,这是由遗传资源样本库的特殊性所决定的。

遗传资源样本库坚持的第三个原则:操作人员应力求快速、广泛地将数据和资料提供给研究人员,以提高研究人员对样本库的了解和对样本库使用方法的理解。规范遗传资源样本,以及更好地利用遗传资源样本库,将其相关知识便捷地提供给研究人员是样本库操作人员的责任和义务,这也是从遗传资源样本库建立的首要原则——促进研究所决定的。

遗传资源样本库坚持的第四个原则:遗传资源样本库的经营者和用户在使用遗传资源样本库期间应充分尊重人权和自由,并确保保护参与者的隐私和数据的机密性。

遗传资源样本库坚持的第五个原则:遗传资源样本库的操作者应尽量减少遗传资源样本的参与者及其家人可能面临的隐私泄露的风险。

遗传资源样本库坚持的第六个原则:遗传资源样本库的经营者应制定和保持明确的针对人类生物材料及数据采购、收集、标签、登记、加工、储存、跟踪、传递、使用和销毁的作业程序和相关政策。

遗传资源样本库坚持的第七个原则:遗传资源样本库的经营者应明确和公开地说明其筹资/供资的性质和来源。

遗传资源样本库坚持的第八个原则:遗传资源样本库的操作者应确保使用其资源进行的研究的总体和一般结果,不论结果如何,都以公开的形式公布。

遗传资源样本库坚持的基本原则如图7-4所示。

三、遗传资源样本库的建立

对于遗传资源样本库的建立者来说,遗传资源样本库建立的伊始就应该首先确定好该遗传资源样本库建立的目的及未来的相应规划。与此同时,遗传资源样本库的建立与运转相对复杂,样本库的建立者在建立初期一定要保证好样本库有足够的人员和资金能够确保其正常运转。遗传资源样本库的建立不仅应该立足于当下,也应该立足于未来,在建立初期样本库的经营者还应该考虑到遗传资源样本库发展的长期可持续性,同时也要

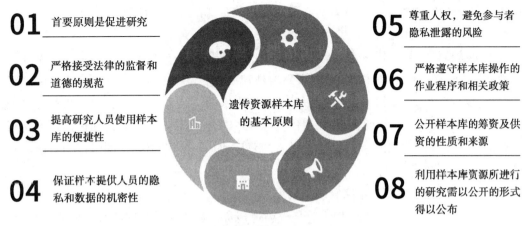

01 首要原则是促进研究

02 严格接受法律的监督和道德的规范

03 提高研究人员使用样本库的便捷性

04 保证样本提供人员的隐私和数据的机密性

05 尊重人权，避免参与者隐私泄露的风险

06 严格遵守样本库操作的作业程序和相关政策

07 公开样本库的筹资及供资的性质和来源

08 利用样本库资源所进行的研究需以公开的形式得以公布

图 7-4　遗传资源样本库坚持的基本原则

充分考虑到当出现资金不足等突发状况时应采取的应急措施。

　　遗传资源样本库的操作人员应提供易于研究者访问样本库的信息，详细说明该遗传资源样本库的背景、建立目的、存储的样本种类、伦理和样本库治理框架、高级管理人员的姓名及可能回答常见问题和相关负责人的联系方式，由该负责人来回答相关疑难问题。

　　在建立人类遗传资源样本库时，应考虑到今后可能有的与其他遗传资源样本库的合作，特别是在数据库兼容性和接口方面。人类遗传资源样本库的操作者应该考虑使用通用的标准化方法来对人类生物材料或数据进行储存和分析，以便跨人类遗传资源样本库数据的交换和共享。

四、人类遗传资源样本库的管理

（一）人类遗传资源样本库管理原则

　　1. 透明与问责原则　　人类遗传资源样本库的建立一定要坚持透明和问责原则。由于人类遗传资源样本库不可避免地会涉及样本提供者的个人隐私信息，以及样本所能产生的巨大经济效益与价值，关于整个人类遗传资源样本库的运转一定要注重透明度，以保证能够更好地接受相关法律法规的监督及社会公众道德的约束。同时人类遗传资源样本库具有很强的特殊性，关于整个人类遗传资源样本库的运转要坚持好问责原则，提高样本库管理人员的责任心，实现对遗传资源样本库中的样本的最好保护。问责到人的措施不仅能够最大限度地降低由于人员疏忽所造成的样本损失，同时也能在错误酿成后更快速地发现问题所在，以期能尽可能快地解决问题，达到补救的目的。

　　2. 完善与加强监督机制原则　　人类遗传资源样本库不仅涉及样本提供者的个人隐私，同时也涉及国家生物安全乃至国防安全，无论对于人民还是国家，人类遗传资源样本库的合理规范运行都具有非常重要的意义。因此，人类遗传资源样本库的管理就显得格外重要。人类遗传资源样本库的管理者应明确制定其治理结构和管理层的责任，加强对遗传资源样本库的管理,并注重好对管理层面的监督,防止人类遗传样本资源库信息非法外泄造成的不良社会影响及对国家生物安全造成的威胁。

人类遗传资源样本库一定要有非常完善的监督机制,以确保整个遗传资源样本库的治理、管理、运营、获取、使用和终止都要符合法律要求和道德原则。在伦理审查日趋严格的今天,没有取得知情同意书的遗传资源样本在未来即便产生了很好的数据,也可能会通不过伦理审查这一关。因此,在获取遗传资源样本时,获得样本提供者的知情同意书是很重要的一个环节,这不仅仅是对样本提供者的尊重和其知情权的保护,同时也为科研者顺利进行科研工作提供了保障。

(二)人类遗传资源样本库管理指南

人类遗传资源样本库的工作人员是人类遗传资源样本库运行中的重要环节,一定要选择具有相关背景知识的工作人员,严格要求工作人员按照人类遗传资源样本库的宗旨和规章制度办事。遗传资源样本库的工作人员需保证研究人员可以获得足量且高质量的遗传资源样本,并及时更新样本库的相关信息。样本库的工作人员是样本库与使用该样本库的研究人员之间的纽带,其作用非常重要。样本库的工作人员不仅要确保政策实施到位,在取出需要的样本时也应保证样本取出符合样本使用规定,确保自身能严格实施标准操作规程(SOP)和最佳实践,同时也要尽可能地为使用样本的研究人员提供便利。

样本库的资金预算和流转也是样本库管理的重要环节。遗传资源样本库的工作人员一定要尽可能地确保样本库的费用在预算范围之内。同时,工作人员不仅要确保样本库运作有足够的资金,还要制定好资金回笼的战略计划,这不仅仅是对样本库目前的流转负责,也是为了遗传资源样本库未来能够更好地运转和建设发展,对于确保样本库的短期及长期财务稳定具有重要意义。

遗传资源样本库具有极强的特殊性,这要求遗传资源样本库的工作人员一定要做好保障样本提供者隐私不被泄露的保密工作。做好保密工作是对样本提供者的基本尊重,也是相关法律法规的基本要求,同时也是对我国生物安全和国防安全的保护。

五、遗传资源样本库的库存管理系统

遗传资源样本库涉及样本采集、运输、储存和分发的整个过程,这些过程环环相扣,需要一个合理有效的追踪记录系统来完成对样品的高效追踪。在这样的一套样品追踪系统中包括的几个必不可少的要素,分别是唯一的样本识别码、简洁精确的样本标签、安全的库存管理系统。

(一)唯一的样本识别码

标识范围:在符合相关法律与政策的前提下,人体样本标识应做好保密工作,确保样本捐赠者的隐私权。样本应标有唯一的号码或 ID,但其中不能透露捐赠者的信息,任何研究或个人健康信息都不能编码在此 ID 内。所有样本储存信息、临床资料、研究数据等都能通过同一个唯一的样本标识码关联到同一个样本上。对于所有样本来说,样本库中每个样本唯一的识别码应以条形码和可读信息框打印在标签上。

对于储存样本的冰箱、液氮罐及储存柜都需设定唯一的代码标识,不仅如此,其中的样本盒架、样本盒及样本盒内的孔位都需要设定好编码,而且以上所有编码必须是唯一的。这套独特的编码系统能够保证每个入库的遗传资源样本都具有唯一的编码,对于提高样本的管理高效性具有重要意义。设定好这样的编码后,为了确定编号的唯一性,可以随机产生一个样本编号表,用于检查样本与其标志的样本位置是否一一对应无误。

（二）简洁精确的样本标签

样本标签应有一定的规则,以防止在没有充分身份信息的情况下的样本丢失。每个样本标识信息必须具有唯一性,一般采用一组编号代表独特的身份信息或追踪号,编码信息应能和数据库样本信息关联起来。标识的内容可以包括捐赠者的 ID 号、疾病及样本代码、科室代码、日期等。

与样本标签不同,样本信息则需要做到尽可能详尽。在遗传资源样本库中保存的样本信息中,要准确记载好样本的种类、样本保存的位置、保存样本的容器、所储存的样本体积、采用日期与时间、样本的采集方法与接收过程、样本入库前的处理方法、样本储存温度及有无添加防腐剂的相关信息。如果样本曾经历过样本库的转移,也需要详尽记载。

除样本保存的位置等基本信息外,关于样本捐赠者的信息也需要如实与详尽记载。对于样本提供者,需要记载好采集样本时样本提供者的年龄、性别、职业与种族等基本信息。同时,对于人体组织样本,需要记载好样本的解剖部位、解剖后样本组织的形态是否正常。涉及病理方面的样本,需要记载好样本提供者的初期基本诊断结果、病理诊断结果、病理分期结果、最终复诊结果,如果能获得患者的详细完整的临床诊断治疗记录则更好。同时,对于患者在诊断后经历的药物治疗史,以及治疗方式(如是否进行过放化疗),也需要详细记载。与此同时,样本提供者的家族史,以及是否具有吸烟史也是记载的要素之一。样本提供者的体征如身高、体重,以及饮酒史、是否有毒品服用史、随访日期、随访状况、随访次数及死亡原因、生存期也是需要记载的一部分。

（三）安全的库存管理系统

考虑到遗传资源样本库的管理系统涉及许多样本提供者的个人信息及相关医疗信息,样本管理库系统的安全性问题需要得到高度重视。

遗传资源样本库管理系统的登录,以及登录密码的强度与长度、登录时长与次数都要符合相关规定。

关于每次登录的时间、地点及登录失败的原因,数据库系统都要做好相应的记载,对于多次登录失败的账号应冻结账户,待重新审核后才可以再次允许登录。

针对远程对话一定要做好数据加密,防止不当访问。

六、遗传资源样本库的访问与使用条件

使用遗传资源样本库中的遗传样本时,需要递交相关申请,由样本库的管理人员进行

伦理和流程的审核考察。申请对样本的访问和使用,应该符合相关法律法规及该遗传资源样本库的规章制度,确保申请的合理性与规范性。得到样本库的相关文件批准后,才可以获准使用该遗传资源样本库中的样本。

遗传资源样本库的工作人员在审核研究人员的访问申请时应该认真负责,不可草草了事,针对研究人员的课题项目,要充分评估其潜在价值和科学性。同时,工作人员要从本遗传资源样本库的建立初衷出发,考核研究人员的研究计划是否与本遗传资源样本库的建立初衷相符合。同时,本着对人民群众负责任的态度,审核人员还应该考虑该研究课题是否有利于造福大众。同时,审核人员要考虑到研究人员所在单位是否有能力完成相关研究,以及其研究内容是否符合伦理和法律要求。

使用遗传资源样本的研究人员要切实按照相关法律法规的规定行事,严格遵守《人类遗传资源管理暂行办法》与《人类遗传资源管理条例》,不可使用人类遗传资源样本库中的遗传资源样本做违反人类伦理的研究与实验,在此方面遗传资源样本库的管理人员需要发挥自己的监督作用。

(一) 人类遗传资源的法律与伦理问题

人类遗传资源样本库是连接科研机构与研究人员的重要关系纽带,在科学研究中,由于人类遗传资源的特殊性,其采集、保管及使用必然牵涉一些道德与法律问题。

许多文件都认真探讨过关于样本捐赠者的伦理问题,其中尤为著名的是《赫尔辛基宣言》,该宣言最初由世界医学大会于 1964 年起草,并经多次修改。就样本捐赠者的伦理问题,美国卫生和公众服务部的《贝尔蒙报告》也进行过相关探讨。许多涉及人类样本采集的法律与伦理文件都着重就知情同意书、良好的隐私保护、生物样本库建设的保护与共享之间的平衡几个方面展开。

1. 隐私保护　我国关于隐私保护的原则散见于各类法律法规中,如《药物临床试验质量管理规范》《中华人民共和国精神卫生法》《中华人民共和国传染病防治法》《中华人民共和国刑法》(修正案九)等。在 2010 年的《中国医药生物技术协会生物样本库标准(试行)》第 1 部分第 8 条中明确指出:"尊重和保护捐赠者的隐私,如实将涉及捐赠者隐私的资料储存和使用目的及保密措施告知捐赠者,不得将涉及捐赠者隐私的资料和情况向无关的第三者或者传播媒体透露。"

2. 知情同意书　人类生物样本采集的知情同意书是向捐赠者询问是否可以获得捐赠者捐赠的样本及捐赠者个人的信息用于样本库可能进行的科学研究。知情同意书是根据《赫尔辛基宣言》、国际医学科学组织委员会(CIOMS)《人体生物医学研究国际伦理指南》、国家药品监督管理局《药物临床试验质量管理规范》及临床试验方案设计的。知情同意书一式两份,由捐赠者保存副本。同时知情同意书的设计应该通俗易懂,便于捐赠者理解。

知情同意书的签署是生物样本库伦理建设的核心,其结构包括"知情告知"和"自主同意"两部分主体内容。生物样本库知情同意面临的主要问题大致可分为 2 类:①直接从捐赠者收集的信息/DNA 知情同意问题;②为其他目的使用(即二次使用)收集的信息/DNA 知情同意问题。生物样本库在获取捐赠者知情同意模式时,均希望捐赠者选择一揽子同意模式。考虑到目前的实际情况,生物样本库应建立多种知情同意模式类型,进行层列式知情同意和选择退出呈现给捐赠者,便于捐赠者权衡利弊,充分考虑后再签署,以便更符合中国国情。

3. 生物样本库建设的保护与共享之间的平衡 在生物样本库建设前期就要做好预测和准备工作,从样本采集前的申请、伦理审查、知情同意,到采集时的处理、注释、储存,再到采集后的包装、运输、使用、销毁等整个过程进行标准的制定和实施。在样本入库时,就需要进行严格的伦理审查,强调医学目的的原则,一定要设定好人类遗传资源样本库不能触碰的底线,做好行业规范和明确规定。而如何在生物样本库建设的保护与共享之间实现平衡,成为一个亟待解决的难题。

针对这一难题,我们首先要做到的是提高人类遗传资源样本库捐赠者自身的权益保护意识,要在样本库建设中将样本来源者的知情同意、隐私保护等权益放在重要位置,不能忽略或回避。

同时,要充分考虑和预见技术高速发展后导致的新伦理问题。在基因大数据背景下对隐私保密的有效性提出质疑。人们对基因库的巨大科学价值的兴趣使人们常常忽略它的潜在风险,更谈不上制订具体的法律与伦理规范规避风险。伦理委员会要有前瞻性地考虑技术的动态发展与现代技术相配合的伦理审查,为子孙后代谋划可持续发展的道路。

(二)管理机制

为了防止一些营利性组织对捐赠者隐私信息的窃取,样本库一定要建立好健全的机制防止数据外泄。

1. 出入库管理 样本接收预入库可通过可视化操作界面选择入库,方便灵活;支持 Excel 批量导入,支持扫描入库,可配置出入库限制条件,降低差错率。出库可以配置审核权限,确保样本的正当使用。

2. 信息查询 可通过样本信息、样本位置、冻存盒进行查询,支持按照字段精确查询和模糊查询,并能进行多个条件组合查询,查询结果可以导出为 Excel,提高工作效率。

3. 样本全生命周期管理 从样本接收、使用、销毁全过程管理,可直观地掌握样本的实际情况。

4. 可视化管理 可视化显示样本储存房间、储存容器的结构;支持任意品牌、型号的储存设备的图形设置;可设置任意规格的冻存架和冻存盒,可视化实现样本的盘点转移;比传统方式更加直观,便于操作。

5. 条形码管理 可配置标签尺寸和标签排列组合模板;支持一维码、二维码等多种方式;可预置标签模板,支持多种打印模式;提高工作效率。

6. 权限管理 基于角色的访问控制(role-based access control,RBAC)的权限管理机制,支持角色自定义;可设置多个权限组合,分配不同的权限级别;灵活的审批流程的配置;支持 App 端、微信端,随时随地可以查验。

7. 报警功能 可配置样本的近效期及库存提醒,可检测环境及设备的温湿度,并设置超限报警,确保样本的储存安全。

8. 电子签名与审计追踪 标准的电子签名技术、审计追踪功能自动记录所有数据的新增、变更和删除,并根据分类进行记录查询和导出,符合 GXP(泛指药品全生命周期中所有合规性相关的活动规范)要求。

9. 统计分析 可对各类信息进行分类统计,统计结果可以导出为 Excel,一目了然,告别手工统计。

第四节 实验室资质与管理

现代化的科学技术管理是保证我国科学技术高效发展和提高经济效益的重要因素,是使我国经济建设走向新的成长阶段的重要支柱。要使经济建设的进步转移到依靠科技进步和提高劳动者素质的轨道上来,就必然要做好对实验室资质的保证和管理工作,以提高我国的实验室科学技术水平。

近年来,为了加速科技进步,我国对各大高等学校提供和引进一系列的仪器设备,但是要发挥实验室的总体效益,更好地为经济建设和科学技术建设服务,就必须要提高实验室管理水平,保证实验室的相关资质。

一、实验室资质

(一)实验室资质认定的起源与发展

随着我国实验室技术的进步,实验室管理水平提升工作成为我国经济活动中必不可少的组成部分,并在我国的国民经济中发挥越来越重要的作用。积极推动实验室技术的进步,提高实验室资质认定和管理水平已经成为我国相关质量监督部门的主要工作之一。随着我国加入世界贸易组织和国家《中华人民共和国行政许可法》的实施,我国对实验室的监管不仅仅要符合《中华人民共和国行政许可法》的相关法律法规的规定,也要与国际接轨,实现与国际通行准则的衔接。我国国家认证认可监督管理委员会组织专家经过反复论证与调研,在 2006 年颁布了《实验室和检查机构资质认定管理办法》,该法规规定为行政、司法、仲裁机关和社会公益活动、经济或者贸易关系人提供具有证明作用的数据与结果的实验室和检查机构以及其他法定需要通过资质认定的机构,必须通过资质认定。同时,《实验室和检查机构资质认定管理办法》明确规定,资质认定包括计量认证和审查认可 2 种形式。了解计量认证和审查认可的起源和发展,是认识实验室资质认定工作的前提。

(二)计量认证的起源

自改革开放以来,我国的经济建设获得质的飞跃,随着计划经济的终结、市场经济的到来,消费者和产品生产者都对产品的质量有了更高的要求,在这样一种背景下,国家与政府开始了对生产和流通领域的产品的严格的质量监督工作。同时,随着我国改革开放的深入进行,不仅是国家政府机关,各行各业都相继成立了质量监督检验机构。1985年,我国颁布《中华人民共和国计量法》,对检验机构规定了相应的考核要求。1987年,我国颁布《中华人民共和国计量法实施细则》,在这项计量法实施细则中将对检验机构的考核正式称为计量认证。

《中华人民共和国计量法实施细则》正式实施后,为了进一步规范计量认证工作,国家市场监督管理总局计量司参照英国实验室认证机构及欧洲共同体实验室认可机构等国外权威认证机构的考核标准,制定了新的对检验机构的计量认证的考核标准,开始了更权威的计量认证考核。

近年来,在各行业主管部门及质量技术监督部门的合作下,计量认证获得进一步的发展。计量认证已经成为我国实验室评价管理工作中应用最广泛、最广为人知的管理模式,评价产品质量的检验报告中必须有计量认证标志,已经成为社会和公众的共识。

(三)审查认可(验收)的起源

20世纪80年代中期,为了监督产品质量,国家标准局开始在全国范围内建立各类国家产品质量监督检验中心,国家政府机关也相继设立涉及国民经济各个领域的各类产品质量监督检验机构,对各类生产和流通领域的产品进行质量监督检验。为了规范检验市场秩序,对检验机构的工作范围、工作质量进行有效的监控和鉴定,国家经委标准局于1986年颁布《国家级产品质量监督检验测试中心基本条件》,并在全国范围内的检验机构展开试行。1990年,国家技术监督局发布《标准化法实施条例》,在这项条例中,明确以法律的形式规定对设立检验机构的规划,并开始将技术监督局授权的非技术监督局系统的质检机构的授权称为审查认可,对技术监督系统内的质检机构的考核称为验收。

(四)计量认证和审查认可的改革

自从实行计量认证与审查认可以来,我国检验机构行为的规范和检验秩序的提高及检验工作质量的发展得到了巨大的进步。检验机构自身也在持续的检验评审中开始建立一套越发完善的质量保证体系,这些得到规范的检验机构已经发展成为我国质量检验体系中的一股重要力量。

为了适应我国国内和国际形势的发展变化及响应政企分开的号召,建立更加高效廉洁的政府管理形式,适应市场经济发展的新规律,计量认证与审查认可进行了进一步的深化改革。考虑到曾经计量认证与审查认可分别由计量部门和质量监督部门实施,但其考核标准却大致相同,这导致了明显的资源浪费,同时我国当时即将加入WTO,对检验机构的考核标准也需要实现与国际上的接轨。在这样一种时代背景下,国家质量技术监督局决定对计量认证和审查认可实行"二合一"的评审准则,以《产品质量检验机构计量认证/审查认可(验收)评审准则(试行)》取代原计量认证考核条款和审查认可条款。《产品质量检验机构计量认证/审查认可(验收)评审准则(试行)》将原JJG 1021的考核内容与原审查认可的第 39 条,以及《检测和校准实验室能力的通用要求》相结合,并接受其他相关的国家法律法规,作为计量认证和审查认可评审的特殊条款。这样不仅减轻了实验室的负担,也促进了实验室评审体系的统一。

在《实验室和检查机构资质认定管理办法》推行之后,各行各业在新的时代背景下对实验室资质认定评审准则的要求越来越高。在这样一种时代背景下,国家认证认可监督管理委员会响应"全国实验室和检查机构资质认定工作会议"的精神,经过反复的修改与考核,发布了新版《实验室资质认定评审准则》。该《实验室资质评审准则》继承与发展了原评审准则的精神,同时又吸收了 ISO/IEC17025 的精髓,顺应时代发展,并和国际接轨,使我国的计量认证与审查认可又获得巨大的进步。

二、实验室资质认定的诞生

为了贯彻落实《实验室和检查机构资质认定管理办法》,国家认证认可监督管理委员会在北京召开了"全国实验室和检查机构资质认定工作会议",并按照《实验室和检查机构资质认定管理办法》的规定,组织设定了资质认定证书的格式,先后推行《关于启用资质认定证书的通知》和《关于实施资质认定工作有关证书转换的补充通知》。与此同时,国家认证认可监督管理委员会起草并发布《实验室资质认定评审准则》,这项评审准则既与国际标准相统一,又考虑了我国的基本国情,加强了我国对检测市场监督的强制性要求。

通常的实验室指的是从事科学实验、检验测验和校准活动的技术机构,而在《实验室和检查机构资质认定管理办法》中特指的是向社会出具具有证明作用的数据和结果的科学实验、检验检测和校准活动的技术机构。实验室应该具有相应的法律地位、公正性、独立性,同时要满足安全、环境、人力资源、设施、设备、程序和方法、质量体系和财务等方面的基本要求,以上这些是实验室需要具有的基本条件。实验室能力的定义是指实验室能运用其基本条件以保证其提供的证明文件中显示的相关实验数据结果具有准确性、可靠性和稳定性。而在《实验室和检查机构资质认定管理办法》中所指的实验室资质是指能面向社会出具的证明文件中的实验室具有相应的基本条件和能力。在《实验室和检查机构资质认定管理办法》中的实验室资质认定评审指的是国家认证认可监督管理委员会和各省、自治区、直辖市人民政府质量技术监督部门对实验室和检查机构的基本条件和能力是否符合法律、行政法规以及相关技术规范或者标准实施的评价和承认活动。资质认定的形式包括计量认证和审查认可。在中华人民共和国境内,凡是从事向社会出具具有证明作用的数据与结果的实验室资质认定评审都需要遵守《实验室和检查机构资质认定管理办法》的相关规定。

《实验室和检查机构资质认定管理办法》的发布对保证实验室资质认定评审公正、科学、精确、规范,以及检测资源共享、提高资源利用度起到了重要作用。

三、《实验室资质认定评审准则》

(一)《实验室资质认定评审准则》总则

《实验室资质认定评审准则》(以下简称《评审准则》)是依据《中华人民共和国计量法》《中华人民共和国标准化法》《中华人民共和国产品质量法》及《中华人民共和国认证认可条例》设定的。《评审准则》规定为社会出具具有证明作用的数据和结果的实验室资质认定评审都应当遵守《评审准则》。

(二)《评审准则》的参考文件

《评审准则》的参考文件主要有:①GB/T 15481—2000《检测和校准实验室能力的通用要求》;②ISO/IEC 17025:2005《检测和校准实验室能力的通用要求》;③《实验室和检查机构资质认定管理办法》;④《产品质量检验机构计量认证/审查认可(验收)评审准则(试行)》。

四、需进行实验室资质认定的相关机构

从事下列活动的机构需通过资质认定:

1. 为行政机关作出的行政决定提供具有证明作用的数据和结果的。

2. 为司法机关作出的裁决提供具有证明作用的数据和结果的。

3. 为仲裁机构作出的仲裁决定提供具有证明作用的数据和结果的。

4. 为社会公益活动提供具有证明作用的数据和结果的。

5. 为经济或者贸易关系人提供具有证明作用的数据和结果的。

6. 其他法定需要通过资质认定的。

五、资质认定程序

1. 申请的实验室和检查机构(以下统称申请人)应当根据需要向国家认证认可监督管理委员会或者地方质检部门(以下简称受理人)提出书面申请,并提交符合《实验室和检查机构资质认定管理办法》的相关证明材料

2. 受理人应当对申请人提交的申请材料进行初步审查,并自收到申请材料之日起5日内作出受理或者不予受理的书面决定。

(1)受理人应当自受理申请之日起,根据需要对申请人进行技术评审,并书面告知申请人,技术评审时间不计算在作出批准的期限内。

(2)受理人应当自技术评审完结之日20日内,根据技术评审结果作出是否批准的决定。决定批准的,向申请人出具资质认定证书,并准许其使用资质认定标志;不予批准的,应当书面通知申请人,并说明理由。

3. 国家认证认可监督管理委员会和地方质监部门应当定期公布取得资质认定的实验室和检查机构名录,以及计量认证项目、授权检验的产品等。

六、资质认定撤销

有如下情形之一的,国家认证认可监督管理委员会或者地方质检部门可以根据利害关系人的请求或者依据职权,撤销其作出的实验室和检查机构取得资质认定的决定:

1. 资质认定审批工作人员滥用职权、玩忽职守作出实验室和检查机构取得资质认定的。

2. 超越法定职权作出实验室和检查机构取得资质认定决定的。

3. 违反认定程序作出实验室和检查机构取得资质认定决定的。

4. 对不具备法定基本条件和能力的实验室和检查机构作出资质认定决定的。

5. 依法可以撤销资质认定的其他情形。

七、实验室管理

随着教育事业的发展和实验室建设水平的大幅提高,实验室在高等学校中的地位和作用正在被越来越多的人所重视,如何加强实验室的科学管理,使实验室的管理与现代科学技术相适应,已经成为在当代教育改革新形势下的重要内容。在这样的时代背景下,各大高等学校开始增设实验室管理专业,全国实验室高校管理研究会开始建立全国高校实验室管理干部培训中心,为社会和高等学校培养专门的实验室管理人才。实验室管理学是按照管理科学的理论基础和方法研究实验室管理现象和规律的一门科学,它已经发展成为高等学校管理学的一个分支,也是一门以现代管理科学为基础的新型学科。

(一) 实验室管理学的研究对象

实验室管理学是指导人们组织和管理实验室及其全部活动的一门科学。实验室管理学是实验室组织管理实践活动在理论上的概括和反映,是组织管理实践经验的总结。

实验室管理学的研究对象概括来说是高等学校实验室及其活动,也就是说它的研究对象是高等学校实验室的职能以及实现其职能所需要的各项工作的内容、作用、方式和它们之间的相互关系。具体来说,实验室管理学的主要研究内容有实验室在高等学校的地位和作用、实验室管理体制和管理机构、实验室队伍管理、实验室经费管理、实验室信息管理、实验室教学管理、实验室计划管理、实验室评估、实验室系统的职能以及管理实验室的基本原则和基本方法。

(二) 实验室管理体制和管理机构

实验室管理体制是有关实验室及其活动的机构设置和管理权限划分的制度。在这个体制中,有由实验室及其活动的不同分工而形成的各类实验室、实验室建设咨询决策机构、信息传递机构、实验室组织管理机构等,实验室体制对实验室的建设和发展具有重大的影响作用,为促进高等学校各实验室的发展,推动实验室科研水平的提高和科研成果的建设发展,在高等学校建立先进而合理的实验室体制具有重大意义。

(三) 实验室管理体制原则

高等学校实验室管理体制的建立和改革除遵循组织设计的原则外,以下原则也极其重要。

1. 与高等教育的发展相适应 实验室管理体制不仅仅是实验室的劳动组织,也是高等学校对科学实验、教学实验管理的制度,首要的一点是必须要适应高等教育发展的需要。实验室管理体制首先要有利于高等学校的领导制度,有利于党政分开;有利于充分发挥行政管理系统的管理效能;有利于贯彻执行党和政府的教育路线、方针和政策;有利于为高等学校提供高质量的人才,完成高等学校出科研成果的目标和任务。

2. 与教学、科研的管理体制相适应 实验室和实验室管理机构建立的性质和任务均是由教学和科研任务决定的。实验室管理体制要与教学、科研的管理体制相适应。

3. 与实验水平相适应 不同的高等学校会有不同的实验室管理体制。体现一所高等学校的实验水平高低的指标主要有科学实验和教学实验的领域与深度、实验手段、实验室规模、实验室队伍的规模和成熟程度、实验项目的水准和质量等。以上这一切将决定如何对实验室及其活动进行有效的组织管理,脱离实验水平的实验室管理无法带动实验水平的提高,会严重阻碍实验室的建设和发展。

实验室管理体制原则如图 7-5 所示。

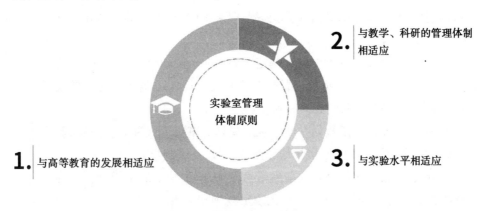

图 7-5 实验室管理体制原则

(四) 实验室队伍管理

实验室人员的成长、实验室队伍的建设,尤其是实验室技术人员及其群体作用的发挥,其关键之一在于管理。实验室队伍管理对实验室技术人员和管理人员的发现、选配、使用、培养发挥积极的作用。

1. 实验室队伍管理的职能　实验室队伍管理的基本职能主要有以下 3 个方面：

（1）领导职能：实验室队伍管理的领导职能是指通过决策和规划以及对被管理者的激励和指挥而实施领导，以调动被管理者的积极性，带领实验室人员为共同目标而前行。

（2）组织职能：实验室队伍管理的组织职能是指对人和事的有效组合，以发挥各自和整体的最大效能。

（3）协调职能：实验室队伍管理的协调职能是指实施工作中为实现目标使各种因素恰当配合。

2. 实验室队伍管理的职能原则　实验室队伍管理是实验室各项管理的核心，是实验室管理中最复杂的管理。实验室队伍管理具有较强的政策性和多因素性，需要遵循以下原则：

（1）效能原则：效能原则就是充分发挥实验室人员各自的才能，以增大集体效能，为实验室创造成果产生最大的效益。这是实验室队伍管理的出发点和落脚点，也是衡量管理水平和有效性的主要标志。

（2）能位原则：能位原则就是根据实验室人员的才能安排工作、明确责任、授予职权，使每个实验室人员的才能与其工作岗位相适应。这是实验室队伍管理的核心，也是管理好坏的关键。能位原则概括起来就是要人尽其才、量才任用、权责相应。

（3）激励原则：激励原则就是激发鼓励实验室人员的积极性和自觉性，以实现实验室组织的目标。这是实验室队伍管理的基本原则和方法，是实现管理目标的关键。激励的实质是通过思想教育和满足必要的需要，指导实验室人员行为活动的方向并增长动力的过程。

（4）沟通原则：沟通原则是指在实验室管理系统中，相关联的事紧密连接、互相沟通，以保证管理的效率与有效性。

3. 实验室队伍规划的基本要求　制定实验室队伍规划要注意以下几个基本要求：

（1）适应性：实验室队伍规划与高等学校的发展规划和实验室的发展规划需要相适应，需要满足统一研究、协调发展的原则。

（2）整体性：实验室队伍规划是学校发展规划的重要组成部分，也是实验室发展规划中的重要一环，需要与学校的发展规划相协调一致、互相配合。

（3）连续性：实验室队伍规划要前后衔接，过去的实验室队伍规划可作为现在规划的借鉴，现在的实验室队伍规划要与今后的发展规划相衔接。

（4）预见性：对实验室的建设与发展要进行预测，也要预测对人才的需求。

（五）实验室经费管理

高等学校的实验室规模越来越大，需要投入大量的人力、物力与财力。加强实验室经费管理，最有效地发挥其作用，是高等学校实验室管理中的一项重要内容。

实验室经费管理是指实验室的管理者为了一定的需要和目的，对实验室的经济活动进行决策、计划、组织、指挥、监督和调节。实验室经费是为教学与科研所提供的物化劳动的货币表现,是开展教学科研工作的基本条件之一。实验室经费管理的目的是以最小的劳动耗费获取最大的经济效益。

实验室经费管理的原则如下:

(1)分类管理原则:分类管理是指按照不同类型的实验室活动的特点,对实验室经费采取不同的管理方法,以加强实验室经费的宏观管理,合理和有效地使用实验室经费。分类管理原则是将实验室经费分为两部分,一部分通过综合定额按学生人数分配,另一部分通过安排专项经费的方法分配。综合定额就是培养一个学生实验室全年需要的经费费用。专项经费大致包括重点学校、重点学科仪器设备补助费,新校实验室建设补助费,房屋建筑物大修缮费,专题科学研究费;这部分经费要根据各校的实际需要和国家每年安排的高校经费的实际可能,由上级主管部门分轻重缓急按项目分配。

(2)合理比例原则:在高等学校,为了保持实验室建设和发展与学校其他工作发展之间的合理关系,必须使实验室经费额度与工资、公务费等经费的拨款额度保持适当的比例,一般不少于高校经费的15%,而且需通过其他渠道努力增加实验室经费。

在实验室系统中,要处理好实验室系统内部经费分配的比例关系。例如教学实验室与科研实验室之间的比例,基础实验室、技术基础实验室与专业实验室之间的比例。要合理分配实验室经费,保证重点,兼顾一般。对于能多出人才、多出成果的实验室可以多拨经费,对于不出工作实绩的实验室可以少拨经费。

(3)物质利益原则:物质利益原则的基本要求是兼顾国家、学校、个人三者的利益,同时使实验室人员从物质利益上关心教学质量和科研成果。实验室经费管理中的这一原则有助于促使实验室人员关心实验室管理工作的提高,提高实验室的经济效益。

实验室经费管理改革应当有利于调动实验室人员对建设实验室的积极性,特别是有利于调动实验人员的积极性,有利于多出人才、快出人才、出好人才,有利于逐步建设具有特色的高校实验体系。同时要求实验室经费管理改革符合教育规律,从而发挥经济杠杆的作用。

(六) 实验室仪器设备管理

仪器设备是教学、科研、生产和生活所需要的各种器械用品的总称,包括教学实习的生产工艺设备、教材的印刷设备、科学实验的仪器设备、现代化管理的电子计算机及终端设备、复印设备、劳动保护设备及空调设备等。仪器设备是实验能力的重要组成部分,是进行教学、开展科研活动的重要物质基础。仪器设备管理是实验室管理内容的一部分,并具有重要的地位。

仪器设备管理的任务是保证为实验室活动提供最优状态的仪器设备,使实验室的教学、科研、生产和科技服务等活动建立在最佳的物质技术基础上。其主要有以下几个方面:

1. 制定实验室的仪器设备规划 实验室要根据学校规划,满足教学、科研、生产各项任务的要求,为提供技术上先进、经济上合理的仪器设备,在有关部门的配合下进行调查研究,综合平衡,对实验室仪器设备的增添、自制、更新、改装、修理等提出综合性的规划。

2. 推行先进的仪器设备管理与维修制度,保证仪器设备始终处于最佳的技术状态仪器设备在安装投入使用后的管理要实行全员参加的科学管理制度,即用最少的资金、人力、仪器设备、材料和最好的管理方法使仪器设备的管理工作可保证实验室达到最高的效率。

3. 提高现有仪器设备的使用率,充分发挥仪器设备的作用,做好技术开发、革新改造、更新换代工作,使仪器设备水平不断提高,做好引进仪器设备的研究,保证教学、科研、生产和科技服务等各项活动的正常开展。

4. 提高设备维修技术,及时解决设备配件的供应。

5. 搞好仪器设备管理与维修人员的技术培训工作。

6. 开展经济核算,重视经济效益。

(七) 学习实验室管理学的重要意义

学习实验室管理学主要有以下意义:

1. 促使实验室管理工作者以更广阔的视野,从现代管理科学的深度和高度去观察实验室管理的全貌,将实验室管理体系纳入整个社会管理体系中,并从现代化管理科学领域吸收营养,将现代管理学的材料与方法移植到实验室管理领域中。

2. 增强对实验室管理活动多元化的认识和对实验室管理活动整体性的认识,促进实验室管理工作者更加具体地从理论上把握实验室管理的本质、特征、功能和过程。

3. 实验室管理既要强调技术因素的作用,又要强调心理因素、社会因素的影响,不仅要重视和应用系统论、控制论、信息论的理论和方法,而且要重视和应用管理心理学的原理和原则,只有这样才能深刻揭示出实验室及其活动规律,才能最大限度地调动实验室技术人员和管理人员的积极性,才能充分发挥仪器设备的实验效率,取得最佳的社会效益。

(谭志荣　陈露露)

参 考 文 献

[1] 戴尅戎. 转化医学理念、策略与实践[M]. 西安:第四军医大学出版社,2012.

[2] 王庆宝. 生物样本库——转化医学与第六次科技革命[J]. 泰山医学院学报,2012,33(1):1-3.

[3] 董尔丹,胡海,俞文华. 生物样本库是生物医学研究的重要基础[J]. 中国科学:生命科学,2015,45(4):359-370.

[4] 刘闵. 生物样本库及其伦理问题简介[J]. 生命科学,2012,24(11):1318-1324.

[5] 郑培永,杨佳泓,范锦立. 生物样本库[J]. 科学,2014,66(3):26-29.

[6] 魏敏吉,李可欣. 符合法规和指南要求的生物样本分析[J]. 药物分析杂志,2014,34(1):12-16.

[7] 高立勤,刘文英. 固相萃取技术及其在生物样本分析中的应用与进展[J]. 药学进展,1997,21(1):8-11.

[8] 国家科学技术部,卫生部. 人类遗传资源管理暂行办法[J]. 中国肿瘤,1998(12):3-4.

[9] 甄守民,曹燕,王弋波,等. 人类遗传资源样本库建设初探[J]. 中国科技资源导刊,2019,51(5):97-102.

[10] 潘子奇,陈小鸥,李苏宁,等. 我国人类遗传资源样本库建设现状及建议[J]. 医学信息学杂志,2018,39(9):50-53.

[11] 董国强. 实验室管理模式的研究与探索[J]. 实验室研究与探索,2005,24(6):93-95,99.

[12] 王有全. 实验室资质认定实用指南[M]. 郑州:黄河水利出版社,2010.

[13] 郭渝成. 临床生物样本库[M]. 北京:科学出版社,2014.

[14] 李好枝. 体内药物分析[M]. 北京:人民卫生出版社,2008.

第八章

药物临床试验数据管理与统计分析

第一节　药物临床试验数据管理

一、数据管理职责及主要工作

临床试验数据是论证药品安全有效并获准上市的最重要的实证,良好规范的数据管理工作则是保证临床试验质量的关键。为了确保临床试验结果的准确可靠、科学可信,国际机构和世界各国都纷纷出台了一系列法规、规定和指导原则。如国际人用药品注册技术协调会《药物临床试验质量管理规范》(以下简称 ICH E6 GCP)对临床试验数据管理有原则性要求,美国 FDA 颁布的《临床试验中使用的计算机化系统的指导原则》为临床试验中计算机化系统的开发和使用提供了基本的参照标准,国际上相关领域专家组成的临床试验数据管理学会(Society of Clinical Data Management,SCDM)形成的一部《良好的临床数据管理规范》(Good Clinical Data Management Practice,GCDMP)为临床试验数据管理工作的每个关键环节都规定了相应操作的最低标准和最高规范。我国的《药物临床试验质量管理规范》(GCP)和《药品注册管理办法》对临床试验数据管理提出一些原则要求,2016 年出台的《临床试验数据管理工作技术指南》《药物临床试验数据管理与统计分析的计划和报告指导原则》对临床试验数据管理提出明确的要求和计划、报告规范。同时,近年来随着互联网和计算机技术的不断发展,电子数据采集技术在临床试验中越来越多地被采用,国家出台了《临床试验的电子数据采集(EDC)技术指导原则(征求意见稿)》,对电子数据采集的管理提出进一步的要求。各项规范、指南、指导原则对临床试验数据管理工作起到规范化和指导性作用,目的是保障临床试验结果的准确可靠、科学可信。

(一)数据管理职责

临床试验数据管理工作要求临床试验研究项目团队共同努力、通力协作。临床试验方案确定后,数据管理部门应根据病例报告表和统计分析计划书的要求制订数据管理计划。数据管理计划覆盖全过程,应全面且详细地描述数据管理流程、数据采集与管理所使用的系统、数据管理的各步骤及任务,以及数据管理的质量保障措施,包括采集/管理系统建立、病例报告表(case report form,CRF)及数据库的设计、数据接收与录入、数据核查与质疑、医学编码、外部数据管理、盲态审核、数据库锁定、数据导出及传输、数据及数据管理文档的归档等。负责临床试验数据管理的人员必须经过 GCP、相关法律法规、相关 SOP 及数据管理的专业培训,以确保其具备工作要求的适当资质,同时培训记录须完整、详细,以备核查。研究中与数据管理工作相关的人员涉及申办者、研究者、临床监查员、数据管理员和合同研究组织(CRO)等。

　　申办者是保证临床数据质量的最终责任人,其应制定质量管理评价程序、质量管理计划与操作指南,并且应设立稽查部门,定期对质量系统的依从性进行系统性检查。此外,申办者应保证数据的完整性,并对数据管理过程的合规性负有监督之责。研究者应确保以 CRF 或其他形式报告给申办者的数据准确、完整与及时,而且应保证 CRF 上的数据来自受试者病历上的源数据,并必须对其中的任何不同给出解释。临床监查员应根据源文档核查 CRF 上的数据,一旦发现其中有错误或差异,应通知研究者,并根据所发现的错误或差异记录相应的质疑,以确保所有数据的记录和报告正确和完整。数据管理员应按照研究方案的要求,参与设计 CRF、建立数据库、对数据标准进行管理、建立和测试逻辑检验程序,且须对 CRF 作录入前的检查,并在录入后利用逻辑检验程序检查数据的有效性、一致性、缺失和正常范围等。对于发现的问题应及时清理,数据管理员可通过向研究者发放数据质疑而得到解决。合同研究组织(CRO)接受申办者的部分或全部委托,承担与临床试验有关的工作和任务,并实施质量保证和质量控制。选择CRO 时需综合考虑其资质、以往的业绩及合同履行能力、质量控制与质量保证的流程、数据管理系统的验证及设施条件、数据管理标准操作规程(standard operating procedure,SOP)及遵守情况、员工资质及培训记录等。虽然申办者可以将临床试验有关的工作和任务进行外包,但试验数据的质量和完整性的最终责任永远在申办者,试验申办者应对CRO 进行的活动采取及时有效的管理、沟通和核查,以确保其遵守共同商定的流程要求。

　　(二) 主要工作内容

　　1. 病例报告表的设计　临床试验主要依赖 CRF 来收集试验过程中产生的各种临床试验数据。CRF 的设计、修改及最后确认会涉及多方人员的参与,可以包括申办者、申办者委托的 CRO、研究者、数据管理和统计人员等,最终版必须由申办者批准,整个过程需进行完整记录。CRF 填写指南是根据研究方案对于病例报告表的每页表格及各数据点进行具体的填写说明,可以有不同的形式。各试验中心在入选受试者之前,需获得 CRF 及其填写指南,对中心的相关工作人员进行培训,并存档记录。注释 CRF 是对空白 CRF 的标注,是数据库与 CRF 之间的联系纽带,记录 CRF 各数据项的位置及其在相对应的数据库中的变量名和编码,可采用手工或电子化技术自动标注。临床研究者必须根据原始资料信息准确、及时、完整、规范地填写 CRF。CRF 数据的修改必须遵照 SOP,保留修改痕迹。

2. 数据库的设计 临床试验方案设计具有多样性,每个研究项目的数据收集依赖临床试验方案。临床试验数据库应保证完整性,并尽量依从标准数据库的结构与设置,包括变量的名称与定义。就特定的研究项目来说,数据库的建立应当以该项目的 CRF 为依据,数据集名称、变量名称、变量类型和变量规则等都应反映在注释 CRF 上。数据库建立完成后,应进行数据库测试,并由数据管理负责人签署确认。近年来,电子数据采集(electronic data capture,EDC)逐渐应用于临床试验,数据库的设计延伸至 EDC 系统本身从开发到退役的整个过程,以及投入运行后的 EDC 系统在服务于临床试验项目过程中的运营周期。EDC 数据库的建立及用户测试要在研究项目招募第一个受试者之前完成,研究中心的准备、用户权限设置、相关培训和用户技术支持等工作也需在招募受试者之前完成。

3. 数据录入与核查、质疑 采集的数据可以以多种方式进行接收,但应有相应的文件记录并保证受试者识别信息的保密。一般使用的数据录入流程包括双人双份录入、带手工复查的单人录入、直接采用 EDC 方式。录入的数据需进行核查,以确保数据的完整性、有效性和正确性。数据核查包括但不限于缺失数据检查、重复录入核查、随机化核查、违背方案核查、时间窗核查、逻辑核查、范围核查、一致性核查。数据核查应该是在未知试验分组的情况下进行的,且核查程序应该是多元化的,每个临床研究人员有责任采用不同的工具从不同的角度参与数据库的疑问清理工作。数据核查后产生的质疑以电子或纸质文档的形式发送给临床监查员或研究者。研究者对质疑作出回答后,由数据管理员进行修改,直至数据疑问被清理干净。错误的数据在数据清理过程中会被纠正,但必须通过质疑/答复的方式完成,同时应保存质疑过程的完整记录。

4. 医学编码 临床试验中收集的病史、不良事件、伴随药物治疗建议使用标准字典进行编码。编码的过程就是将从 CRF 上收集的描述与标准字典中的词目进行匹配的过程。医学编码员须具备临床医学知识及对标准字典的理解。医学编码应在锁库前完成。广泛使用的标准字典有 MedDRA、WHODrug、WHOART。数据管理部门应制定 SOP,适时更新字典并保证医学和药物编码在不同版本的字典之间的一致性。临床研究使用的字典名称及版本信息应在数据管理计划中描述说明。

5. 实验室及其他外部数据 在临床试验的组织实施过程中,有一些临床试验方案中规定采集,而在研究者的研究基地以外获得的,由其他供应商(如中心实验室)提供的外部数据。为了确保有足够的信息可供用于对外部数据的鉴别和处理,需选择关键变量(唯一描述每个样本记录的数据),准确匹配患者、样本和访视与结果记录。本地实验室数据一般通过人工录入方式收集,需关注不同实验室检测单位及其正常值范围之间的差别,重视对缺失数据、异常数据及重复数据等的检查。中心实验室数据的收集主要通过电子化的文件形式传输。在研究开始之前,数据管理员要为中心实验室制定一份详细的数据传输协议,确保中心实验室按要求传输数据,同时数据管理员应及时对外部数据进行核查。

6. 盲态审核与数据库锁定 无论临床试验过程是开放或盲法操作,在临床试验数据库锁定前,应由申办者、研究者、数据管理人员和统计分析师在盲态下共同最终审核数据中未解决的问题,并按照临床试验方案进行统计分析人群划分、核查严重不良事件报告与处理情况记录等,这一过程称为盲态审核(blind review)。完成盲态审核及数据库锁定清单后,数据管理人员、生物统计师、临床监查员代表、研究者代表等共同签名及签署日期,书面批准数据库锁定。原则上数据库锁定后不能随意更改,但是在特殊情况下需要纠正数据时,申办者应根据事先确定的程序来决定应处理哪些数据错误和记录这些数据错误。错误数据纠正后,根据数据库锁定程序重新锁定。

7. 其他事项　药物临床试验中有时会发生试验方案修改的情况,但不是所有试验方案修改都需要变更 CRF,需要制定相应的流程处理此种情况。须注意 CRF 的重要变更应在方案的修订获得机构/伦理审查委员会(IRB/IEC)批准后才生效。

在整个研究的数据管理过程中,应及时备份数据库。通常是在另外一台独立的计算机上进行备份,并根据工作进度每周对备份文件进行同步更新。最终数据集将以只读光盘的形式备份。试验过程中及结束后需按照法规的特定要求,确保数据的安全性、完整性和可及性,同时参与药物研发的机构应建立适当的程序保证数据库的保密性,并保护受试者的个人隐私。

此外,为了提高临床试验数据质量及统计分析的质量和效率,方便数据的交流、连接与汇总分析,建议采用标准化的临床试验数据。临床数据交换标准协会(clinical data interchange standards consortium,CDISC)标准是临床试验数据的国际"通用语言",建立了涵盖研究方案设计、数据采集、分析、交换、递交等环节的一系列标准。目前,美国、日本等国家的监管机构已强制要求递交符合 CDISC 标准的电子数据。在新药上市注册申请时,建议采用 CDISC 标准递交原始数据库和分析数据库。

二、临床试验数据管理系统

数据管理的目的是确保数据可靠、完整和准确,获得高质量的真实数据。无论是采用纸质化或电子化的数据管理,临床试验数据管理各阶段需要在一个完整、可靠的临床试验数据管理系统下运行,使临床研究数据始终保持在可控和可靠的水平。临床试验项目团队必须按照管理学的原理建立起一个体系,即数据管理系统,对可能影响数据质量结果的各种因素和环节进行全面控制和管理,使这些因素都处于受控状态,使临床研究数据始终保持在可控和可靠的水平。

(一)数据质量管理体系的建立和实施

数据质量管理体系的建立是应用管理科学、提高管理水平、不断发展的过程。

建立和实施质量管理体系首先需确立质量方针和目标,以确定预期结果,帮助管理者利用其资源达到这些结果。质量方针是管理者的质量宗旨和方向,质量目标是方针的具体化,是管理者在质量方面所追求的目的。

质量管理体系依托组织机构来协调和运行,必须建立一个与质量管理体系相适应的组织结构。组织机构应明确规定数据管理相关人员的责任和权限。

质量管理体系的实施和运行是通过建立贯彻质量管理体系文件来实现的。质量管理体系文件一般由四部分组成:质量手册、程序文件、作业指导书、质量记录。质量手册的核心是对质量方针目标、组织机构及质量体系要素的描述;程序文件是对完成各项质量活动的方法所作出的规定;作业指导书是规定某项工作的具体操作程序的文件,也就是数据管理员常用的"操作手册"或"操作规程"等;质量记录是为完成的活动或达到的结果提供客观证据的文件。对于电子数据管理系统而言,标准操作规程需覆盖电子数据管理系统的设置、安装和使用;应当说明该系统的验证、功能测试、数据采集和处理、系统维护、系统安全性测试、变更控制、数据备份、恢复、系统的应急预案和软件报废;应当明确使用计算机化系统时,申办者、研究者和临床试验机构的职责。所有使用计算机化系统的人员应当经过培训。

完成质量管理体系文件后,要经过一段时间的试运行,以检验这些质量管理体系文件的适用性和有效性。数据管理机构通过不断协调、质量监控、信息管理、质量管理体系审核和管理评审,实现质量管理体系的有效运行。

数据管理质量体系的建立、实施和运行是一个动态的过程,最重要的是要求数据管理相关人员将质量管理的理念贯彻到数据管理的日常工作之中。

(二) 临床试验数据管理系统的基本要求

1. **系统可靠性** 系统可靠性是指系统在规定条件下、规定时间内实现规定功能的能力。临床试验数据管理系统必须经过基于风险的考虑,以保证数据完整、安全和可信,并减少因系统或过程的问题而产生错误的可能性。计算机化的数据管理系统必须进行严谨的设计和系统验证,符合预先设置的技术性能,以保证试验数据完整、准确、可靠,并保证在整个试验过程中系统始终处于验证有效的状态。验证过程需形成总结报告以备监管机构核查需要,从而证明管理系统的可靠性。

2. **临床试验数据的可溯源性** 临床试验数据管理系统必须具备可以为临床试验数据提供可溯源性(traceability)的性能。CRF 中的数据应当与源文件一致,如有不一致应作出解释。对 CRF 中的数据进行的任何更改或更正都应该注明日期、签署姓名并解释原因(如需要),并应使原来的记录依然可见。

计算机化系统的数据修改方式也应当预先规定,其修改过程应当完整记录,原数据(如保留电子数据稽查轨迹、数据轨迹和编辑轨迹)应当保留;若数据处理过程中发生数据转换,确保转换后的数据与原数据一致,以及该数据转化过程的可见性;电子数据的整合、内容和结构应当有明确的规定,以确保电子数据的完整性;当计算机化系统出现变更时,如软件升级或者数据转移等,确保电子数据的完整性更为重要。

临床试验数据的稽查轨迹(audit trail),包括从第一次的数据录入及每次的更改、删除或增加都必须保留在临床试验数据库系统中。稽查轨迹应包括更改日期和时间、更改人、更改原因、更改前的数据值、更改后的数据值。此稽查轨迹为系统保护,不允许任何人为的修改和编辑。稽查轨迹记录应存档并可查询。

3. **数据管理系统的权限管理** 临床试验数据管理系统必须有完善的系统权限管理。

纸质化或电子化的数据管理均需要制定 SOP 进行权限控制(access control)与管理。对数据管理系统中的不同人员或角色授予不同的权限,只有经过授权的人员才允许操作(记录、修改等),并应采取适当的方法来监控和防止未获得授权的人员的操作。

电子签名(electronic signature)是电子化管理系统权限管理的一种手段。对于电子化管理系统来说,系统的每个用户都应具有个人账户,未经授权的人员不能访问,系统要求在开始数据操作之前先登录账户,完成后退出系统;用户只能用自己的密码工作,密码不得共享,也不能让其他人员访问登录;密码应当定期更改;离开工作站时应终止与主机的连接,计算机长时间空闲时实行自行断丌连接;短时间暂停工作时,应当有自动保护程序来防止未经授权的数据操作,如在输入密码前采用屏幕保护措施。电子数据应当及时备份;盲法设计的临床试验应当始终保持盲法状态,包括数据录入和处理。

(三) 数据质量的保障及评估

临床试验数据的质量不仅直接影响试验结果的客观性和可靠性,更关系到研究报告,以及整个临床研究的结论。建立和实施质量保障和评估措施对于保证临床试验数据的质量是非常关键的。

1. 质量保障　质量保障需要确定组织机构,明确从事数据管理的工作人员应该具备的资质要求、责任和权限等,并具备一定的设备、设施、资金、技术和方法等资源。质量保障和改善来源于质量控制(quality control,QC)、质量保证(quality assurance,QA)等活动。

(1)质量控制:临床试验数据的质量控制适用于数据处理的每个方面,如临床研究机构、数据监察、计算机化系统生命周期过程和数据的管理过程。①临床研究机构的所有临床研究人员应具有资质并接受培训,且遵照权限管理程序。临床研究人员遵照程序确保设备和数据安全并适当储存;确保遵照程序保护受试者的隐私;对数据进行内部审核,并确保数据和文件存储归档。②临床数据监察是质量控制中最常考虑的环节,包括 CRF 数据审核;确认电子数据是充分、完整和准确的;程序化的数据核查,确认方案依从性、受试者安全性;可溯源性;确认原始文件完整以发现未报告的数据(如不良事件);计算机化系统的适当使用。③使用的计算机化系统在系统生命周期的每一步都需执行质量控制,如权限分配与监管;系统验证;变更评估与测试等。④数据管理过程的质量控制需从 CRF 的设计开始,考虑的因素包括设计恰当、遵从方案、数据收集环境和培训等;质量控制核查举例:数据录入系统;数据有效范围核查;逻辑核查;安全性核查。

(2)质量保证:大部分申办者或 CRO 等都有独立的数据质量保证部门,评估数据管理过程是否达到规定的要求、是否按程序执行,同时稽查数据质量。

SOP 是为达到均一性,完成一个特定职责而制定的详细的书面说明,意义在于尽可能地控制各种主、客观因素对临床试验结果的影响,以提高临床试验结果的质量。一般来说,数据管理 SOP 包括以下内容:数据管理计划;CRF 设计;CRF 填写指南;数据库的建立与设计;逻辑检验的建立;CRF 追踪;数据录入;数据核查与清理;外部电子数据的管理;医学编码;SAE 一致性核查;数据库的质量控制;数据库的锁定与解锁;数据的保存与归档;数据的安全性;CRO 的选择与管理;人员培训等。SOP 的建立应能覆盖数据管理的所有过程,但重要的是对所建立的 SOP 的遵守。SOP 的制定不会一步到位,需在实践中不断完善和发展。

数据管理稽查由不直接涉及试验的人员定期对质量体系的依从性进行系统性检查,以判定试验的执行及数据的记录、分析和报告是否与要求相一致。稽查员需具备一定的经验,而且要熟悉数据管理的过程以及相应的计算机程序,特别要熟悉监管部门对于临床试验数据的标准和要求。临床试验数据的稽查一般关注四部分:研究文件、数据、统计分析数据、临床研究报告。与数据管理稽查有关的文件主要有数据管理员的简历和培训记录、数据管理各岗位的描述与要求、数据管理计划、接收 CRF 的记录、数据核查清理的记录和清单、数据库的变更控制记录、逻辑检验的变更控制记录等。数据稽查的主要内容包括 CRF 数据与源数据的一致性、CRF 数据与数据库的一致性、数据管理过程的合规性和数据的完整性等。

2. 质量评估　良好的数据质量应该达到以下要求:ALCOA,即可归因性(attributable)、易读性(legible)、同时性(contemporaneous)、原始性(original)、准确性(accurate);ALCOA+,即完整性(complete)、一致性(consistent)、持久性(enduring)、可获得性(available)。评估数据质量的指标可以包括录入和报告数据的时间;临床监查员或稽查员确认有问题的观测的数量,或纠正的数量;解决质疑问题所需的时间;审核 CRF 所需的时间;数据错误的数量。发现错误的主要方法有源数据核查确认、逻辑检验、数据核实、汇总统计、CRF 与数据库核对等。评估数据质量最常用的方法是计算错误数据的发生率,即错误率。错误率=发现的错误数/所检查的数据项总和。

对于 CRF 中的关键指标的核查,将对数据库进行 100% 复查,与 CRF 及疑问表进行核对,发现的所有错误将被更正。对于非关键指标的核查,如果总病例数>100,将随机抽取 10% 的病例进行复查;如果总病例数<100,则抽取例数为总病例数的平方根进行复查。将数据库与 CRF 及疑问表进行核对,可接受的错误率为数值变量不超过 0.2%、文本变量不超过 0.5%。如错误率超过此标准,将进行 100% 核对。关键指标、非关键指标的界定由研究者、申办者及统计人员共同讨论决定。

三、独立的数据监察委员会

独立的数据监察委员会(independent data-monitoring committee,IDMC)指由申办者设立的独立的数据监察委员会,定期对临床试验的进展、安全性数据和重要的有效性终点进行评估,并向申办者建议是否继续、调整或者停止试验,具有多学科性、独立性、保密性的特点。所有临床试验均需进行安全性监察,但并非所有试验均需通过试验组织者、申办者和研究者之外的正式委员会进行监察。IDMC 通常用于以延长生命或减少重大健康结局风险为目的的大规模多中心临床试验,而大多数临床试验不要求或无须使用 IDMC。可以考虑聘用 IDMC 的情况包括(但不局限于)下列 1 种或多种:①对安全性或有效性的累积数据进行中期分析,以决定是否提前终止试验;②存在特殊安全性问题的试验,如治疗方式有明显的侵害性;③试验药物可能存在严重的毒性;④纳入潜在的弱势人群进行研究,如儿童、孕妇、高龄者或其他特殊人群(疾病终末期患者或智障的患者);⑤受试者有死亡风险或其他严重结局风险的研究;⑥大规模、长期、多中心临床研究。在确定一项特定的试验是否需要建立 IDMC 时,应主要考虑到与安全性、实用性和科学有效性有关的多种因素。对于试验可能很快就完成,IDMC 通常不具有重要性,但在有重要安全性问题的短期试验,IDMC 可能仍然有价值。是否实施中期分析及是否成立 IDMC 等都需要事先在临床试验方案中明确规定。

(一) IDMC 的成员构成

因为 IDMC 的职责与试验受试者安全有关,所以其成员的选择非常重要。IDMC 的成员构成不当可能注意不到本应关注的问题,或者提出一些无根据或造成不恰当后果的建议,不利于受试者安全和试验价值。因此,IDMC 对患者安全性和试验完整性提供更多保障的能力取决于恰当地选择 IDMC 成员。申办者和试验指导委员会一般会指定 IDMC 成员。

在选择 IDMC 各成员时,需考虑的因素一般包括是否具有相关专业知识、是否有临床试验经验、有无加入过其他 IDMC 的经历及是否存在重大的利益冲突等。IDMC 成员选择的最重要的原则是保证独立性,即成员必须与该试验没有任何利益冲突,尤其是经济利益冲突。因此,试验研究者和其他有重大利益冲突的人不能加入 IDMC。IDMC 成员具有多学科性,应该包括与试验数据解释和保证患者安全性有关的所有学科的专家,包括临床医师、生物统计学家和医学伦理学家等。临床专家可以解释试验中出现的不良事件、获益-风险问题和试验期间出现的外部数据等。生物统计学家需熟知临床试验统计方法和试验数据序贯分析。对于那些经常性的高风险或有普遍公共卫生意义的试验,IDMC 可吸纳 1 名了解临床试验设计、实施和解释的医学伦理学家。如果试验出现非预期的终点事件,医学伦理学家将会起到非常重要的作用,可以根据具体情况对知情同意等文件提出修改建议。

另外,某些特定的 IDMC 还需要纳入相关患者代表或者其他领域的专家,如流行病学专家、律师、从事临床试验但非研究领域的医师、药理学家、毒理学家等。在医疗器械的临床试验中,相关专业的工程师也可以作为 IDMC 成员。通常情况下,这样的 IDMC 成员是不能参加试验的,该成员可以是符合研究条件的患者或其亲属。在将委员会作为整体考虑时,先前的 IDMC 经验非常重要,因而希望至少有一些成员具有 IDMC 任职经验。

不同试验的 IDMC 成员数目不同。为了增加多学科的代表性,IDMC 应该尽可能包含较多的成员。但是由于组织工作复杂,一个重要的现实考虑是他们应能够保证参加 IDMC 会议并对他们所评估过的中期分析结果保密。总体来讲,IDMC 的规模应该既可以保证观点的多样化和专业技能的代表性,又不至于导致 IDMC 会议烦琐复杂,方便会议组织和成员参与。IDMC 至少应有 3 名成员,但在希望体现多个科学准则和其他准则或更广泛的观点时,可能需要较大规模。对于科学性或伦理学要求复杂的试验,以及预计研究周期较长,或研究期间 IDMC 必须频繁开会以至于并不是全体成员均能出席所有会议的试验,就可能需要配备充裕的人员。IDMC 成员的意见不一致时可以通过投票方式给出建议书,因此参与投票的成员人数须为奇数。申办者通常会任命 IDMC 主席,通常会向试验研究者或试验指导委员会征求建议,一般是临床医师或者统计师。IDMC 主席须能促进讨论、整合不同观点并达成一致意见提供给申办者的主席,并能参加整个试验期间的 IDMC工作。

(二) IDMC 章程与会议

选定 IDMC 成员之后,以签署"顾问协议书"的形式明确各成员的职责和应尽的义务,并声明与该临床试验的利益关系。IDMC 一般会按照包含定义明确的标准操作规程的章程开展工作,IDMC 章程与研究方案及统计分析计划同样重要。章程一般由申办者或IDMC 成员起草,IDMC 成员应该严格按照事先制定的章程开展相应的工作。章程内容通常包括 IDMC 的成员构成、角色和各自职责的详细介绍、会议时间表及形式、提交数据的格式、获取中期分析数据,以及出席 IDMC 会议的权限规定、中期分析次数更改计划、亚组分析、向 IDMC 提供中期报告的方法和时限及与 IDMC 操作有关的其他问题。各成员审阅并认可 IDMC 章程之后即需要签字留档保存。

IDMC 不仅在试验实施阶段发挥作用,在研究受试者招募启动之前也承担一定的责任。IDMC 初期会议的频率取决于在设计试验时预期的入组率、事件的发生率及预计的试验和/或对照干预风险。研究方案一般会描述根据 IDMC 或决定开会时机的因素而制定中期会议时间表,并且研究方案中还会描述试验数据中期分析的统计方法,必要时 IDMC可以根据早期分析结果对后续有效性和安全性数据分析的时间安排进行变更。①IDMC启动:研究开始之前组织的 IDMC 第一次会议,成员之间以及与重要的研究组织者相互沟通,讨论试验方案、分析计划、知情同意书模板、数据收集工具和其他重要的试验文件,必要时就 IDMC 标准操作规程以及统计报告的格式和内容提出修改建议;另外,也会讨论并完成数据监察计划。②早期安全性/试验完整性审核:受试者招募开始之后,IDMC 就要定期监察安全性结果。尽管严重不良事件需要立即上报给管理部门,但是通常不报告分组信息,只有 IDMC 才能接触到分组的不良事件信息。③决策会:IDMC 根据综合信息进行有效性评价并给出建议。

一般情况下,面对面的会议方式更好,但在一些情况下可能需要进行电话会议,尤其在急需考虑新的信息时。当 IDMC 会议已举行过多次且 IDMC 委员会对试验和所分析的问题非常熟悉时,也可考虑电话会议。无论何种会议形式,须保证会议的保密性。为了不损害数据的保密性、保证中期分析的顺利开展,每次 IDMC 会议都可以设定"公开"会议(open session)和"非公开"会议(closed session)两部分。公开会议就公开报告展开讨论,主要包括以下非保密性数据:受试者招募状况、基线特征、不合格比例、数据递交的准确性和及时性及其他管理数据等。申办者还可以通过公开会议向 IDMC 提供与研究可能相关的外部数据。参加公开会议讨论的人员可以包括申办者代表、指导委员会、研究者、管理机构代表或负责试验相关工作的其他人员。多方人员参加公开会议较为有益，能有机会与 IDMC 分享他们的见解，并且可以提出问题供 IDMC 考虑。非公开会议部分需要 IDMC 成员听取独立统计师的汇报，评估非公开报告所包含的比较性中期分析数据，根据非公开报告和中期分析结果给出最终的建议书（recommendation）。因此，非公开会议仅限 IDMC 成员及独立统计师参加。IDMC 建议一般分为以下几种：继续试验、终止试验和对原有方案进行适当修订之后继续研究。一般而言，试验终止前 IDMC 不能将非公开会议的内容及非公开报告泄露到 IDMC 成员外部，并应当保存所有相关会议记录。

（三）中期分析的统计方法

中期分析数据是非盲态的，需要与试验无利益冲突的人员来担任统计分析的工作，并且注意保密性。一般选定独立统计师负责中期数据分析并完成中期报告。中期数据和报告在传递和提交过程中应采取一定的保密措施并妥善保存，直到试验结束申办者和研究者才能接触到中期报告。中期分析所用的统计方法也应该事先在方案中规定，该方法允许进行多次中期评估，最常用的方法是成组序贯法（group sequential method），但也可使用如以 Bayesian 方法为基础的其他方法。中期分析时，随着组间差异数据的累积而多次评估此数据时，主要问题是如果不对数据的多次评估进行调整，犯Ⅰ类错误（假阳性）的概率可能会增加，需采取方法将Ⅰ类错误概率控制在所期望的水平。中期分析中当统计结果显示无效终止试验时，IDMC 一般也会考虑Ⅱ类错误（假阴性）概率。在过去的 30 年中，成组序贯法得到广泛的发展和应用，常用的有 Pocock 法（常数界值）、O'Brien-Fleming 法（非常数界值）和成组序贯置信区间法等。虽然这几种方法都能根据中期分析次数制订检验临界值，达到控制Ⅰ类错误的目的，但是其都严格依赖中期分析计划，需要在完成固定数目的患者随访之后进行，因此缺乏灵活性，在实际应用中有一定的局限性。α 消耗函数法则弥补了这一局限。α 消耗函数法根据信息比例分配Ⅰ类错误，从而在控制Ⅰ类错误的前提下，不再依赖固定的中期分析频率和间隔，更具有灵活性。信息比例指的是中期分析时收集到的试验信息量占试验结束时预期全部试验信息量的比例。最常用的是 Lan 和 DeMets 在 1983 年提出的 α 消耗函数法；1990 年 Hwang 等提出 γ 族 α 消耗函数法。

四、数据管理报告

规范的数据管理计划有助于获得真实、准确、完整和可靠的高质量数据，全面、详细的数据管理报告能真实反映临床试验过程中的数据质量和试验样本特征。临床研究结束后，数据管理人员应全面且详细陈述与数据管理执行过程、操作规范及管理质量相关的内容，形成数据管理报告。报告包括参与单位/部门及职责、数据管理的主要时间节点、病例报告表及数据库设计、数据核查和清理、医学编码、外部数据管理、数据管理的质量评估、重要节点时的数据传输记录、关键性文件的版本变更记录等,并描述与数据管理计划的偏离。数据管理计划和总结报告应作为药品注册上市的申请材料之一提交给监管部门。

（一）数据管理报告的基本内容

1. 参与单位/部门及职责 数据管理报告应列出数据管理涉及的所有单位/部门及其在数据管理各步骤的职责。

2. 数据管理的主要时间节点 数据管理各步骤的时间节点可体现数据管理工作的时效性及数据质量,数据录入与数据清理不及时可能有损数据质量。可采用列表方式描述各主要时间节点的起止时间,包括数据录入、数据清理、外部数据管理、数据质控、数据锁库、数据传输、文档归档等主要步骤。

3. 病例报告表及数据库设计 描述 CRF 及数据库设计各主要步骤的执行情况及具体工作内容/方法,包括 CRF 设计、编制 CRF 填写指南和注释 CRF、形成数据库设计说明及数据录入说明、数据库建库及数据标准、数据库测试情况等。

4. 数据核查和清理 数据管理报告应描述数据质疑的总体情况,并按照疑问类型进行归类汇总。为体现质疑的及时性,数据管理报告应描述质疑生成到答疑的时长(中位天数及其范围)。针对质疑管理中的主要异常问题,数据管理报告应描述出现问题的原因或说明,如质疑数量过高/过低的临床中心/研究者、答疑时间过长等。

数据管理报告应描述是否有不同于临床数据库的严重不良事件数据库,如有则应描述一致性核查情况,包括试验严重不良事件(serious adverse event,SAE)总数、被核查的 SAE 数量及 SAE 核查频率等,对未核查的 SAE 以及经核查不一致的 SAE 应当详细说明其不一致点和修正情况。

5. 医学编码 对所采用的医学编码,数据管理报告应描述各项内容编码采用的字典名称及其版本号,并列出各项内容的编码数量。

6. 外部数据管理 描述外部数据的种类,并描述各类外部数据的来源单位、数据传输协议、数据传输起止日期、传输频率及方式,以及是否执行外部数据的一致性核查和核查结果等。对盲态的外部数据需重点描述维持其盲态的措施。

7. 数据管理的质量评估 在数据库锁定前进行数据质量评估,评估并报告的内容应包含计划与实际发生的临床数据录入天数(针对纸质 CFR)、质量控制过程发现并纠正的问题的数量等。

描述数据管理过程中进行数据质量控制核查的次数,每次质量控制核查需描述核查时的受试者总例数,关键指标的错误率,非关键指标的抽样例数、抽样比例及依据和错误率。

数据管理应当严格按照数据管理计划执行,如实际操作中有任何不一致,报告中需详细描述其发生原因,并进一步阐述对数据质量的影响。如数据管理接受稽查或视察,应当描述稽查承担单位、稽查时间、稽查发现的主要问题、采取的纠正和预防措施等。

8. 重要节点时的数据传输记录　试验数据管理过程中可能需要多次数据传输,数据管理报告应描述重要节点的传输记录,包括中期分析的数据传输、数据库锁定后向统计分析单位或申办者的传输,以及向药品监督管理部门的提交等。描述内容应当包含传输的数据集名称、传输日期、接收单位、传输格式,以及原数据集的储存/备份地点、责任单位/人。

9. 关键性文件的版本变更记录　数据管理报告应详细列出与数据管理相关的重要文档的版本变更记录,包括试验方案、CRF、数据库(包括 eCRF 与逻辑检验程序)及数据管理计划的版本变更记录,并描述各版本的执行日期、修正内容及修正原因等。

10. 报告附件　以下报告附件作为关键性文件,应视为数据管理报告不可缺少的内容。

(1)空白 CRF。

(2)注释 CRF(可提交电子版)。

(3)数据库锁定清单及批准文件。

(4)数据核查计划(DVP)(可提交电子版)。

(二)数据管理报告范例

数据管理报告范例

版本号:[列出方案版本号,如"V1.0"]

版本日期:YYYY-MM-DD

方案名称:[列出方案标题,如"临床试验CNS1234"]

方案代码:[列出方案编号,如"PHAMA-CNS1234"]

申办单位:[列出申办者名称,如"医药公司AB"]

数据管理单位:[列出数据管理单位,如"临床合同公司CD"]

报告签字页

我在此签字,申明已详细阅读了该报告,并确认该报告准确地描述了本临床试验的数据管理过程。

报告编制人

姓名:＿＿XXX＿＿　　　　　　　日期:YYYY-MM-DD

签名:

数据管理负责人

姓名:＿＿ZZZ＿＿　　　　　　　日期:YYYY-MM-DD

签名:

申办者数据管理负责人

姓名:＿＿UUU＿＿　　　　　　　日期:YYYY-MM-DD

签名:

附录

1. 试验文件记录

2. 参与单位/部门及职责

3. 数据管理的主要时间节点

4. 病例报告表及数据库设计

5. 数据核查和清理

    5.1　疑问的总体情况

    5.2　疑问的处理情况

    5.3　疑问管理中的主要问题

6. 医学编码

7. SAE 一致性核查

8. 外部数据管理

9. 数据管理的质量评估

    9.1　数据质量评估

    9.2　质量控制核查

    9.3　数据管理过程稽查

10. 提交锁定的数据集

11. 数据管理实际过程与数据管理计划不一致

临床试验过程中试验方案、病例报告表(CRF)、数据库及数据管理计划的制订与修正:

本次数据管理过程中,总共对试验方案进行n^*次修正。

试验方案原始版本及日期:[版本号],YYYY-MM-DD

试验方案最终版本及日期:[版本号],YYYY-MM-DD

本次数据管理过程中,总共对 CRF 进行n次修正。

CRF 原始版本及日期:[列出 CRF 原始版本号和版本日期,如"EDCeCRF,V1.0_
CNS1234_01JUL2013 YYY-MM-DD"]

CRF 最终版本及日期:[列出使用中的 CRF 最终版本号和版本日期,如"EDCeCRF,
V2.0_CNS1234_28DEC2013 YYYY-MM-DD"]

本次数据管理过程中,总共对数据库进行了n次修正。

数据库原始版本及日期:[列出数据库原始版本号和版本日期,如"V1.0,YYYY-MM-DD"]

数据库最终版本及日期:[列出数据库最终版本号和版本日期,如"V2.0,YYYY-MM-DD"]

本次数据管理过程中,总共对数据管理计划进行了n次修正。

数据管理计划原始版本及日期:[列出数据管理计划原始版本号和版本日期,如
"PHAMA-CNS1234V1.0 YYYY-MM-DD"]

数据管理计划最终版本及日期:[列出数据管理计划最终版本号和版本日期,如
"PHAMA-CNS1234V3.0_YYYY-MM-DD"]

注:$^*n$代表修正的具体次数。

1. 试验文件记录（附表 8-1）

附表 8-1 试验文件记录

试验文件记录	版本号	主要修正内容及修正理由	执行日期
试验方案	**版本号**	**主要修正内容及修正理由**	**执行日期**
（列出试验方案名称，如 *PHAMA-CNS1234*）	（顺序列出所有版本，如 *V2.0*）	（顺序列出各版本修改内容和理由，如修正入组条件）	（顺序列出各版本执行日期，如 *YYYY/MM/DD*）
……（根据实际方案版本增减行列数）	……	……	……
CRF	**版本号**	**主要修正内容及修正理由**	**执行日期**
（列出 CRF 名称，如 *PHAMA-CNS1234*）	（顺序列出所有版本，如 *V2.0*）	（顺序列出各版本修改内容和理由，如 *CRF Page 4* 增加入组条件选项。根据试验方案修正）	（顺序列出各版本执行日期，如 *YYYY-MM-DD*）
……（根据实际 CRF 版本增减行列数）	……	……	……
数据库	**版本号**	**主要修正内容及修正理由**	**执行日期**
（列出数据库名称，如 *CNS1234*）	（顺序列出数据库版本号，如 *DB20131228B1.1*）	（顺序列出各数据库版本内容与修改理由，如外部数据导入测试后数据库版本改变）	（顺序列出各版本执行日期，如 *YYYY-MM-DD*）
……（根据实际数据库版本增减行列数）	……	……	……
数据库解锁	**版本号**	**解锁理由及参与人员**	**执行日期**
（列出被解锁的数据库名称，如 *CNS1234-02*。如没有解锁则可以不填“未发生”）	（顺序列出所有再锁定版本号。如没有则不填）	（顺序列出各数据库版本解锁理由与参与人员名单。如未发生，可以不填）	（顺序列出各版本执行日期，如 *YYYY-MM-DD*）
……（根据实际解锁情况增减行列数）	……	……	……
数据管理计划	**版本号**	**主要修正内容及修正理由**	**执行日期**
（列出计划名称，如 *PHAMA1234*）	（顺序列出所有版本，如 *V1.1*）	（顺序列出各版本修正内容和理由，如逻辑核查文件修正）	（顺序列出各版本执行日期，如 *YYYY-MM-DD*）
……（根据实际计划版本增减行列数）	……	……	……
……（根据实际文件条目增减行列数）	……	……	……

2. 数据管理项目参与单位/部门及职责（附表 8-2）

（注：可以在各项目下列出职责部门的角色，如负责、参与、告知、不适用、审核、批准等。以下为试验项目包括申办者、研究者和 CRO 三方的一个参考案例，实际中可根据情况进行调整。）

附表 8-2　数据管理项目参与单位/部门及职责

项目	数据管理单位/部门	统计分析单位/部门	CRO 临床监查部门	……	项目管理部	医学部门	……	QA 质保部	研究者	申办者
CRF 设计	负责	审核	审核		告知	审核		不适用	告知	审核/批准
CRF 填写说明	负责	审核	审核		不适用	参与		不适用	告知	审核
eCRF 的测试	负责	不适用	参与		参与	参与		不适用	参与	审核
数据采集（EDC）系统上线	负责	告知	告知		告知	告知		不适用	告知	审核/批准
数据库建立及测试	负责	审核	不适用		参与	参与		不适用	不适用	审核
数据核查计划	负责	审核	参与		不适用	参与		不适用	不适用	审核/批准
数据管理系统上线	负责	告知	不适用		不适用	不适用		不适用	不适用	审核/批准
数据管理计划	负责	参与	参与		不适用	不适用		不适用	不适用	审核/批准
数据录入	负责	不适用	告知		不适用	不适用		不适用	参与	告知
外部数据管理	负责	参与	参与		不适用	不适用		不适用	不适用	审核/批准
数据质疑管理	负责	审核	参与		不适用	参与		不适用	参与	审核
医学编码	负责	告知	不适用		不适用	审核		不适用	不适用	审核/批准
中期分析数据	负责	审核	参与		不适用	参与		不适用	参与	审核
数据传输	负责	参与	不适用		不适用	不适用		不适用	不适用	审核
数据质量控制	负责	不适用	不适用		告知	不适用		不适用	不适用	审核/批准
数据库锁定	负责	审核	审核/批准		告知	审核		不适用	参与	审核/批准
数据文档保存	负责	审核/批准	审核/批准		不适用	参与		不适用	参与	审核
数据管理过程稽查	参与	参与	参与		不适用	参与		负责	参与	参与
……	……	……	……		……	……		……	……	……

3. 数据管理主要时间节点

（注：可以根据各项数据任务条目名称分别列出相关信息,参考案例见附表 8-3。）

附表 8-3 数据管理主要时间节点

任务条目	开始日期	结束日期	备注
数据管理过程	YYYY-MM-DD	YYYY-MM-DD	（如需说明,可以在此注明）
数据录入	YYYY-MM-DD	YYYY-MM-DD	（如需说明,可以在此注明）
数据清理	YYYY-MM-DD	YYYY-MM-DD	（如需说明,可以在此注明）
外部数据管理	YYYY-MM-DD	YYYY-MM-DD	（如需说明,可以在此注明）
数据质量控制	YYYY-MM-DD	YYYY-MM-DD	（如需说明,可以在此注明）
数据的盲态审核	YYYY-MM-DD	YYYY-MM-DD	（如需说明,可以在此注明）
数据库锁库	YYYY-MM-DD	YYYY-MM-DD	（如需说明,可以在此注明）
数据文件存档	YYYY-MM-DD	YYYY-MM-DD	（如需说明,可以在此注明）
……（根据实际任务条目增减行列数）	……	……	……

4. CRF 及数据库设计

（注：根据与 CRF 相关的实际工作,列出相应环节信息和工作性质描述,参考案例见附表 8-4。）

附表 8-4 CRF 及数据库设计

执行工作	具体内容	备注
选择数据采集工具	eCRF	电子病例报告表（EDC）
CRF 填写指南交付	在线帮助系统	
注释CRF	电子化技术自动标注	
数据库设计	依据CDISC 和注释CRF	
数据库测试	模拟CRF 数据 5 份；项目CRF 数据 0 份	见UAT 计划,测试报告和结果
……（根据实际任务条目增减行列数）	……	……

5. 数据清理

5.1 疑问的总体情况

（注：按实际分类顺序列出各类数据集的名称、各数据集的疑问数量,以及高疑问率的根源分析。参考案例见附表 8-5。）

附表 8-5 疑问的总体情况

疑问类型	疑问数量	最高频率疑问产生原因
人口学资料 DM	2	
入选/排除标准 IE	23	方案的纳入/排除条件把控培训不到位
生命体征 VS	12	
病史 HX	45	方案的入组条件名列不清
研究用药 EX	2	
不良事件 AE	12	
血常规 CH	200	实验室测试单位换算错误
心电图 ECG	3	
合并用药 CM	55	不良事件的合并用药等
……（根据实际疑问类别增减行列数）	……	……

疑问类型	疑问数量	最高频率疑问产生原因
合计	（列出总的疑问数,如354）	
平均(/受试者)	（列出按受试者计算平均疑问数,如4）	
平均(/研究机构)	（列出按参与的研究机构数量计算平均疑问数,如40）	

5.2　疑问的处理情况(附表 8-6)

附表 8-6　疑问的处理情况

疑问产生到答疑的天数	
中位天数/天	范围/天
（列出各类疑问生成到答疑的平均天数）	（列出最短天数和最长天数范围）

5.3　疑问管理中的主要问题

（注:根据实际情况列出数据疑问处理中各类主要问题的类别、所涉研究机构名称、实际问题发生的天数和问题发生的实际原因分析。参考案例见附表 8-7。）

附表 8-7　疑问管理中的主要问题

疑问重点问题	研究单位名称	答疑时间/答疑数量	原因及说明
疑问回复时间最长的研究机构及原因分析	PI001	120 天	研究者之一离职
疑问产生数量最高的研究机构及原因分析	PI001	178 条(占总疑问50%)	接任研究者培训不及时
……（根据实际案例问题增减行列数）	……	……	……

6. 医学编码

[注:按顺序列出完成编码的数据集名称、所用的相应编码字典名称和版本,以及各类数据集的编码总条数(包括手工编码和程序编码)。参考案例见附表 8-8。]

附表 8-8　医学编码

编码数据(数据集名称)	编码字典	编码字典版本	编码数量
不良事件AE	MedDRA	17.0	
合并用药CM	WHODrug	WHODrug 15Jan2014	
医学诊断 SG = surgery or FA = findings about event	MedDRA	17.0	
既往病史HX	MedDRA	17.0	
……（根据实际编码数据集条目增减行列数）	……	……	

7. SAE 一致性核查

本试验过程中共观察到严重不良事件(SAE)N 例,其中与试验药物相关的 SAE ___N___ 例;按 N 次/月的频率,共进行了 N 次一致性核查,其中有 N 例经核查不一致的 SAE 详见附表(SAE 发生率列表附后)。

(注:N 代表实际发生的次数。)

8. 外部数据管理

(注:按实际外部数据来源列出各类外部数据的名称,相应外部数据提供的单位名称,相应外部数据传输协议名称和版本号,传输频率和相应的传输方式等。如果要求盲态,请将盲态管理规程作为附件提供;如果进行一致性核查,请将一致性核查结果报告作为附件提供,如果未进行一致性核查,请给出原因。参考案例见附表 8-9。)

附表 8-9　外部数据管理

外部数据类型	数据源单位	数据传输协议	传输频率	传输日期 首次	传输日期 末次	盲态要求 是	盲态要求 否	一致性核查 是	一致性核查 否	传输方式
ECG1	国际心电图中心	20130630V1.0	每月 2 次	YYYY-MM-DD	YYYY-MM-DD		√			在线传输
化验室 Labs-1	友好医院	20130630V1.0	每月 1 次	YYYY-MM-DD	YYYY-MM-DD	√				在线传输
化验室 Labs-2	有爱医院	20130715V1.0	每月 1 次	YYYY-MM-DD	YYYY-MM-DD	√				在线传输
化验室 Labs-3	爱家医院	20130801V1.0	每月 1 次	YYYY-MM-DD	YYYY-MM-DD	√				在线传输
药动学 PK	全球药动学实验室	20130810V1.1	试验结束	YYYY-MM-DD	YYYY-MM-DD	√		未导入临床试验数据库		光盘媒介
……(根据实际外部数据类型增减行列数)	……	……	……							……

9. 数据质量控制和稽查

9.1 数据质量评估

(注:根据实际质量控制步骤,列出数据流程中完成的数据项目评价名称,计划完成的时间或数量,实际完成的时间或数量,可以留空。如果质量控制评估过程没有预期计划,可以留空。参考案例见附表 8-10。如果实际与计划有偏差,提供原因或说明;如果没有可以不填。参考案例见附表 8-10。)

附表 8-10　数据质量评估

核查项目	计划	实际发生(平均)	原因及说明
数据录入天数(针对纸质CRF)	5~10 天	12 天	PI 研究员离职
方案不依从总数(件)		20	入组条件
严重方案不依从数(件)		2	心电图数据导入不及时
……(根据实际评估项目增减行列数)			

9.2　质量控制核查

(注:根据实际发生的质量控制核查情况,顺序列出各次核查时的受试者总例数,关键指标的错误率,非关键指标的抽样例数、抽样比例及依据和错误率。参考案例见附表 8-11。)

附表 8-11　质量控制核查

核查次数	总例数	关键指标	非关键指标			
		错误率	抽样例数*	抽样比例	抽样比例依据	错误率
第一次	80	0.3%	9	11.18%	总病例数<100,则抽取例数为总病例数的平方根	0.2%
第二次	200	0.05%	20	10%	总病例数>100,将随机抽取10%的病例	0.05%
……(根据实际核查次数增减行列数)						

注:* 每次核查不能重复抽样。

9.3　数据管理过程稽查

(注:按照稽查发生的时间顺序,列出负责稽查的单位名称和时间、相应各次稽查发现的问题及其相应各次发现问题的纠偏和防偏措施。发现问题请将稽查报告作为附件提供。参考案例见附表 8-12。)

附表 8-12　数据管理过程稽查

稽查负责单位	稽查时间	发现问题	纠正和预防措施
医药公司AB	2013-11-07	试验方案修正了入组条件,但是CRF 和数据库没有及时更改	立即进行了CRF 及数据库修改;相关人员进行SOP 再培训
……(根据实际稽查事件增减行列数)	……	……	……

10. 提交锁定的数据集

(注:根据实际数据集的提交情况,列出数据集名称、相应的提交日期、提交的单位名称、提交的数据集格式和提交的对象及其提交原因;对于提交后的原数据集和备份数据集,列出存储地点、相应的数据集负责人及其对数据集的权限。参考案例见附表 8-13。)

附表 8-13　提交锁定的数据集

数据集	提交日期	提交单位	提交格式	提交对象及原因	储存地点	原数据集		
						备份地点	责任人*	责任人权限
PHAMA-CNSI234.dat-aset.xpt ……（根据实际提交的数据集情况增减行列数）	2014-04-06	合同公司CD	SAS-SDTM	申办者，锁库后的统计分析	https://dataeposi-tory.xxx.xxxx.com/	https://dataeposi-tory.yy.xxxx.com/	吴某	临床信息技术经理

注：* 除责任人外，其他人员对数据集的所有权限均已被解除。

11. 数据管理实际过程与数据管理计划不一致

请描述数据管理实际过程是否存在与数据管理计划不一致的情况，有任何不一致，需详细描述实际过程、发生原因。同时需要阐述此过程对数据质量的影响。

（注：根据实际情况予以描述。如果没有出现不一致的情况，则可以写成"不适用"等。）

173

第二节 药物临床试验数据统计分析

一、临床试验统计设计的常见类型

临床试验按其目的可分为验证性（confirmatory）试验和探索性（exploratory）试验。验证性试验是控制良好的试验,总是预先定义与试验目的直接有关的关键假设,并且在试验完成后对此进行检验。验证性试验必须提供疗效和安全性的可靠证据。新药临床试验中大部分是验证性试验。但一个临床试验常具有验证性和探索性两个方面。对于每个支持上市申请的临床试验,所有关于设计、实施和统计分析的要点应当于试验开始前在试验方案中写明。试验方案中的统计设计包括试验设计、样本大小的确定和为避免偏差而采用的技术。

（一）平行组设计

验证性试验最常见的设计是平行组设计（parallel group design）。受试者被随机分配到 2 个（或多个）组中的 1 个,每个组接受不同的治疗。治疗包括 1 个或几个剂量的研究产品,以及 1 个或多个对照（如安慰剂和/或阳性对照）。这种设计最有效,其假定比其他设计简单,有明确的有效性结果,完成研究所需的时间较短。但是这种设计需要较大的样本,有较大的受试者变异,比较复杂。试验的某些特点会使结果的分析和解释复杂化,如协变量问题、在一段时间内的重复多次测定、设计因子之间的相互作用等。

（二）交叉设计

在交叉设计（cross-over design）中,每例受试者被随机分配到 2 个或多个治疗序列中的 1 个,其自身在治疗比较中作为对照。这个简单设计的吸引力在于它减少了样本量。在最简单的 2×2 交叉设计中,受试者按随机顺序在 2 个连续的治疗周期（间隔 1 个洗脱期）中分别接受 2 种治疗。这种设计可以扩大到对象在 $n(>2)$ 个周期接受 n 种不同治疗。交叉设计的优点是所需的受试者数量较小,消除了受试者间的变异。但是除试验时间较长、需分析序列效应和周期效应外,交叉设计存在许多可能会使其结果无效的问题,主要是可能带入延期（carryover）效应。在 2×2 设计中,为避免延期效应,在设计时必须对疾病和新药有足够的认识。所研究的疾病应当是慢性病且病情稳定;药物的作用在治疗周期内应当充分展现;洗脱期要足够长,以使药物的作用完全消退。

（三）析因设计

最简单的例子是2×2析因设计（factorial design）,受试者被随机分配到 2 种治疗（A,B）的 4 种可能组合中的 1 个:A、B、AB、无 A 无 B。这一设计在多数情况下用于检验 A 与 B 的交互作用。

析因设计的另一重要用途是确定同时使用治疗 C 和 D 的剂量-反应特征。设 C 有 m

个剂量水平(通常包括零剂量、安慰剂),治疗 D 有 n 个剂量水平,那么析因设计包含 $m×n$ 个治疗组,每个接受不同剂量的 C、D 组合,结果有助于估算合适的临床剂量组合。

(四) 适应性设计

适应性设计是在临床试验启动后,根据试验中已经获取的信息,在保证整体试验的有效性、完整性和科学性的前提下,允许修改试验设计的某些方面,从而及时发现与更正试验设计之初的一些不合理的假设,达到减少研究成本、缩短研究周期的一大类研究设计方法的总称。例如样本量再估计、调整组间治疗分配比例、试验由于疗效显著提前终止、适应性随机化、试验目的变化等。因为其所具有的灵活性和可调整性,又称为可变性设计(flexible design)、自适应设计(self-adaptive design)及内部预试验设计(internal pilot design)等。国际人用药品注册技术协调会(International Council for Harmonisation of Technical Requirements for Pharmaceuticals for Human Use,ICH)中规定:"如果试验进程中确实需要调整,调整变化的内容必须在研究方案中予以补充说明。其中尤其要注意的是,由于这些调整变化对分析或推断产生的影响,所选择的分析方法必须保证 I 类错误大小保持不变。"适应性设计依据所得的部分试验结果调整后续试验方案,可以充分利用试验中前一阶段所得资料的数据信息,在特定的试验条件下对后续试验进行调整,更客观准确地估计下一步试验的诸多参数,最大限度地纠正设计之初参数估计可能存在的偏倚。适应性设计可分为单阶段适应性设计与多阶段适应性设计,目前最受研究者关注的是两(多)阶段适应性设计。

(五) 多中心临床试验

多中心临床试验是一种实践上可被接受,且更加有效地评价新药的方法。它的优点是可以在合理的时间内招募足够多的受试者,而且多中心临床试验可为其研究结论的普遍性提供良好的基础。一个多中心临床试验要想取得成功,必须采用同样的试验方案并严格按此实施临床试验,需要有尽可能完善的实施临床试验的 SOP。样本把握度的计算通常是假定各中心所比较的治疗差异是同样数量的无偏差估计,多中心试验应当避免各中心招募的受试者人群特征变化过大以及样本量过小,以降低治疗效果的不同权重估算的差异。每个中心必须有一个主要研究人员保障本中心的研究工作符合设计要求,试验前集中对各中心人员进行必要的培训,实施试验过程中的质量控制。多中心研究中,研究人员可能从一个医院入选受试对象,也可能从几个协作医院入选受试对象。因此,试验方案中应该对中心有明确的定义(如指研究人员、医院或地区),多数场合中心以研究人员来限定。如果每个中心有相当数量的受试对象,在分析多中心研究的主要治疗效应时,要考虑中心间的均匀性。

二、临床有效性统计学评价

在药物临床试验中,随机、双盲、安慰剂对照的临床试验一直被奉为确认药物疗效的金标准,如果试验药物能显示出比安慰剂具有临床意义优效性(superiority)的足够证据,则可以确认其有效性。然而,如果研究的疾病危重或已有当前公认有效的治疗药物时,仍实施安慰剂对照临床试验,会面临医学伦理学和试验依从性的问题。如果选择阳性药为对照,试验设计的最关键的问题是该试验是用于证明2种药物之间的差异,还是证明2种药物的非劣效性(non-inferiority)或等效性(equivalence)。这种变化同时要求统计设计和分析方法的改进。

(一)确认试验药物疗效的条件

临床试验的目的在于确认试验药物具有某种治疗效果。在几种不同目的的对照临床试验中,药物疗效的确认应具备一定条件。

1. 以安慰剂为对照的试验应显示出高于临床上认定的疗效界值,从而确认其优效性。

2. 以阳性药为对照的试验如果显示出高于临床上认定的疗效界值,可确认其优效性。

3. 以阳性药为对照的试验如果显示出试验药物在一定的临床界值下不差于阳性药,同时有证据反映试验药物和阳性药均优于安慰剂,可确认其非劣效性。

4. 以阳性药为对照的试验如果显示出试验药物在一定的临床界值下不差于阳性药,而且有证据反映试验药物和阳性药均优于安慰剂,同时试验药物在一定的临床界值下不优于阳性药,可确认其等效性。

从科学上讲,显示优效性的设计通过安慰剂对照试验显示优于安慰剂或优于阳性药,或由剂量-反应关系证实疗效是最可信的,这类试验称为优效性试验(superiority trial)。

显示非劣效性或等效的设计以阳性药为对照,试验的目标是显示试验药物的疗效与某种已知的阳性药"不差"或"相当",分别称为非劣效性试验和等效性试验。

阳性对照试验设计时必须注意2个问题:①是否可以相信阳性对照药物在拟进行的试验条件下有确切的疗效;②是否可以相信该试验的结果不会将一个事实为劣效的药物当成非劣效药物。这也就涉及稳定性假设(constancy assumption)和检测灵敏度(assay sensitivity)的问题。稳定性假设指阳性对照药物在既往研究(对安慰剂)中的效应量在当前的非劣效性或等效性试验中保持不变。检测敏感度指分辨某种治疗与较差的治疗或无效的治疗之间的差别的能力,对优效性试验、非劣效性试验和等效性试验具有不同的意义。优效性试验如果是成功的,即试验显示出试验药物与安慰剂之间的差别,则检测灵敏度自然成立;对非劣效性和等效性试验而言,如果阳性药没有检测灵敏度,一个无效的试验药物可能会因为非劣效而错误地确认其疗效。

(二)制定确认试验药物疗效的界值

从临床意义上确认药物的疗效,界值的制定是不可缺少的。在优效性试验中,界值指试验药物与对照药物之间相差的临床上认可的最小值;而在非劣效性和等效性试验中,界值指临床上可接受的最大值。对于非劣效性和等效性试验,它必须小于阳性对照药物与安慰剂比较时的效应差值(如果已知,可取1/3或1/2)。优效性、非劣效性试验仅用1个界值,而等效性试验要用劣侧和优侧2个界值,两侧界值可以不等距,实际上一般取等距。

界值确定必须在试验设计阶段完成并在试验方案中阐明,界值不能依赖生物统计学专业人员制定。如有修订,必须在揭盲之前进行并陈述理由;一旦揭盲,不得更改,否则很容易陷入"数字游戏"的危险中。

根据既往的经验,对有些临床定量指标具有专业意义的变化量可提供粗略的界值参考标准,例如血压可取为 0.67kPa(5mmHg)、胆固醇可取为 0.52mmol/L(20mg/dl)、白细胞可取为 0.5×10^9/L(500 个/mm^3)。若是对变化量之间的比较,相应的界值(指变化量之间的差值)应更小,例如血压变化值的等效界值可取为 0.4kPa(3mmHg)、胆固醇变化量可取为 0.26mmol/L(10mg/dl)、白细胞变化量可取为 0.2×10^9/L(200 个/mm^3)。当难以确定时,可酌取 1/5~1/2 个标准差或对照组均数的 1/10~1/5 等。对率而言,建议取 15% 以下的值,通常最大不超过对照组样本率的 1/5。当然,界值也不能过小。

例如为了显示一种血管紧张素 Ⅱ 受体拮抗剂类新药对轻至中度原发性高血压的降压效果不差于阳性药血管紧张素转换酶抑制药(ACEI),主要终点指标用仰卧舒张压(SDBP,单位为 kPa)的下降幅度,既往 ACEI 与安慰剂的对照试验显示最小的药物效应差值 Δ 为 1.34kPa(10mmHg),基于临床考虑,认为用 $\delta = 0.40$kPa(约为 Δ 的 1/3)作为非劣效性试验的界值是合理的,即只要血管紧张素 Ⅱ 受体拮抗剂的平均降压不比 ACEI 的平均降压值小 0.40kPa 或更多,则可认为血管紧张素 Ⅱ 受体拮抗剂与 ACEI 相比为非劣效。当然,若适当放宽控制非劣效的标准,δ 的取值可稍微大些,例如 $\delta = 0.67$kPa(为 Δ 的 1/2)。

再如在设计一种新的抗肿瘤化疗药与标准化疗(高毒性)相比的等效性试验中,若新药比标准化疗可显著地减少副作用、缓解患者的痛苦、提高患者的生存质量,患者或医师可能会愿意接受增加 5% 或 10% 的死亡率风险。但是,对于抗高血压治疗,如此高的死亡率增加则可能不会被接受。

(三)确认试验药物疗效的假设检验方法

假设检验时,检验假设通常为两组相等的零假设,其统计推断往往仅限于两者的差别有无统计学意义。若 $P > \alpha$,意味着统计上"不能拒绝零假设",但并非说明零假设成立,更没有理由说两组相等;如 $P \leq \alpha$,虽然可"拒绝零假设",但也只能推断两者在统计上有差别,而不能评价差别的大小。这难以满足临床实际中需要评价疗效差别的要求。为了能对优效性、非劣效性和等效性进行推断,需要建立有别于传统的检验假设。为方便叙述,假定所选的指标为正向指标,即数值越大,表示疗效越好,统一用如下符号作为组别或参数。

T=试验药物,也泛指相应组效应的参数(均数或率)。

C=阳性药,也泛指相应组效应的参数(均数或率)。

δ=界值,优效性试验用 δ,非劣效性试验用 $-\delta$,等效性试验用 $-\delta$ 和 δ。

假设检验步骤如下:

1. 检验假设的构建和检验用统计量 无效假设和备选假设分别用 H_0 和 H_1 表示,以 α 作为总的检验水准。表 8-1 列举了几种不同情形下的检验假设和检验统计量计算公式。

表 8-1　不同试验类型的检验假设

试验类型	无效假设	备选假设	检验统计量
非劣效性试验	$H_0 : T-C \leqslant -\delta$	$H_1 : T-C > -\delta$	$t = (d+\delta)/s_d$
等效性试验	$H_{01} : T-C \leqslant -\delta$	$H_{11} : T-C > -\delta$	$t_1 = (d+\delta)/s_d$
	$H_{02} : T-C \geqslant \delta$	$H_{12} : T-C < \delta$	$t_2 = (d-\delta)/s_d$
统计优效性试验	$H_0 : T-C \leqslant 0$	$H_1 : T-C > 0$	$t = d/s_d$
临床优效性试验	$H_0 : T-C \leqslant \delta$	$H_1 : T-C > \delta$	$t = (d-\delta)/s_d$

表 8-1 所示的检验统计量假设数据来自大样本,服从正态分布。其中 d 为 T 组样本效应值减去 C 组样本效应值的差值,即 $d = T-C$;s_d 为 d 的标准误;t 为检验统计量。

2. 结论的推断

(1)非劣效性试验:由于只进行 1 次单侧检验,若 $P \leqslant \alpha$,则 H_0 被拒绝,可推论 T 非劣效于 C;若 $P > \alpha$,则还不能下非劣效的结论。这里 α 的含义是当 T 比 C 的疗效差,其效应差值实际上超过 δ 时,错误地下 T 非劣效于 C 的结论的概率。

(2)等效性试验:由于需要在 2 个方向上同时进行 2 次单侧检验,故亦需分别推断。若 $P_1 \leqslant \alpha/2$ 和 $P_2 \leqslant \alpha/2$ 同时成立(注意每次检验的水准只用总的检验水准 α 的一半),则 2 个无效假设均被拒绝,前者推论 T 不比 C 差,后者推论 T 不比 C 好,因此综合的推断是 T 和 C 具有等效性;若 P_1 和 P_2 中的任何一个大于 $\alpha/2$,则不可下等效的结论。这里 α 的含义是当 T 与 C 的疗效差值实际超过 δ(包括 $-\delta$ 以下或 δ 以上 2 种情况)时,错误地下 T 和 C 等效的结论的概率。

(3)优效性试验:有 2 种不同的情形。一种是从统计学角度考虑的优效性,其零假设为 $T-C > 0$。如果拒绝零假设,可下统计学意义上优效的结论。当然这种优效性较弱,有时可看作是边缘优效性。另一种是从临床意义上提出的优出一定量 δ 的优效性,其零假设为 $T-C > \delta (\delta > 0)$。此时若拒绝零假设,可下临床优效性结论,但最后疗效的确认应基于临床意义之上。

以下实例评价雷米普利(ramipril)治疗轻至中度原发性高血压的疗效与安全性,以依那普利(enalapril)作为阳性对照药物,进行随机双盲双模拟临床试验。雷米普利组观察 61 例,用药 4 周后舒张压下降 (9.4 ± 7.3) mmHg;依那普利组观察 59 例,用药 4 周后舒张压下降 (9.7 ± 5.9) mmHg。试检验雷米普利与依那普利是否等效。

①确定临床等效界值:本例取 $\delta = 5$ mmHg。

②建立假设:

$$H_{01} : \overline{X}_R - \overline{X}_E \leqslant -5 ; H_{11} : \overline{X}_R - \overline{X}_E > -5。\ \alpha = 0.025(单侧);$$

$$H_{02} : \overline{X}_R - \overline{X}_E \geqslant 5 ; H_{12} : \overline{X}_R - \overline{X}_E < 5。\ \alpha = 0.025(单侧)。$$

③t 检验:首先计算标准误。

$$s_{\overline{X}_R - \overline{X}_E} = \sqrt{\frac{60 \times 7.3^2 + 58 \times 5.9^2}{61 + 59 - 2}\left(\frac{1}{61} + \frac{1}{58}\right)} = 1.214\ 1$$

则：$\qquad t_1 = \dfrac{(\overline{X}_R - \overline{X}_E) + \delta}{s_{\overline{X}_R - \overline{X}_E}} = 3.871\,2$，单侧 $P_1 = 0.000\,089$，拒绝 H_{01}；

$$t_2 = \dfrac{(\overline{X}_R - \overline{X}_E) - \delta}{s_{\overline{X}_R - \overline{X}_E}} = -4.365\,4$，单侧 $P_2 = 0.000\,014$，拒绝 H_{02}。$$

④结论：因 2 个单侧检验均拒绝 H_0，故可以认为雷米普利与依那普利对降低舒张压是等效的。

（四）确认疗效的置信区间方法

置信区间方法亦可用于优效性、非劣效性和等效性的判定，该方法通过构建有关参数差别的置信区间作为评价的决策准则。

假定总的可信度取 $100(1-\alpha)\%$，以 C_L 表示置信区间的下限，以 C_U 表示置信区间的上限。

1. 非劣效性试验　按单侧 $100(1-\alpha)\%$ 可信度计算 $T-C$ 置信区间，若 (C_L, ∞) 完全在 $(-\delta, \infty)$ 范围或者 $C_L > -\delta$，可下非劣效性结论。

2. 等效性试验　按双侧 $100(1-\alpha)\%$ 可信度计算 $T-C$ 置信区间，若 (C_L, C_U) 完全在 $(-\delta, \delta)$ 范围或者 $-\delta < C_L < C_U < \delta$，可下等效性结论。例如计算以上实例资料的 95% 置信区间为 $(9.4-9.7) \pm 1.96 \times 1.214\,1 = (-2.68, 2.08)$。该区间全部包含在预先规定的等效区间 $(-5, 5)$ 内，可得出等效性结论。

3. 优效性试验　按单侧 $100(1-\alpha)\%$ 可信度计算 $T-C$ 置信区间，若 (C_L, ∞) 不包括 0 或者 $C_L > 0$，可下统计学优效性结论；若 (C_L, ∞) 完全超出 $(-\infty, \delta)$ 范围或者 $C_L > \delta$，可下临床优效性结论。

在有效性评价时，传统假设检验差别无显著性 $(P > \alpha)$ 与非劣效性/等效性试验的非劣效性/等效性 $(P \leqslant \alpha)$ 是两种不同的概念，前者表示现有数据因例数少、误差大或参数本身相近等原因尚不能得出两组差别有统计学意义的结论，后者表示根据临床意义上的界值标准及统计上的 α 水准可得出两组非劣效或等效且有统计学意义的结论。从理论及实际分析看，两组差别无统计学意义 $(P > \alpha)$ 不一定存在非劣效性或等效性，两组差别有统计学意义 $(P \leqslant \alpha)$ 也可能是非劣效或等效的。因此，一般假设检验意义下的结论决不可代替非劣效性或等效性检验。

三、统计分析计划

临床试验的统计分析有其特殊性，统计分析计划（statistical analysis plan，SAP）由生物统计学专业人员起草，并与主要研究者商定，是比试验方案中描述的分析要点更加具有技术性和有更多实际操作细节的一份独立的文件，包括对主要和次要评价指标及其他数据进行统计分析的详细过程，以及对预期的统计分析结果的解释。确证性试验要求提供详细的分析原则及预期分析方法，探索性试验通常描述概括性的分析原则和方法。

详细的统计分析计划有助于保证统计分析结论正确和令人信服。统计分析计划初稿应形成于试验方案和病例报告表确定之后，在临床试验进行过程中及数据盲态审核时可以进行修改、补充和完善，不同时点的统计分析计划应标注版本及日期，正式文件在数据库锁定和揭盲之前完成并予以签署。如果试验过程中试验方案有修订，则统计分析计划也应进行相应的调整。如果涉及中期分析，则相应的统计分析计划应在中期分析前确定。

（一）统计分析计划的基本内容

统计分析计划的基本内容涵盖设计的类型、比较的类型、随机化与盲法、主要指标和次要指标的定义与测量、检验假设、数据集的定义、疗效及安全性评价和统计分析的详细计划。

1. 试验概述　试验概述是试验方案中与统计学相关的部分，常可直接摘录。一般包括以下主要内容：

（1）研究目的：临床试验的主要目的和次要目的。

（2）设计类型：如平行组设计、交叉设计、析因设计、成组序贯设计等。

（3）对照类型：如安慰剂对照、阳性对照、剂量组对照等，需说明试验选择的对照类型及理由。

（4）随机化的方法及其实施：明确随机化的方法，如区组随机、分层随机及其分层因素等。

（5）盲法及设盲措施：说明是单盲还是双盲，设盲措施是双盲单模拟、双盲双模拟等，以及保持盲态下执行统计分析的措施。若采用开放设计，需充分说明无法实施盲法的理由。

（6）样本量：计划入组的受试者数量及其计算依据。若采用成组序贯设计，应说明不同阶段的样本量。

2. 评价指标　统计分析计划中应清晰描述主要指标和次要指标的定义，包括具体观察和测量的方法、观察时点、指标属性。如果主要指标需要通过计算得到，则需给出相应的计算公式。

主要指标又称主要终点，是与试验的主要研究目的有本质联系的，能确切反映药物有效性或安全性的观察指标。主要指标应根据试验目的选择易于量化、客观性强、重复性高，并在相关研究领域已有公认标准的指标。一般情况下，主要指标仅为 1 个，用于评价药物的疗效或安全性。若 1 个主要指标不足以说明药物效应时，可采用 2 个或多个主要指标。临床试验方案中应详细描述所关注的主要指标的设计参数及其假设、总 I 类错误概率和 II 类错误概率的控制策略。主要指标将用于临床试验的样本量估计，在多个主要指标的情况下，将制定对总 I 类错误概率的控制策略并保证研究有足够的把握度。

主要指标，包括其详细的定义、测量方法、统计分析模型等都必须在试验设计阶段充分考虑，并在试验方案中明确规定。方案中的主要指标在试验进行过程中不得修改，若须修改则应在充分论证的基础上谨慎行事，并在揭盲前完成，不允许揭盲后对主要指标进行任何修改。临床试验中有时理想的主要指标可能无法获得，会采取多个指标组合成的复合指标、客观指标和研究者对受试者疗效的总印象相结合的全局评价指标，间接反映临床获益的替代指标,根据一定的标准转换后获得的定性指标作为主要指标。

次要指标是与次要研究目的相关的效应指标,或与试验主要目的相关的支持性指标。在试验方案中,也需明确次要指标的定义,并对这些指标在解释试验结果时的作用及相对重要性加以说明。一个临床试验可以设计多个次要指标,但不宜过多,足以达到试验目的即可。

3. 分析数据集 根据不同的研究目的,在统计分析计划中需明确描述数据集的定义。临床试验的分析数据集一般包括 ITT/全分析集(full analysis set,FAS)、符合方案集(perprotocol set,PPS)、安全性数据集(safety set,SS)。在定义分析数据集时,需遵循 2 个原则:①尽可能地减小偏倚;②控制 I 类错误的增加。具体阐述见后文。

4. 缺失值和离群值的处理 缺失值是临床试验中潜在的偏倚来源之一。病例报告表中原则上不应有缺失值,尤其是重要指标(如主要疗效和安全性指标)必须填写清楚,但在实际临床试验中往往难以避免。在分析中直接排除有数据缺失的受试者可能会破坏随机性、破坏研究样本对于目标人群的代表性。除此之外,对缺失值的直接排除还可能降低研究的把握度或减小变量的变异性引起 I 类错误概率的膨胀。因此,在试验的计划、执行过程中应采取有必要的措施尽量避免缺失值的发生,在分析和报告中要正确处理缺失数据,在统计分析计划中应预先说明主要疗效指标缺失值的填补方法及理由。但任何缺失数据处理方法本身都可能带来潜在的偏倚,所以缺失数据的处理方法应遵循保守的原则。

缺失机制可分为完全随机缺失(missing completely at random,MCAR)、随机缺失(missing at random,MAR)和非随机缺失(missing not at random,MNAR)。由于缺失机制无法通过已有的数据进行判断,并且不同的处理方法可能会产生截然不同的结果,所以应当认识到任何缺失数据处理方法本身可能是潜在的偏倚来源。对完全随机缺失、随机缺失数据的处理目前有末次观测值结转(LOCF)、基线观测值结转(BOCF)、均值填补、回归填补、重复测量的混合效应模型(MMRM)、多重填补等多种不同的方法。

离群值问题的处理应当从医学和统计学专业 2 个方面去判断,尤其应当从医学专业知识方面判断,并在统计分析计划中明确描述。离群值的处理应在盲态检查时进行,如果试验方案未预先指定处理方法,则应在实际资料分析时进行包括和不包括离群值的 2 种结果比较,评估其对结果的影响。

5. 统计分析方法 统计分析应建立在真实、准确、完整和可靠的数据基础上,应根据研究目的、试验方案和观察指标的类型选择国内外公认的统计分析方法。应给出不同类型资料的描述及统计推断方法,明确采用的单、双侧检验及其水准,并说明所采用的统计软件及版本号。具体统计方法的选择见后文。

(二)其他统计学考虑

1. 样本量计算 由于大多数临床试验的主要目的是证明所研究的药物的有效性和安全性,样本量计算在研究设计阶段起重要作用,保证有足够的受试对象用于对药物进行具有一定统计学保障的准确可靠的评估。实际上,关于所研究药物的医学或科学的研究假设是根据主要研究目的建立的。然后在有效的研究设计下使用合适的统计检验对假设进行评价,以保证试验结果在一定的统计学保障下是准确的和可信的。应该注意的是样本量计算只能在对假设进行合适的统计检验的基础上进行,且研究假设在一个有效的研究设计下应能够反映研究目的。建议在进行样本量计算时清楚地陈述研究假设,上述的每个研究假设对于样本量都有不同的要求以获得期望的统计学保障(例如80%的检验效能或95%的精度保证)。

一般来说,样本量计算可以分为样本量估计/确定、样本量计算的依据、样本量调整和样本量再估计。样本量估计/确定是指计算所需的样本量以获得具有期望的统计学保证的准确度和可信度,如80%的检验效能;而样本量计算的依据是为确定的样本量提供统计学依据,确定的样本量往往由于预算有限和/或一些医学考量而数目较小。在大多数临床试验中,样本量需要根据某些因素,如受试对象中途退出或协变量的影响进行调整,以便纳入足够数量的可评价的受试对象用于对研究药物进行有效的统计学评估。此种样本量计算称为样本量调整。在许多临床试验中,研究者可能希望在研究过程中进行中期分析(计划的或未计划的)。对于进行计划或未计划的中期分析的临床试验,我们建议对样本量进行调整以控制显著性水平的总体Ⅰ类错误概率(如5%)。此外,进行中期分析时,建议根据到某一个时间点观察到的累积信息进行样本量再估计,以确定所选的样本量是否足以在研究结束时获得满意的检验效能。临床研究中,样本量估计可能是根据精度分析、检验效能分析、概率分析或其他统计推断完成的。为了给出准确可信的样本量计算,建议根据研究设计,对感兴趣的研究假设进行合适的统计推断。建立的研究假设应该能够反映研究目的且能够根据研究设计解决统计学或医学问题。因此,样本量计算的一个典型步骤是根据合适的统计方法或检验测定或估计样本量。统计方法是根据研究假设和研究设计选择的,用于检验研究假设,以便对所研究的药物的疗效进行一定程度的统计推断(例如95%的把握度和80%的检验效能)。建议在进行样本量计算时仔细考虑以下5点:①清楚地陈述研究目的或感兴趣的研究假设;②使用合适的统计检验进行有效的研究设计;③根据感兴趣的研究假设的检验结果确定样本量;④根据初步研究的终末点确定样本量;⑤根据临床研究希望检测到的初步研究终末点具有临床意义的差异确定样本量。

样本量的具体计算方法及计算过程中所用的统计参数(如均值、方差、事件发生率、疗效差值等)的估计值应在临床试验方案中列出,并明确这些估计值的来源依据。在确证性临床试验中,一般只有1个主要疗效指标,参数的确定主要依据已发表的资料或探索性试验的结果来估算,其中所预期的疗效差值还应大于或等于在医学实践中被认为是具有临床意义的差异。需要强调的是,计划中的试验应与前期试验或文献中的试验具有一致的试验设计和目标人群。如果不完全一致,需对相应统计量的估值进行调整。Ⅰ类错误概率一般设定为双侧0.05,在非劣效性检验等单侧检验中Ⅰ类错误概率一般设定为0.025;Ⅱ类错误概率一般情况下设定为不大于0.2,在探索性试验中可适当放宽。另外,等效性或非劣效性试验中通常事先假设试验组与对照组的疗效相同而进行样本量估算,当试验组的真实疗效差于阳性对照组时则试验的检验把握度将低于设定的目标。

2. 随机化 随机化是临床试验的基本原则。随机化使得临床试验中的每位受试者均有同等的机会被分配到试验组或对照组,不受研究者和/或受试者主观意愿的影响,也是疗效和安全性评价的统计方法的基础。随机化的目的是使各种影响因素(包括已知和未知的因素)在处理组间的分布趋于相似。临床试验的随机化的方法一般采用区组随机化法和/或分层随机化法。

如果受试者的入组时间较长,区组随机化是临床试验所必需的,有助于减少季节、疾病流行等客观因素对疗效评价的影响,也可减少因方案修订(如入选标准的修订)所造成的组间受试者的差异。区组的大小要适当,太大易造成组间不均衡,太小则易造成同一区组内受试者分组的可预测性。研究者及相关人员应该对区组长度保持盲态,可设定 2 个或多个区组长度,或采用中央随机化系统以尽可能地减少分组的可预测性。

如果药物的效应会受到一些预后因素(如受试者的病理诊断、年龄、性别、疾病严重程度、生物标志物等)的影响时,可采用分层随机化,以保持层内的组间均衡性。当分层随机化需要考虑多个分层因素时,可能导致试验无法进行,此时可采用"动态随机化"。在动态随机化中,已入组的受试者特征将影响下一个受试者的分组,系统将根据各层面上的组间均衡性决定受试者的随机化组别。动态随机化的分层因素一般不宜超过 3 个,过多的分层因素可能造成其他因素在处理组间的不均衡。如采用动态随机化,被控制的因素应包括在主要指标分析模型中,用以控制混杂因素对主要指标评价的影响。

随机化的方法和过程包括随机分配表的产生方法、随机分配遮蔽的措施、随机分配执行的人员分工等,应在试验方案中阐明,但使人容易猜测分组的随机化的细节(如区组长度等)不应包含在试验方案中。在临床试验中,随机分配表应该是一份独立的文件,且具有重现性。

3. 盲法 盲法是控制临床试验中因"知晓随机化分组信息"而产生的偏倚的重要措施之一,目的是达到临床试验中的各方人员对随机化处理分组的不可预测性。盲法分为双盲、单盲和非盲(开放)。在双盲临床试验中,受试者、研究者、与临床有关的申办者人员对处理分组均应处于盲态;在单盲临床试验中,仅受试者或研究者一方对处理分组处于盲态;在开放性临床试验中,所有人员都可能知道处理分组信息。临床试验的设盲程度应综合考虑药物的应用领域、评价指标和可行性,应尽可能采用双盲试验。当双盲难度大、可行性较差时,可考虑单盲临床试验,甚至开放性研究。一般情况下,以主观指标为主要指标的临床试验、以安慰剂为对照的临床试验均应采用"双盲";在一些以临床终点(如死亡)为主要评价指标的临床试验中(抗肿瘤药),也可以接受开放性研究。

双盲临床试验要求试验药物和对照药物在外观(剂型、形状、颜色、气味)上的一致性、在药物使用上的一致性。若要达到双盲的目的,可采用双模拟技术。若双盲实施起来相当困难或根本不可行时(例如手术治疗与药物治疗的对比研究),可以采用单盲或开放性临床试验,其理由必须在方案中详细说明,并且采取有效的举措控制偏倚和避免影响随机化。无论是双盲临床试验还是单盲临床试验,盲态的执行(随机化分配表的产生、保存及释放)应该有标准操作规程进行规范,且在方案中明确规定破盲人员的范围。即使是开放性临床试验,研究相关人员也应尽可能保持盲态。方案中应该规定随机分配表的释放条件与流程。随机分配表释放的基本条件为已完成数据库的锁定和分析人群及统计分析计划的确定工作。

四、统计分析方法的选择

临床试验中数据分析所采用的统计分析方法和统计分析软件应是国内外公认的。统计分析应建立在正确、完整的数据基础上,采用的统计方法应根据研究目的、试验方案和观察指标来选择,需分别选择全分析集和符合方案集及安全集进行分析。统计分析方法一般可概括为以下几个方面:

(一) 描述性统计分析

一般多用于人口学资料、基线资料和安全性资料,包括对主要指标和次要指标的统计描述。

(二) 参数估计、置信区间和假设检验

参数估计、置信区间和假设检验是对指标进行评价和估计的必不可少的手段。假设检验应说明是单侧还是双侧检验,如采用单侧检验,应说明理由,单侧检验的 I 类错误概率往往为双侧检验的一半。主要指标效应分析要说明采用的是固定效应模型还是随机效应模型。统计分析方法的选择要注意考虑指标的性质及数据分布的特性。无论采用参数方法或非参数方法,处理效应的估计应尽量给出效应大小、置信区间和假设检验结果。除主要指标和次要指标外,其他指标的分析以及安全性数据的分析也应简要说明所采用的方法。在确证性试验中,只有方案或统计分析计划中事先规定的统计分析才可以作为确证性证据的依据,其他分析只能视作探索性的。

(三) 基线与协变量分析

评价药物有效性的主要指标除受药物作用外,常常还有其他因素的影响,这些因素在统计分析中可作为协变量处理。在试验前应认真考虑可能对主要指标有重要影响的协变量及采用的可以提高估计精度的方法(如采用协方差分析方法),补偿处理组间由于协变量不均衡所产生的影响。对于确证性分析,应事先在方案中规定在统计模型中校正的协变量及校正的依据。当采用分层随机时,分层因素应作为协变量进行校正。对于事先没有规定校正的协变量,通常不应进行校正。也可以采用敏感性分析方法,将校正后的结果作为参考,而不应该取代事先规定的分析模型。

(四) 中心效应

在多中心临床试验中,不同中心在受试者基线特征、临床实践等方面可能存在差异,导致不同中心间的效应不尽相同,这种中心之间的效应差异称为中心效应。常见 3 种情况:①无中心效应,即各中心试验组效应同质、对照组效应亦同质,此时各中心间的效应是一致的;②有中心效应,但中心与处理组间不存在交互作用,即各中心试验组与对照组效应之差是同质的;③有中心效应,且中心与处理组间存在交互作用,此时各中心试验组与对照组效应之差是异质的。中心与处理组间的交互作用又分为定量的交互作用(各中心试验组与对照组效应之差方向一致)和定性的交互作用(至少1个中心的处理组与对照组效应之差与其他中心方向不一致)。

分析主效应时,对于第一种情况,模型中应不包括中心效应;对于第二种情况,模型中可包括中心项,但不包含中心与处理的交互项效应以提高检验效能;对于第三种情况,若存在定量交互作用,则需要采用合适的统计方法来估计处理效应,以保证结果的稳健性,结果解释时须非常谨慎,应努力从试验管理、受试者基线特征、临床实践等方面寻找原因;当存在定性的交互作用时,需找到合理的解释并重新进行临床试验。

当中心数较多或每个中心的样本数均较少时,一般无须考虑中心效应对主要变量及次要变量的影响,因为此时中心效应不会影响临床效果。

采用何种策略分析中心效应需事先在试验方案或统计分析计划中阐明。

(五)亚组分析

临床试验中的亚组分析是对整体中根据某种因素分层的部分数据进行分析。在不同的亚组中,试验药物的疗效或安全性可能不同,而且这种差异往往具有特殊的临床意义。除非在方案设计时考虑到计划的亚组分析,并在样本量计算和多重性比较等方面事先给予考虑,亚组分析结果才能够被接受。通常情况下,亚组分析只能作为探索性研究的参考。

(六)多重性问题

多重性问题是指在临床试验中由于存在多个主要指标、多个比较组、多个时间点的比较、中期分析、亚组分析、多个分析集等情况,进行多次假设检验而导致Ⅰ类错误概率增加的现象。如果在试验将重要的次要指标结果也纳入关键性证据的情况下,即主要指标和重要次要指标共存时的假设检验亦需要考虑多重性问题。对于主要指标是复合指标的试验,如果宣称的疗效是基于复合指标中的某个或某些成分时,需事先定义这些成分并纳入多重性考虑的确证性分析策略。

将假阳性率控制在事先设定的水平以内是非常重要的原则,在确证性临床试验结果的评价中具有重要意义。在试验方案或统计分析计划中应预先说明对多重性问题的考虑、控制Ⅰ类错误概率的原因及方法。处理多重性问题的方法有多种,如单步法、闭合检验程序、固定顺序检验、序贯结构策略等,在选择方法时可考虑将能够估计出疗效的置信区间作为选择的一个标准。

在对Ⅰ类错误概率进行控制的同时可能会导致Ⅱ类错误概率的增加,在估计样本量时应有所考虑。

(七)安全性与耐受性分析

安全性主要关注药物对受试者的风险,在临床试验中通常通过实验室检查结果(包括生化学和血液学指标)、生命体征、临床不良事件(疾病、体征、症状)及其他特殊的安全性检验(如心电图、眼科检查)等手段来评价。耐受性指受试者对于明显的不良反应的耐受程度。

在大多数试验中,对安全性与耐受性的分析常采用描述性统计分析方法,必要时辅以置信区间进行说明;也可应用图表来描述治疗组间和个体间不良事件的发生模式(时间、空间、人群、性别分布)。不良事件的发生率通常以出现不良事件的病例数与暴露病例数之比来表示。此外,暴露强度(如人-年)也有可能作为分母。在各阶段的临床研究过程中,应考虑对安全性评价指标定义的一致性,应考虑采用统一的不良事件编码词典(如MedDRA、WHOART 和 WHO-DD 等)。

安全性和耐受性分析的数据集通常包括至少接受过 1 次治疗且有安全性评价的受试者。安全性的统计分析方法可以采用不同的方式,可在方案及统计分析计划中结合临床判断,对不同的安全性指标按其重要性及与治疗的相关性划分为不同的类别:重要性较低且与治疗方法相关性较弱的安全性指标可采用描述性分析方法;对于重要性适中且与治疗方法有一定相关性的安全性指标,建议加入置信区间分析;而对于重要性较高且与治疗方法相关性较强的安全性指标,可提供相应的统计检验 P 值以供参考。

(八) 其他分析

除以上分析外,有时还考虑中期分析、敏感性分析等。中期分析的时点(包括日历时点或信息时点)、具体实施方式和所采用的 α 消耗函数等应当事先制订计划并在试验方案中阐明。对于确证性临床试验,原则上不得进行计划外的中期分析,如由于特别情况进行了计划外的中期分析,则在研究报告中应解释其必要性及破盲的程度和必要性,并提供可能导致的偏倚的严重程度及对结果解释的影响。对于非预先规定的缺失数据的填补、离群值、亚组分析、不同数据集的分析、不同协变量的调整等可进行敏感性分析,考察对试验结果的影响。

五、临床试验统计分析集

统计分析考虑所用的分析集事先需要明确定义,并在盲态审核时确认每位受试者所属的分析集。临床试验的受试者大致分为 4 类:所有进入随机化分组的受试者、接受试验药物治疗的所有随机化受试者、遵循研究设计方案的受试者、安全性/耐受性分析的受试者。根据患者是否接受了药物干预,统计分析一般采用全分析集、符合方案集、安全集。各分析集需进行明确定义,并明确对违背方案、脱落/缺失数据的处理方法,需遵循以下 2个原则:①使偏倚减到最小;②控制 I 类错误概率的增加。

(一) 全分析集

意向性治疗(intention to treat, ITT)原则是指主要分析应包括所有随机化的受试者,这种保持初始的随机化的做法对于防止偏倚是有益的,并且为统计检验提供可靠的基础。这一基于所有随机化受试者的分析集通常称为 ITT 分析集。理论上遵循 ITT 原则需要对所有随机化受试者的研究结局进行完整的随访,但实际上这种理想很难实现,因而也常采用全分析集(full analysis set, FAS)来描述尽可能完整且尽可能接近包括所有随机化受试者的分析集。只有在非常有限的情况才可以剔除已经随机化的受试者,通常包括违反重要入组标准、受试者未接受试验用药品治疗、随机化后无任何观测数据。值得注意的是，这种剔除需要对其合理性进行充分的论证和说明。在选择全分析集进行统计分析时，对主要指标缺失的估计可以采用最近的一次观察值进行结转（last observation carry forward，LOCF）。

（二）符合方案集

符合方案集（perprotocol set，PPS）亦称为"可评价病例"样本，它是全分析集的一个子集，这些受试者对方案更具依从性。纳入符合方案集的受试者一般具有以下特征：①完成事先设定的试验药物的最小暴露量，方案中应规定受试者服用药物的依从性达到多少为治疗的最小量；②试验中主要指标的数据均可以获得；③未对试验方案有重大的违背。将受试者排除在符合方案集之外的理由应在盲态审核时阐明，并在揭盲之前用文件写明。

（三）安全集

安全集（safety set，SS）应在方案中对其明确定义，通常应包括所有随机化后至少接受1次治疗且有安全性评价的受试者。

对于确证性试验，宜同时采用全分析集和符合方案集进行统计分析。当2种数据集的分析结论一致时，可以增强试验结果的可信性；当不一致时，应对其差异进行讨论和解释。如果符合方案集被排除的受试者比例太大，则将影响整个试验的有效性。一般来说，在优效性试验（superiority trial）中应采用ITT/全分析集作为主要分析集，因为它包含依从性差的受试者而可能低估疗效，因此基于ITT/全分析集的分析结果是保守的。符合方案集显示试验药物按规定方案使用的效果，但与上市后的疗效比较，可能高估疗效。在等效性试验（equivalence trial）或非劣效性试验（non-inferiority trial）中，用ITT/全分析集所分析的结果并不一定保守，在统计分析时，可以用符合方案集和ITT/全分析集作为分析人群，2个分析集所得出的结论通常应一致，否则应分析并合理解释导致不一致的原因。

六、统计分析报告

统计分析报告是临床试验的统计设计、分析、结果总结，由临床试验统计师根据事先拟定的统计分析计划书进行程序编写和统计分析，一般采用统计表和统计图呈现临床研究结果，也是临床主要研究者撰写临床试验总结报告的内容和研究结论的主要依据，并和统计分析计划一起作为药品注册上市的申请材料之一提交给监管部门用于对临床试验结果的评价。

（一）统计分析报告的基本内容

基本内容包括试验概述、统计分析方法、统计分析结果与统计学结论等，一般采用统计表和统计图表示。统计分析报告中的所有结论应使用准确的统计学术语阐述。

1. 试验概述 统计分析报告中的试验概述应与统计分析计划一致。

2. 统计分析方法 统计分析报告中的统计分析方法应与统计分析计划一致。

3. 统计分析结果

(1)受试者分布:应写明所有入组的受试者的分布情况,包括筛选例数、筛选失败例数及原因、参与随机化的例数、各组脱落或剔除受试者的例数和百分比等,以及方案偏离情况、各分析数据集的分布。除文字、表格描述外,应采用流程图的方式描述受试者分布情况。详细描述每位因脱落/剔除等原因未进入各分析数据集的受试者的情况。

(2)人口学资料和基线特征分析:对于人口学资料、既往病史、家族史、药物过敏史及疗效指标的基线值等数据常采用统计描述的方式进行可比性分析。计量资料一般用均数、中位数、标准差、四分位数、最大值和最小值等进行描述;计数及等级资料一般用频数和百分比描述。

(3)依从性和合并用药分析:根据依从性的定义,报告各受试者完成试验的情况,包括研究时间、药物暴露时间、药物使用量等,列表描述依从性差的受试者、依从性差的具体原因及进入分析数据集的情况。对于合并用药分析,需列出合并药物的详细情况,如受试者编号、中心、组别,合并药物名称、使用原因、开始时间、结束时间等,进行组间合并用药的比较。

(4)疗效分析:对于主要和次要疗效指标,需根据事先确定的统计分析方法进行统计描述和统计推断,可能包括指标基线情况、治疗后各访视点的测量值和前后变化情况,以及变化值组间差异的描述统计量、置信区间和组间比较的检验统计量及 P 值等。对于主要指标,应报告效应大小、置信区间和假设检验结果,根据事先确定的标准,从统计学角度判断主要指标的优效性/非劣效性/等效性假设是否成立。

(5)安全性分析:安全性分析应按统计分析计划给出统计分析结果。需要分类汇总各种不良事件/不良反应,包括一般和严重不良事件/不良反应、重要不良事件,导致脱落的不良事件/不良反应的发生率、严重程度及可能进行的组间比较。并列表描述每位受试者每项不良事件/不良反应发生的详细情况,包括不良事件/不良反应的类型、严重程度、发生和持续时间、结局及与试验药物和药物剂量的关系等。对实验室指标的比较和评价,主要关注治疗前正常而治疗后异常的发生情况,以及治疗前异常但在治疗后加重的受试者,需列表描述这2种情况。生命体征、心电图、体格检查及其他安全性相关指标的分析与实验室检查指标的分析类似。必要时,进行实验室指标前后变化及组间比较。

4. 统计学结论　根据主要指标的统计分析结果,结合研究的设计类型、样本量、试验实施情况、次要指标及敏感性分析结果等阐述证据的充分性和结果的稳健性,并给出统计学结论:明确针对主要指标的统计假设是否成立,并简要描述安全性的主要统计结果。

5. 报告附件　原始数据库、分析数据库及相应的变量说明文件、受试者分布流程图、随机化方案、盲态审核决议、补充正文的统计附图和附表,以及必要时需提供的 SAS 分析代码、统计方法的发表文献作为关键性文件,视为统计分析报告不可缺少的内容,列入报告附件。

（二）统计分析报告范例

1. 受试者分布流程样图（图 8-1）

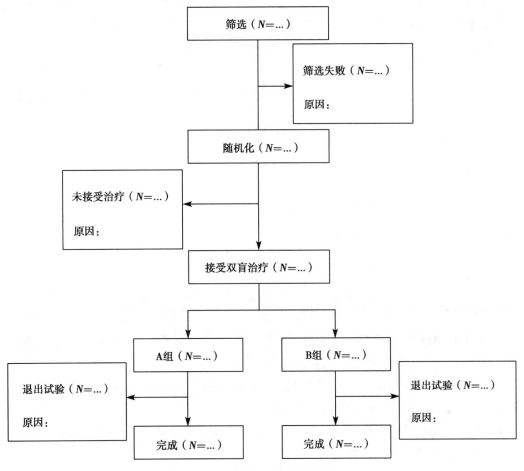

图 8-1 受试者分布流程样图

2. 统计报告的基线结果模板 分类变量和连续变量基线结果表格参考格式如表 8-2：

表 8-2 基线情况

指标		试验组	对照组	合计	统计量	P 值
分类变量	类 1					
	类 2					
	合计					
连续变量	N(Nmiss)					
	mean(SD)					
	median(Q1,Q3)					
	min,max					

3. 统计报告的安全性分析结果模板

（1）安全性小结和结论。

（2）受试者用药与暴露的程度：描述受试者在研究期间的用药持续时间与暴露量，如果有必要，可以分性别、分阶段（例如化疗周期）进行描述。表格参考格式如表 8-3：

表 8-3　受试者用药与暴露的程度

指标		试验组	对照组	合计	统计量	P 值
分类变量	类 1					
	类 2					
	合计					
连续变量	N(Nmiss)					
	mean(SD)					
	median(Q1,Q3)					
	min,max					

（3）不良事件：分组描述不良事件/不良反应、严重不良事件/不良反应、重要不良事件、导致脱落的不良事件/不良反应的发生例数与发生率。

分组描述各系统不良事件/不良反应、严重不良事件/不良反应、重要不良事件、导致脱落的不良事件/不良反应的发生例数与发生率。

根据不同的严重程度和药物暴露量分组描述各系统不良事件/不良反应的发生例数与发生率。表格参考格式如表 8-4~表 8-15：

表 8-4　不良事件总结

	试验组			对照组			P 值
	例次	例数	发生率	例次	例数	发生率	
不良事件							
不良反应							
严重不良事件							
严重不良反应							
重要不良事件							
导致脱落的不良事件							
导致脱落的不良反应							

表 8-5 各系统不良事件发生情况

	试验组			对照组		
	例次	例数	发生率	例次	例数	发生率
合计						
SOC1						
PT1						
PT2						
SOC2						
…						

表 8-6 各系统不良反应发生情况

	试验组			对照组		
	例次	例数	发生率	例次	例数	发生率
合计						
SOC1						
PT1						
PT2						
SOC2						
…						

表 8-7 各系统严重不良事件发生情况

	试验组			对照组		
	例次	例数	发生率	例次	例数	发生率
合计						
SOC1						
PT1						
PT2						
SOC2						
…						

表 8-8 各系统严重不良反应发生情况

	试验组			对照组		
	例次	例数	发生率	例次	例数	发生率
合计						
SOC1						
PT1						
PT2						
SOC2						
…						

表 8-9　各系统重要不良事件发生情况

	试验组			对照组		
	例次	例数	发生率	例次	例数	发生率
合计						
SOC1						
PT1						
PT2						
SOC2						
...						

表 8-10　各系统导致脱落的不良事件发生情况

	试验组			对照组		
	例次	例数	发生率	例次	例数	发生率
合计						
SOC1						
PT1						
PT2						
SOC2						
...						

表 8-11　各系统导致脱落的不良反应发生情况

	试验组			对照组		
	例次	例数	发生率	例次	例数	发生率
合计						
SOC1						
PT1						
PT2						
SOC2						
...						

表 8-12 各系统不同严重程度不良事件发生情况

	试验组									对照组								
	轻			中			重			轻			中			重		
	例次	例数	发生率	例次	例数	发生率	例次	例数	发生率	例次	例数	发生率	例次	例数	发生率	例次	例数	发生率
合计																		
SOC1																		
PT1																		
PT2																		
SOC2																		
…																		

表 8-13 各系统不同严重程度不良反应发生情况

	试验组									对照组								
	轻			中			重			轻			中			重		
	例次	例数	发生率	例次	例数	发生率	例次	例数	发生率	例次	例数	发生率	例次	例数	发生率	例次	例数	发生率
合计																		
SOC1																		
PT1																		
PT2																		
SOC2																		
…																		

表 8-14　各系统不同暴露量不良事件发生情况

| | 试验组 | | | | | | | | 对照组 | | | | | | | |
| | 暴露量 1 | | | 暴露量 2 | | | ...... | | 暴露量 1 | | | 暴露量 2 | | | ...... | |
	例次	例数	发生率	例次	例数	发生率	例次	例数	发生率	例次	例数	发生率	例次	例数	发生率	例次	例数	发生率
合计																		
SOC1																		
PT1																		
PT2																		
SOC2																		
...																		

表 8-15　各系统不同暴露量不良反应发生情况

| | 试验组 | | | | | | | | 对照组 | | | | | | | |
| | 暴露量 1 | | | 暴露量 2 | | | ...... | | 暴露量 1 | | | 暴露量 2 | | | ...... | |
	例次	例数	发生率	例次	例数	发生率	例次	例数	发生率	例次	例数	发生率	例次	例数	发生率	例次	例数	发生率
合计																		
SOC1																		
PT1																		
PT2																		
SOC2																		
...																		

（4）临床实验室检查：采用前后交叉表的方式描述实验室检查结果。表格参考格式如表 8-16：

表 8-16　临床实验室检查前后交叉表

组别	治疗前	治疗后				合计
		正常	异常无临床意义	异常有临床意义	未查	
试验组	正常					
	异常无临床意义					
	异常有临床意义					
	未查					
	合计					
对照组	正常					
	异常无临床意义					
	异常有临床意义					
	未查					
	合计					

（5）心电图：心电图描述参考实验室检查。表格参考格式如表 8-17：

表 8-17　心电图检查前后交叉表

组别	治疗前	治疗后				合计
		正常	异常无临床意义	异常有临床意义	未查	
试验组	正常					
	异常无临床意义					
	异常有临床意义					
	未查					
	合计					
对照组	正常					
	异常无临床意义					
	异常有临床意义					
	未查					
	合计					

（6）其他安全性指标：包括生命体征、体格检查等。

（苏炳华　许林勇　王　登）

参 考 文 献

［1］夏结来,黄钦.临床试验数据管理学［M］.北京:人民卫生出版社,2020.

［2］孙振球,徐勇勇.医学统计学［M］.4 版.北京:人民卫生出版社,2014.

［3］陈峰,夏结来.临床试验统计学［M］.北京:人民卫生出版社,2018.

［4］刘玉秀,姚晨,陈峰,等.非劣效性/等效性试验中的统计学分析［J］.中国临床药理学杂志,2000,16 (6):448-452.

［5］国家药品监督管理局药品审评中心.药物临床试验数据管理与统计分析的计划和报告指导原则. ［2020-05-23］.http://www. cde. org. cn/zdyz. do? method＝largePage&id＝1aae4d1e752c57b1.

［6］国家药品监督管理局药品审评中心.药物临床试验数据管理工作技术指南.［2020-05-23］. http://www. cde. org. cn/zdyz. do? method＝largePage&id＝20c3cd5ea30a51f9.

［7］国家药品监督管理局,国家卫生健康委员会.国家药监局 国家卫生健康委关于发布药物临床 试验质量管理规范的公告.［2020-04-23］.http://www. gov. cn/zhengce/zhengceku/2020-04/ 28/content_5507145. htm.

［8］国家食品药品监督管理总局,国家卫生和计划生育委员会.医疗器械临床试验质量管理规范.［2020-05-23］.http://www. gov. cn/gongbao/content/2016/content_5088781. htm.

［9］Drug Information Association(DIA):Computerized Systems in Clinical Research:Current Data Quality and Data Integrity Concepts. 2011.

［10］Guidance for Industry:Electronic Source Data in Clinical Investigations. 2013.

［11］中国临床试验数据管理学组.数据管理的相关文件及记录清单［J］.药学学报,2015,50(11): 1365-1366.

［12］中国临床试验数据管理学组.临床试验数据管理质量评价指标体系［J］.药学学报,2015,50(11): 1374-1379.

［13］中国临床试验数据管理学组.数据管理计划的结构与内容［J］.药学学报,2015,50(11):1388-1392.

［14］苏炳华.新药临床试验统计分析新进展［M］.上海:上海科学技术文献出版社,2000.

第九章

药物临床试验各方职责

第一节　药物临床试验研究者职责

1996 年颁布的 ICH E6 R1 对研究者的职责进行了非常详细的规定,2016 年颁布的 ICH E6 R2 更加强调研究者对研究团队的管理职责。ICH E6 对研究者职责的规定有以下 13 个方面:①研究者的资格和协议;②足够的资源;③受试者的医疗;④与伦理委员会的交流;⑤遵守临床研究方案;⑥研究产品;⑦随机化程序和破盲;⑧受试者的知情同意;⑨记录和报告;⑩进展报告;⑪安全性报告;⑫研究的提前中止或暂停;⑬研究者的最终报告。

本文以 ICH E6 的原文为基础,对研究者的职责进行阐述。

一、研究者的资格和协议

1. 研究者应当具备相应的教育背景(例如医科大学临床专业毕业)、接受过相关培训(例如 GCP 培训和项目相关的培训),有临床研究经验,保证研究者有资格开展临床研究,并承担临床研究中的责任,同时也应当符合当地的法律法规的要求(例如新药注册管理办法、国务院的行政命令等)。研究者应当提供最近的个人简历(虽然 GCP 没有对简历的日期提出要求,但一般公司都是要求 2 年以内更新过的简历),以及申办者、伦理委员会、药品监督管理部门要求的其他相关文件(通常包括行医执照;如果是需要在美国进行注册的研究,还要提供财务申报表和 FDA1572 表,即常见问题-研究者声明)。

2. 研究者应当充分熟悉研究产品。研究者通过在试验方案、研究者手册、产品资料及申办者提供的其他资料中对研究产品的描述,熟悉研究产品的合适用途。

3. 研究者应当了解并遵循 GCP 和其他相关法律法规的要求。

4. 研究者(或机构)应当允许申办者的监查和稽查,以及药品监督管理部门的视察。

5. 研究者应当保存一份研究成员名单。这个名单的组成包括有合适资格,并已分配各项职责的人员。

备注:这部分提到研究者资格的同时,也提到合同的问题。也就是说,在申办者与研究者签署的有关协议中,应当体现以上内容。

二、足够的资源

1. 根据以往的数据,可以证明研究者有能力在协议规定的招募期内招募到所需数量的、合格的受试者。

2. 在协议的试验期内,研究者应当有足够的时间来开展临床试验。

3. 在整个临床试验期间内,研究者应当保证有足够数量的合格的临床研究人员和设备来正确、安全地实施试验。

4. 研究者应当保证所有研究人员已充分了解研究方案、研究产品,以及他们与研究相关的责任和职能。

增补:

5. 研究者有责任对其授权的本中心的所有研究人员或团队进行监管。

6. 如果研究者(或机构)授权某个研究人员或团队去实施研究中的职责和功能,那么研究者(或机构)必须保证这些人员或团队是合格的,并且能够行使相应的职责和功能,保证临床研究产生的数据正确可靠。

备注:有足够数量的合适的受试者是筛选研究者的最重要的指标之一。临床监查员在与研究者确认这方面的数据时,往往需要研究者提供相应的有说服力的数据。

如果研究者太忙或者承担的项目太多,也是不适合参加临床研究的。所以,在没有临床监查员在现场监查时,一定要与研究者进行一次面对面的沟通,一方面了解临床研究中发生的情况,另一方面也了解研究者对这个研究的熟悉程度,以确认研究者有时间履行其职责。

同时,ICH E6 R2 强调研究者对研究团队的监管作用,并阐明研究者对参与临床研究人员的合格性承担责任。这些研究人员包括 CRC。也就是说,如果是 CRC 出的问题,研究者也是有责任的。

三、受试者的医疗

1. 合格的医师可以是研究者或 SI,负责作出与研究相关的医疗判断。

2. 在临床研究过程中,如果受试者发生任何不良反应,包括与研究有关的、有临床意义的、异常的实验室检查值,研究者(或机构)应当为受试者采取适当的医疗措施。如果研究者发现受试者发生伴随疾病,这种情况需要进行治疗,研究者应当告知受试者。

3. 如果受试者有自己的家庭医师,并且受试者同意通知自己的家庭医师,建议研究者通知受试者的家庭医师受试者参加研究的情况。

4. 尽管受试者没有义务告诉研究者他/她中途退出研究的理由,研究者仍然应当设法确认受试者退出临床研究的理由。当然,前提是在充分尊重受试者权利的基础上。

备注:这里提到合格的临床医师在临床研究中的作用。合格的医师不一定是研究者,也可以是 SI。也就是说主要研究者可以不是医师,但是研究团队中必须有人是医师。医师负责作出所有与医疗相关的判断。申办者也有医学专家,但申办者的医学专家只能提供建议,不能直接参与受试者的临床诊断和治疗。

四、与伦理委员会的交流

1. 在开始某项研究前,研究者(或机构)应当获得伦理委员会对研究方案、知情同意书、知情同意书的更新、对象招募程序(如广告),以及提供给受试者的任何其他书面资料的书面的、注明日期的批准意见。

2. 研究者(或机构)应当向伦理委员会提供研究者手册的最新版本,研究者手册是必须提供给伦理委员会审阅的文件。如果研究者手册在研究中进行更新,研究者(或机构)应当向伦理委员会提供更新的研究者手册。

3. 在研究期间,研究者(或机构)应当向伦理委员会提供全部需要进行审评的文件。

备注:递交伦理委员会的申请是研究者的责任。申办者可以协助研究者准备各种资料的递交,但一般是由研究者来进行递交。美国的中心伦理委员会可以接受直接来自申办者的递交。

五、遵守临床研究方案

1. 研究者(或机构)应当遵循方案的要求开展临床研究。该方案是由申办者提供的、经药品监督管理部门同意的(如有必要)并得到伦理委员会批准的方案。研究者(或机构)和申办者应当在方案上或研究合同上签字,确认同意方案。

2. 研究者在没有取得申办者同意并事先得到伦理委员会对方案增补的书面批准的情况下,不应当违背原方案开展研究。但以下情况可以作为例外:研究者不按照方案开展临床研究是为了避免对受试者造成的即刻发生的风险;或方案的改变只涉及研究的供应或管理方面(如更换临床监查员、改变电话号码)。

3. 研究者(或由研究者授权的研究人员)应当对任何的方案违背进行记录和解释。

4. 为了避免针对受试者的即刻发生的风险,研究者可以在没有获得伦理委员会事先批准的情况下偏离或改变方案。但发生的偏离或改变、改变的理由,以及方案的修改应尽可能快地提交给以下单位获得批准或同意:①伦理委员会;②申办者(如果需要);③药品监督管理部门。

备注:研究者必须按照伦理委员会批准的方案开展临床研究。如果发生方案增补,必须经过伦理委员会书面批准后才可以实施。需要注意的是,当新的方案得到伦理委员会批准后,研究者应该按照新的方案开展研究,而不应该继续按照既往批准的方案开展临床研究。如果研究者在新的方案得到伦理委员会批准后仍然按照既往批准的方案开展临床研究,也是属于违背方案的。

六、研究产品

1. 研究者(或机构)负责对本中心的研究产品的清点。

2. 研究者(或机构)也可以将研究产品计数的责任授权给研究团队的其他人员。被授权的人员必须是合格的人员,如药师;授权的范围可以是全部授权或者是部分的授权;虽然授权给研究团队的其他人员,但是研究者仍然有监督管理的职责。

3. 研究者(或机构和/或其授权的药师或其人员)应当保存研究产品的接收记录(从申办者到临床研究中心)、在临床研究中心的存货清单、每位受试者的使用记录、未使用的药品归还给申办者或销毁的记录。这些记录应包括日期、数量、批号/系列号、失效期(如有)、分配给研究产品和研究受试者的编码。研究者应按方案说明给予受试者研究产品,并对用药过程进行记录,同时对用药记录进行保存。研究者必须确认从申办者处收到的研究产品与使用和归还的药品总数一致。

4. 研究者应当依据申办者的规定储存研究产品。

5. 研究者应当保证按照临床研究方案来使用研究产品(方案已经获得伦理委员会的批准)。

6. 研究者(或由研究者/机构授权的人)应当向每位受试者解释研究产品的正确用法,并定期检查每位受试者是否遵守正确的药品使用方法。间隔的时间依照方案的要求而定。

备注:Investigational product 简称为 IP,即研究产品。之所以称为产品而非药品,是因为这个产品还没有上市,还不能称之为药品。在国内,通常称为试验药物。

研究者对研究产品的清点需要由相应的表格来记录。例如用药品接受登记表来记录从申办者或中心药库接收到的研究产品的数量;用药品库存清单来记录各中心现有的研究产品数量;用药品使用/归还登记表来记录给每位受试者发放的药品数量和每位受试者退回的剩余药品;用药品回收/销毁登记表来记录在临床研究结束时,从临床研究中心退回给申办者或应申办者的要求,在各中心当地进行销毁的药品数量。

需要注意的是,ICH GCP 要求研究者对用药过程进行记录,对每位受试者解释正确的药品使用方法,这些也是需要记录的。需要有记录证明研究者向受试者解释了研究产品的正确使用方法。

七、随机化程序和破盲

研究者应当遵循研究的随机化程序(如果有),并应保证依照方案打开随机号码。如果研究采用盲法,研究者应当立即记录并向申办者解释研究产品的任何提前破盲(如意外破盲、因严重不良事件破盲）。

备注：现在临床研究中用到的随机化方法有随机信封的方法和中心化随机的方法。随机信封的方法是严格根据受试者入组的先后次序按随机号由小到大的顺序打开随机信封，决定受试者使用何种药品。中心化随机是通过电话或网络分配药物号，达到随机的目的。中心化随机往往需要采用中心化药库来负责中心化的发药过程。

盲法是为了随机。如果是非盲的随机，受试者知道自己进入哪一组，而且认为这一组较差的话，往往会造成受试者退出研究。所以，在非盲的状态下，不容易做到真正的随机。

八、受试者的知情同意

1. 研究者应当遵循有关法律法规、遵守 GCP 和源自《赫尔辛基宣言》的伦理原则来获得知情同意书并进行相应的记录。在开始研究前，研究者应当获得由伦理委员会书面批准的知情同意书。提供给受试者的其他文字资料也需要伦理委员会的书面批准。

备注：知情同意书的签署应该发生在受试者参与临床研究之前，也就是说，签署了知情同意书，才可以开始受试者的筛选过程。但有时方案规定的纳入/排除标准比较苛刻，大多数患者不符合纳入/排除标准。如果让这些受试者直接参加筛选，筛选的失败率会太高。在这种情况下，研究者可以在不对受试者进行与临床研究相关的干预的前提下对受试者进行预筛选，初步对患者的合格性进行判断以后再签署知情同意书。但是，如果这个阶段患者进行的实验室检查是临床研究需要的检查，而非患者标准的诊疗所需要的检查，那么就必须是在签署知情同意书以后才可以开始筛选。也有的项目为预筛选制定预筛选的知情同意书，是仅仅针对某些特殊检查的知情同意书。

2. 一旦获得新的重要信息，应该对书面知情同意书或其他提供给受试者的书面文件进行修改。修改后的书面知情同意书和其他文字资料在使用前都应当得到伦理委员会的批准。如果新的信息可能改变受试者继续参加研究的意愿，应及时通知受试者和/或受试者的法定代表人，并对相关的沟通进行书面记录。

备注：如果临床研究方案有重要修改，一般知情同意书也会进行修改。新版本的知情同意书需要伦理委员会批准后才生效。知情同意的过程必须进行书面记录。

3. 无论是研究者还是其他临床研究人员，都不应强迫或鼓动受试者参加临床研究，也不得强迫或鼓动受试者继续所在的临床研究。

备注：通过以上的规定，受试者如果不愿意参加临床研究或者在临床研究中途想退出，临床研究人员不得进行干涉。

4. 不管是对受试者进行口头的表达，还是提供给受试者书面的材料（包括书面知情同意书），都不应当包含任何语言引导受试者（或受试者的法定代表人，如果受试者不能提供知情同意）放弃任何合法权益；对于研究者、机构、申办者或他们的代理机构由于疏忽造成的责任，也不应该有免除责任的语言。

备注：如果因为研究者或申办者的疏忽对受试者造成损害，是不能免除责任的。在知情同意书中不应该有这类语言。在对受试者进行口头知情同意时,也不能说研究者或申办者不承担任何责任。

5. 研究者(或由研究者授权的人)应当充分告知受试者(或受试者的法定代表人,如果受试者不能提供知情同意)所有与研究有关的信息,包括书面信息和伦理委员会的批准意见。

备注:研究者必须充分告知受试者研究相关的信息,这些信息可以体现在知情同意书中,但告知的过程也应该记录在受试者病历或研究病历中。

6. 提供给受试者的研究相关的书面信息应该通俗易懂,尽量不含专业术语。这样可以让受试者或受试者的法定代表人或公平见证人容易听懂。

备注:知情同意书是写给没有受过医学训练的受试者看的,其目的是让受试者真正明白临床研究。应该尽量采用受试者能够明白的语言,不应过多使用专业术语。

7. 在获得知情同意之前,研究者(或研究者授权的人员)应当让受试者(或受试者的法定代表人)有充足的时间和机会询问关于研究的详细情况,决定是否参加研究。应当回答关于研究的所有问题,直到受试者(或受试者的法定代表人)满意。

备注:这个过程往往无法提前写在知情同意书中,所以需要记录在受试者病历或研究病历中。

8. 在参加研究之前,受试者及参与知情同意讨论的研究人员应亲自签署知情同意书并注明日期。

9. 如果受试者(或受试者的法定代表人)没有阅读能力,必须有一位公平见证人参与整个知情同意的过程。在受试者获得书面知情同意书和其他文字资料后,由公平见证人向受试者(或受试者的法定代表人)进行阅读并解释。在受试者(或受试者的法定代表人)已经口头同意受试者参加研究或签署知情同意书以后,公平见证人也应当在知情同意书上签字并注明日期。公平见证人通过签署知情同意书,确认已经准确地向受试者(或受试者的法定代表人)解释了知情同意书和其他文字资料,同时确认受试者(或受试者的法定代表人)已经知晓了有关信息,确认受试者(或受试者的法定代表人)是自愿参加临床研究的。

备注:法定代表人用于受试者没有行为能力的情况,公平见证人用于受试者没有阅读能力的情况,两者不可相混淆。

10. 对受试者的口头知情同意和提供给受试者的书面知情同意书(以及其他文字资料)应当包括以下内容:

(1)研究名称。

(2)研究目的。

(3)研究药物的使用和随机分配到不同治疗组的可能性。

(4)研究程序,包括所有有创的程序。

(5)受试者的责任。

(6)研究中实验性的部分。

（7）给受试者或可能给胚胎、胎儿或婴儿带来的可预见的危险或不便。

（8）可能的受益。如果可能没有临床受益，也应该告诉受试者。

（9）是否有其他治疗或措施，以及这些治疗的潜在受益和风险。

（10）如果出现与研究有关的伤害，受试者可获得的补偿和/或治疗。

（11）付给参加研究的受试者的费用（如果有的话）。这种费用是按比例进行支付的。

（12）受试者因参加研究产生的花费（如果有）。

（13）受试者是自愿参加研究的。受试者可以拒绝参加研究，也可以在研究中的任何时候退出研究，受试者不会因此而受到处罚，而且受试者该有的权益不会因此而受到损害。

（14）在不侵犯受试者的隐私权，以及在有关法律法规准许的范围内，允许临床监查员、稽查员、伦理委员会的人员和药品监督管理部门的人员直接查看受试者的原始病历，以确认临床研究程序和数据。通过签署书面知情同意书，受试者（或其法定代表人）同意以上人员查看病历记录。

（15）在有关法律法规允许的范围内，应该对受试者的身份信息进行保密，不得公开这些记录。如果发表与研究结果相关的文章，也不得泄露受试者的身份。

（16）如果有新的信息，这些信息会对受试者是否愿意继续参加研究产生影响，应该及时告知受试者（或其法定代表人）。

（17）受试者需要进一步了解有关研究的信息和受试者权益时的联系人；发生与研究有关的伤害的联系人。

（18）导致受试者中止临床研究的可能情况或者原因。

（19）受试者参加研究的可能持续时间。

（20）参加研究的受试者的大约人数。

备注：这里规定了知情同意书必须有的20条内容。临床监查员需要对知情同意书的内容进行核对，确保知情同意书涵盖以上20条内容。

11. 在参加研究前，应交给受试者（或其法定代表人）一份已签署姓名和日期的书面知情同意书和其他书面资料。如果研究期间知情同意书有更新，受试者需要签署更新的知情同意书，交给受试者一份签署过的更新的知情同意书及有关的书面资料。

备注：已签署的知情同意书应交给受试者一份，这一点需要记录在原始病历上。

12. 如果一个临床研究（治疗的或非治疗的）中只能由其法定代表人代表受试者同意参加研究（如未成年人或严重痴呆患者），仍然应当基于受试者本人能理解的程度告知受试者研究的信息。在可能的情况下，仍然要求受试者本人签署书面知情同意书并注明日期。

备注：例如未成年人具备自我判断的能力且会写名字，那么也应该征求未成年人的同意并签署知情同意书。如果是昏迷患者，在患者苏醒后，也应该补签知情同意书。

13. 对于非治疗性研究（如受试者没有可预期的直接的临床受益），应当由受试者本人签署知情同意书。以下列举的情况除外。

备注:例如一些Ⅰ期临床研究是健康受试者参加的临床研究,健康受试者不可能从研究中获益。对于这样的受试者,必须自己签署知情同意书,不可以由法定代表人来签署知情同意书。

14. 只有在以下情况下,可以由法定代表人代表受试者同意参加非治疗性研究:

(1)受试者能亲自签署知情同意书,但研究目的会无法达到。

(2)受试者的可预见风险很低。

(3)对受试者健康造成的不良影响被控制得很小。

(4)法律允许。

(5)伦理委员会批准入选这些受试者,而且是书面批准。

除非有别的正当理由,这类研究应当在患者中进行,而且这些患者患有某种疾病,预期会使用研究产品。在研究中,应当加强对这些受试者的观察,如果发现严重情况,应当及时退出研究。

备注:对于这些研究,最好还是让受试者亲自签署知情同意书。

15. 如果在紧急情况下不能事先得到受试者的知情同意,应该征求受试者的法定代表人(如果在场)同意。如果不能事先获得受试者的知情同意并且受试者的法定代表人也不在场时,受试者的入选一定要遵循方案和其他文件中描述的程序并且得到伦理委员会的书面批准,以确保受试者权益、安全和健康得到保护,并保证遵循有关法律法规的要求。同时,应尽快告知受试者(或其法定代表人)有关研究的情况,并得到他们的同意,继续参加研究。

备注:这里列举的情况是极少发生的情况。在这种情况下,尽量不要入选这样的受试者。

九、记录和报告

1. 研究者/机构应当对原始文件和研究记录进行妥善和准确的保存,这些记录包含从受试者观察到的所有信息。原始数据必须有清楚的来源、记录清晰、为原始记录、准确和完整。对原始数据的修改必须保留修改痕迹,同时不能掩盖原始记录,必要时应该对修改进行解释(例如含有稽查轨迹)。

2. 研究者应当保证提供给申办者的数据准确、完整、清晰和及时,这包括病例记录表(CRF)和其他有关报告中的数据。

3. CRF中的数据应当与原始文件中的数据一致,如有不一致应作出解释。

4. CRF中数据的任何改变或更正应当注明日期、简签(签名)和说明(如有必要),并应当使原来的记录依然可见(即应保留稽查轨迹);不管是纸质记录的修改还是电子记录的修改都应该如此。申办者应当向研究者和/或研究者指定的代表提供指南,告诉他们如何进行这种更正。如果是申办者指定的代表(例如临床监查员)对CRF作出的改变或更正,申办者应当有书面程序以保证这种改变和更正是有记录的、有必要的,并得到研究者认可。研究者应当保留改变和更正的记录。

5. 研究者(或机构)应当按 ICH E6 R2 的第 8 部分临床研究必要文件的要求保存研究文件。研究者(或机构)应当采取措施防止这些文件被意外或过早毁坏。

6. 临床研究必要文件应当保留到该研究产品在 ICH 所辖的最后一个国家被批准上市后至少 2 年,同时没有哪个国家正在审批过程之中,也没有计划上市;或者保留到该研究产品的临床研究正式停止后至少 2 年。但是,根据有关法律法规的要求或与申办者的需要(以协议的形式来规定),这些文件会被保存更长时间。申办者有责任通知研究者(或机构)到什么时候这些文件不必再保存。

7. 申办者与研究者(或机构)签订的协议书中应当明确有关财务方面的问题。

8. 根据临床监查员、稽查员、伦理委员会或药品监督管理部门的要求,研究者(或机构)应当允许他们查阅所需的与研究有关的全部记录。

备注:

(1)是 ICH E6 R2 增加的部分,进一步明确原始数据的 ALCOAC 原则。

(2)部分提到临床监查员对 CRF 中的数据进行的修改。通常情况下,临床监查员不能去修改 CRF 中的数据,只对 CRF 中的数据提出质疑。

十、进度报告

1. 研究者应当每年 1 次向伦理委员会提交书面报告,介绍研究情况;或者按伦理委员会要求的频度提交报告。

2. 如果有明显影响研究实施和/或增加受试者风险的情况发生,研究者应当迅速给申办者、伦理委员会和研究机构(如适用)提交书面报告。

备注:研究者提交给伦理委员会的年度报告可以根据各伦理委员会的要求来写。研究者至少每年 1 次提交年度报告,但有的伦理委员会要求每半年或每季度提交报告。

十一、安全性报告

1. 所有严重不良事件(SAE)都应当立即向申办者报告,除非研究方案或其他文件(如研究者手册)规定某些 SAE 可以不用立即报告。在立即报告以后,还要跟进递交详细的书面报告。在立即报告和后续的跟进报告中,受试者的身份应该用受试者的研究号来表示,不可使用受试者的真实姓名、身份证号码或家庭住址。研究者还应当遵守有关法律法规的要求,向药品监督管理部门和伦理委员会报告非预期的严重不良反应。

2. 如果研究方案中确定某些不良事件和/或实验室异常对安全性评价起到关键作用,应当按照方案中规定的报告要求和时限向申办者报告。

3. 对于报告的死亡事件,研究者应当向申办者和伦理委员会提供所需要的全部附加资料(如尸检报告和最终医学报告)。

十二、研究的提前中止或暂停

如果一个研究因为某种原因提前中止或暂停,研究者(或机构)应当迅速通知受试者,并保证受试者能够获得合适的治疗和随访。同时根据有关法律法规的要求通知药品监督管理部门。另外:

1. 如果研究者未经申办者事先同意便中止或暂停一个研究,研究者应当通知研究机构,研究者(或机构)应当立即通知申办者和伦理委员会,并应向申办者和伦理委员会提供中止或暂停研究的详细书面解释。

2. 如果申办者中止或暂停一个研究,研究者应当立即通知研究机构,研究者(或机构)应立即通知伦理委员会并向伦理委员会提供中止和暂停的详细书面解释。

3. 如果伦理委员会中止或暂停其对一个研究的批准意见,研究者应当通知研究机构,研究者(或机构)应当立即通报申办者并提供中止或暂停的详细书面解释。

十三、研究者的最终报告

在研究完成后,研究者应当通知研究机构。研究者(或机构)应当向伦理委员会提供试验结果的摘要,向药品监督管理部门提供所要求的报告。

第二节 药物临床试验申办者职责

ICH E6 R1 中,与申办者相关的指导原则共计有 23 条。在 2016 年颁布的 ICH E6 R2 中,与申办者相关的指导原则共计 24 条,增加了第 0 条。下面就指导原则进行逐步讨论。

一、质量管理

在临床研究的整个周期内,申办者应当建立临床试验质量管理体系。该质量管理体系要重点针对那些与受试者保护和临床研究结果可靠性有密切关系的研究活动。质量管理包括设计有效的临床研究方案、工具和数据收集、处理的程序,收集这些信息对决策是必要的。

在临床研究的质量保证和质量控制中所采取的措施应该与寓于研究中的风险和所收集的信息的重要性相匹配。申办者应当保证临床研究的各个方面在操作上是可行的,并且应该避免不必要的复杂性、程序和数据收集。方案、病例报告表及其他操作性文件应该清晰、准确、一致。

备注:这里提到申办者必须有质量管理体系。质量管理体系包括与质量管理相关的准则、操作 SOP、相关的岗位配置、相关的人员配置等。同时强调质量管理的针对性,要重点针对那些与受试者保护和临床研究结果可靠性相关的数据。与受试者保护相关的数据包括与严重不良事件相关的数据、与知情同意书相关的文件等;而与临床研究结果可靠性相关的数据包括与主要评价指标相关的数据,以及与对这些数据进行严格质量控制相关的文件。文中还特别提到方案的设计和数据收集的工具,也就是病例报告表。这两个文件在保证临床研究质量方面起到最关键的作用。良好的方案设计是高质量的临床研究操作的前提。如果方案没有可行性,再严格的质量控制都是枉然的。病例报告表的设计应该以方案为基础,一方面不要漏掉方案中要求的数据;另一方面对于方案中没有要求的数据,通常情况下也不要求录入。病例报告表的设计要符合统计学的要求。

应该采用以下描述的质量管理体系:

1. 鉴别关键的程序和数据　在撰写临床研究方案时,申办者应该鉴别哪些程序和数据对于受试者保护和研究结果可靠性是最为关键的。

备注:哪些是关键的数据和程序已经在前文进行了说明。但对于某些临床研究而言,可能有一些关键的实验室检查指标也是需要特别关注的。这些需要在方案中进行说明。

2. 风险识别　申办者需要识别那些与研究的关键程序和数据有关的风险。不但应该在系统水平来考虑风险,而且也应该在项目水平来考虑风险。系统水平的风险是指例如标准操作规程、计算机化系统、人员方面的风险;项目水平的风险是指例如方案设计、数据收集、知情同意过程等方面的风险。

备注:系统水平的风险会影响所有项目,项目水平的风险仅仅影响单个项目。

3. 风险评估　申办者应该识别风险,采用风险控制的方法对发现的风险进行评估。需要考虑以下方面:

(1)发生错误的概率。

(2)发现这些错误的难易程度。

(3)这次错误对受试者保护和临床研究结果可靠性的影响。

备注:以往对于风险的评估往往只考虑发生率和危害程度 2 个方面,现在增加了风险的可觉察性。以往的风险管理计划是以发生率为横轴、危害程度为纵轴来对风险进行打分的,现在需要在这个基础上增加风险的可觉察性后再进行打分。这种方法可以对风险进行量化,便于对风险进行准确的评估,但实用价值有限。

4. 风险控制　申办者需要确定哪些风险是必须降低的,哪些风险是可以接受的。申办者应该采取措施将风险降低到可接受的水平,同时申办者采取的措施也应该与风险的严重程度相匹配。降低风险的方法可以包括以下方面:方案的设计与实施、监查计划、协议中明确规定各方的角色和职责、从系统层面来保证对标准操作规程的遵循,以及对过程和程序的培训。

应该事先确定一个质量忍受限。质量忍受限的确定需要考虑有关参数的医学和统计学特点,同时也要考虑研究的统计学设计,以鉴别那些影响受试者安全性和研究结果可靠性的系统性的问题。如果发现偏离预先确定的质量忍受限的情况,就应该对这种情况进行评估,并确定是否需要采取进一步的措施。

备注:临床研究的性质决定了风险是永恒存在的、是无法消灭的,同时减少一种风险往往会导致增加另外一种风险。所以申办者必须进行权衡,必须接受一定的风险。但是接受风险的前提是要确定一个限度,如果超过预先设定的限度,就应该采取相应的措施。

5. 风险沟通　申办者应该对质量管理的具体工作进行记录,同时申办者应该保持同各方的沟通。这里提到的各方包括质量管理工作所涉及的所有单位。风险沟通有利于风险审查的开展,也有利于在临床研究实施过程中不断进行改善。

6. 风险审查　申办者应该定期对风险控制的方法进行审查,以确认有关质量管理工作是否有效、相关。对那些即时发生的情况和有关经验也需要考虑在内。

7. 风险报告　在临床研究总结报告中,申办者应该对研究中采用的质量管理措施进行描述,对那些重要的、偏离事先确定的忍受限的情况和采取的补救措施进行总结。

备注:这里对质量风险管理进行了描述,与 ICH Q9 中的内容基本一致。

二、质量保证和质量控制

1. 申办者应该按照书面 SOP 来实施和维护质量保证系统和质量控制系统,保证研究的实施、数据的产生、数据的记录、研究报告遵循研究方案、GCP 和有关法律法规的要求。

2. 申办者负责与各有关方面达成协议,保证申办者在进行监查和稽查,以及国内外的药品监督管理部门进行的视察中能够直接对研究中心、原始数据/文件和报告进行查看。

3. 在数据处理的每个阶段都应当有质量控制,从而保证所有数据都是可靠的,数据处理也是正确的。

4. 申办者应当与研究者/研究机构及参与临床研究的其他方签署书面协议。这个协议可以是方案的一部分,也可以是单独的协议。

备注:这个协议是有关质量保证和质量控制的协议。例如在方案或者临床研究合同中需要提到申办者可以直接查看受试者病历等内容。

三、对合同研究组织的管理

1. 申办者可以将与研究有关的职责和功能部分或全部转包给 CRO,但申办者最终对研究数据的质量和完整性承担责任。CRO 也应当建立质量保证系统和质量控制系统。

2. 任何转包给 CRO 的与研究相关的职责和功能都应当以书面形式进行记录和说明。对所有委托给 CRO 的与研究相关的职责和功能,申办者应该保证进行监督。如果 CRO 将部分职责和功能再转包给其他公司,申办者也承担监督责任。

3. 那些没有明确转包给 CRO 的职责和功能仍然由申办者承担。

4. 依据 CRO 所承担的与研究相关的职责和功能,本指导原则中关于申办者的一切规定也同样适用于 CRO。

四、对医学专家的管理

申办者应当指定合格的医学人员,在出现与研究相关的医学问题时可以提出建议。在必要时,可以外聘医学顾问。

备注:申办者可以有医学专家团队,但这个医学专家团队只能就医学相关问题给出建议,不能替代研究者或临床医师对受试者进行医学判断。

五、研究设计

1. 在临床研究各阶段,申办者应当使用合格的人员(如生物统计学家、临床药理学家和医师)来设计研究方案和 CRF、制订统计分析计划、进行统计分析、准备中期报告和临床研究总结报告。

2. 临床研究总结报告可以参考以下指导原则,如本指导原则的第 6 部分:《临床试验方案和方案修改》《ICH E3 临床研究报告的结构和内容指导原则》和关于研究设计、方案和执行的其他 ICH 指导原则。

六、研究的管理、数据的处理和记录的保存

1. 申办者应当任用合格的人员来监督研究的全面实施、数据处理、数据核对,进行统计分析和准备研究报告。

2. 申办者应该考虑建立一个独立的数据监察委员会(IDMC),定期对临床研究的进展进行评价,包括对安全性数据和关键的有效性终点的评价;IDMC 负责向申办者提出建议,确定是否继续、修改或停止研究。IDMC 应当保存书面的操作程序,保存所有会议记录。

3. 当采用电子数据处理系统和/或远程电子数据系统时,申办者应当:

(1)确保电子数据处理系统符合申办者所设定的要求,保证其完整性、准确性、可靠性和一致性(如数据确认),并保证有相关记录。

申办者应该基于风险评估的理念来对这些系统进行验证,也就是在考虑系统的预期用途的同时,也考虑系统对于受试者保护和临床研究结果可靠性这 2 个方面的影响。

(2)维护使用这些系统的 SOP。SOP 应当涵盖系统的设立、安装和使用。SOP 应当对以下环节进行描述:系统验证、功能测试、数据收集和处理、系统维护、系统保密方法、变化控制、数据备份和恢复、应急计划和系统关闭。针对这些计算机化系统的使用,各方的职责必须明确,包括申办者、研究者和其他单位的职责。必须对所有用户进行培训,培训他们该如何使用计算机化系统。

（3）在系统的设计中，保证允许按如下方式进行数据的修改：数据的改变被记录下来，同时对于那些已经录入的数据也不会被删除（即保留稽查轨迹、数据痕迹和编辑痕迹）。

（4）维护数据安全系统，确保未经授权者不能访问数据。

（5）维护一份授权的人员名单，只有这些人才可以对数据进行修改。

（6）维护合适的数据备份。

（7）如果是设盲的研究，如何保护盲法（在数据输入和处理期间维持盲法）。

（8）保证数据的准确完整，包括那些描述数据环境、数据内容和数据结构的数据。在对计算机化系统进行转换时这就变得非常重要，例如在软件升级和数据转移时。

4. 如果在数据处理过程中进行数据转换，需要保证原始数据和处理后数据的观测值始终能够进行比较。

5. 申办者应当使用明确的受试者鉴证代码，以鉴别每位受试者所报告的数据。

6. 申办者或其他数据拥有者应当保留与申办者有关的临床研究必要文件（见 ICH E2 R2 的第 8 个章节：实施临床研究的必要文件）。

7. 申办者应当按照有关国家法律法规的要求，保存所有与申办者相关的临床研究必要文件。这些国家可以是批准该药品上市的国家，也可以是申办者打算申报产品的国家。

8. 如果申办者停止一个研究产品的临床研究（如停止对某个适应证或所有适应证、给药途径或剂型的临床研究），申办者应当保存所有临床研究必要文件至研究正式停止后至少 2 年，或按照相关法律法规的要求进行保存。

9. 如果申办者停止一个研究产品的临床研究，申办者应当通报所有研究者/研究机构和所有药政管理部门。

10. 一旦数据所有权发生转移，应当根据相关法律法规的要求向有关部门报告。

11. 申办者的临床研究必要文件应当被保存到该产品在最后一个 ICH 地区批准上市后至少 2 年，或在某 ICH 地区不再考虑上市，或该研究产品的临床研究正式停止后至少 2 年。但根据有关法律法规或申办者的要求，这些文件应当被保留更长时间。

12. 申办者应当以书面形式通知研究者/研究机构对记录保存的要求。当不再需要这些研究相关记录时，申办者也应该以书面形式通知研究者/研究机构。

七、研究者的选择

1. 申办者负责选择研究者或研究机构。每个研究者应当是合格的、接受过培训的、有临床研究经验的。研究者应当有足够的资源（见本章第一节二、足够的资源）来实施他们参与的临床研究。在多中心研究中，申办者负责选择"协调委员会"或"协调研究者"。在中国开展的临床研究，需要事先确定牵头单位，牵头单位的研究者与国际多中心研究中的协调研究者在很多方面是相似的，但也有不同的地方。

2. 在与研究者/研究机构签署临床研究协议之前，申办者应当向研究者/研究机构提供研究方案和最新的研究者手册，并应当给予研究者/研究机构足够的时间来查看方案和所提供的其他资料。

3. 申办者应当与研究者/研究机构签署协议,让研究者/研究机构同意:

(1)按照 GCP、有关法律法规和经申办者同意、伦理委员会批准的方案开展临床研究。

(2)遵循数据记录和报告的程序。

(3)允许监查、稽查和视察。

(4)允许保存与研究相关的必要文件,直至申办者通知研究者/研究机构这些文件不再需要为止。申办者和研究者/研究机构应当在方案或其他文件上签字,以确认该协议。

4. 职责的分配　在研究开始前,申办者应当对与研究相关的职责和功能进行规定、确认和分配。

八、补偿受试者和研究者

1. 根据有关法律法规的要求,申办者应当提供保险,或对研究者/研究机构在临床研究中产生的索赔进行补偿(在法律和财务覆盖的范围内),但因玩忽职守和/或疏忽造成索赔的除外。

2. 如果受试者发生与临床研究相关的损伤,申办者应当根据相关法律法规的要求制定相关政策和程序,对治疗费用进行规定。

3. 当对受试者进行补偿时,补偿的方法和方式应当符合有关法律法规的要求。

九、财务支持

研究的财务方面的内容应当列入申办者和研究者/研究机构之间的协议中。

十、通知药政管理部门

在开始临床研究之前,申办者(或根据有关法律法规的要求为申办者与研究者)应当向药政管理部门提出申请,请药政管理部门审评、接受和/或许可(根据有关法律法规的要求)申办者开展临床研究。申办者提交的资料应当注明日期,并包括足够的关于临床研究方案的信息。

十一、确认获得伦理委员会的审核

1. 研究者/研究机构应该提供给申办者以下信息:

(1)研究者/研究机构方的伦理委员会成员的姓名和地址。

(2)伦理委员会关于其组成和操作符合 GCP 和有关法律法规的声明。

（3）伦理委员会批准的记录。根据申办者的要求，记录可以包括最新的研究方案、书面知情同意书和其他将提供给受试者的书面资料、受试者招募程序、给予受试者支付和补偿的有关文件，以及伦理委员会所要求的其他文件。

2. 如果伦理委员会有条件地给予批准，批准的前提是对研究的某些方面进行修改，例如修改方案、书面知情同意书和其他提供给受试者的书面材料和/或其他研究程序，研究者或研究机构应该将修改后的文件和伦理委员会对修改后文件的批准日期提供给申办者。

3. 研究者/研究机构应该提供给申办者所有伦理委员会再次审核后批准的文件和批准日期，以及任何撤销或暂停批准的文件和日期。

十二、研究产品的信息

1. 在临床研究的计划阶段，申办者就必须保证有充分的临床前或临床疗效和安全性数据来支持研究产品的使用途径、使用剂量、使用时间和使用人群。

2. 一旦获得新的重要信息，申办者应当更新研究者手册。

十三、研究产品的制造、包装、标签、编码

1. 申办者必须保证研究产品（包括对照品和安慰剂）符合研发阶段的特点，依照有关GMP进行生产，其编码和标签能够起到保护盲态的作用（如适用）。药品的标签应该符合有关法规的要求。

2. 申办者应当确认研究产品的储存温度、储存条件（如避光保存）、储存时间、配制溶液和程序、输液用设备。申办者应当将这些信息告知所有相关人员，例如临床监查员、研究者、药师、药品管理员等。

3. 研究产品在运输和贮存时，产品包装应该能够防止污染和不可接受的损坏。

4. 对于盲法的研究，在紧急情况下，编码系统应该能够迅速地鉴别产品成分，而且能够避免不自觉地揭盲。

5. 如果在临床研究过程中研究产品或对照品制剂有显著变化，在使用新的制剂以前，需要进行一些其他研究，例如稳定性研究、溶出度研究、生物等效性研究，以评估制剂的变化对药动学特点的影响。

十四、研究产品的供给和处置

1. 申办者负责研究产品的供给。

2. 在获得有关文件以前（例如伦理委员会和药品监督管理部门的批准），申办者不得向研究者提供研究产品。

3. 申办者必须保证有书面程序和文件对研究者如何使用和贮存研究产品进行指导。该程序应该涵盖如何安全地接收、处置、贮存、派发、回收未使用的研究产品,如何向申办者归还未使用的产品,或在申办者的授权下,按照当地的法律法规进行销毁。

4. 申办者应该:

(1)及时给研究者提供研究产品。

(2)对研究产品的运输、接收、派发、归还和销毁进行记录。

(3)对回收研究产品的系统进行维护,对回收的产品进行记录(例如损坏产品的回收、研究结束后产品的回收、过期产品的回收)。

(4)对未使用过的药品进行系统管理,并对其处置进行记录。

5. 申办者应该:

(1)采取必要的措施保证研究期间研究产品的稳定。

(2)对于在临床研究中使用的研究产品,要保存足够数量的研究产品来再次确认产品特性,必要时保留每批样本的分析结果,并对相关数据进行记录。

(3)在稳定性允许的前提下,保存样本直到研究数据分析完成,或根据有关法律法规的要求来进行保存,以要求保存时间较长的为准。

十五、对记录的查看

1. 申办者应当确保在方案或其他书面协议中说明在发生与研究有关的监查、稽查、伦理委员会审查和药政管理部门视察时,研究者/研究机构允许他们直接访问原始数据。

2. 申办者应当核实每位受试者已经书面同意在进行与研究有关的监查、稽查、伦理委员会审查和药政管理部门视察时,可以直接访问他/她的原始医学记录。

十六、安全性资料

1. 申办者负责进行研究产品的持续的安全性评价。

2. 如果有新的发现表明研究产品可能对受试者安全有不良影响、影响研究实施的或改变伦理委员会对继续研究的批准,申办者应当立即通知所有相关研究者/研究机构和药政管理部门。

十七、药品不良反应报告

1. 申办者应当迅速向所有相关的研究者/研究机构、伦理委员会、药政管理部门报告所有严重的、非预期的药品不良反应。

2. 这种快速报告应当符合有关法律法规的要求和《ICH E2a 临床安全性数据管理指导原则:快速报告的定义和标准》。

3. 申办者应当根据有关法律法规的要求,向药政管理部门提交全部安全性更新和定期报告。

十八、监查

1. 目的 研究监查的目的是核实:

(1)受试者权益得到保护。

(2)所报告的数据是准确和完整的,并能从原始文件中得到核实。

(3)研究的实施符合最近批准的方案或方案增补,符合 GCP 和有关法律法规的要求。

2. 临床监查员的选择和资格确认

(1)临床监查员应当由申办者指派。

(2)临床监查员应当接受过相关培训,应当具备一定的科学和/或临床知识来进行临床研究监查。与临床监查员资质有关的文件应当保存。

(3)临床监查员应当熟悉掌握研究产品、研究方案、书面知情同意书和其他提供给受试者的书面资料、申办者的 SOP、GCP 和有关法律法规。

3. 监查的程度和性质 申办者应当保证研究得到适当的监查。申办者应当决定监查的合适程度和性质。监查的程度和性质应当根据研究的目标、目的、设计、复杂性、是否设盲、样本大小和研究终点来确定。通常需要在研究前、研究期间和研究后进行现场监查。但是在某些特殊情况下,申办者可以与某些程序相结合,采用中心化监查,例如通过加强对研究人员的培训、组织研究人员会议、提供详尽的书面指导性文件来保证临床研究按照 GCP 开展。可以通过统计抽样来选择哪些数据必须得到验证。

申办者应该采用系统的、优化的、基于风险的方法来对临床研究进行监查。本章节描述的监查的程度和性质具有一定的多样性,允许采用不同的方法来增强监查的效率和效果。申办者可以选择现场监查、现场监查和中心化监查相结合,或者在合理的情况下采用中心化监查。对于采用何种监查策略的原因,申办者应该在监查计划中进行书面记录。

现场监查是在临床研究中心现场开展的;而中心化监查是远程开展的,由合格的、经过培训的人员及时对累积的数据进行评估。

中心化监查程序增强监查效果,是对现场监查的补充,同时也可以减少现场监查的频率和降低现场监查的程度,帮助鉴别那些可靠的数据和潜在的不可靠的数据。

可以采用统计学的方法,通过中心化监查审核累积的数据,用于以下方面:

(1)鉴别缺失值、非一致数据、离群值、不正常的一致值和方案偏离。

(2)分析数据的趋势,例如范围、一致性、数据在中心内或中心间的变化。

(3)评估各中心内部或各中心之间的数据在采集和报告中的系统性和严重的问题,发现可能的数据造假或数据真实性问题。

(4)分析各研究中心的特点,以及在临床研究中的表现。

（5）选择某研究中心或某研究程序作为现场监查的目标。

4. 临床监查员的职责　按照申办者的要求,临床监查员通过开展以下工作来保证研究的正确实施和记录。这些工作对于研究中心和研究本身来讲都是相关的、必要的。

（1）保证申办者和研究者各自信息的相互沟通。

（2）确认研究者的合格性,拥有相应的资源,并在整个研究期间保持不变;确认研究中心的设备(包括实验室、仪器)和研究人员能够保证安全和正确地实施临床研究,并在整个研究期间保持不变。

（3）对研究产品进行核实。

1）储存时间和条件符合要求。在整个研究中保持充足的研究产品的供应。

2）研究产品只提供给符合纳入/排除标准的受试者,并且是按研究方案规定的剂量提供给受试者。

3）对受试者进行必要的指导,帮助受试者正确地使用、处理、储存和归还临床研究产品。

4）在临床研究单位,研究产品的接收、使用和返还有良好的控制和记录。

5）在临床研究中心,对未使用的研究产品的销毁符合有关法律法规和申办者的要求。

（4）核实研究者遵循已批准的方案和所有已批准的方案增补。

（5）核实每个受试者在参加研究之前已经得到书面的知情同意。

（6）确保研究者收到最新版的研究者手册,以及根据有关法律法规的要求,正确开展临床研究所必需的所有文件和研究用品。

（7）保证充分告知研究者及其他临床研究人员研究的相关信息。

（8）核实研究者及其他临床研究人员按照方案和申办者与研究者/研究机构之间的其他书面协议,行使研究相关的职责,同时没有将这些职责分配给未经授权的人员。

（9）核实研究者只入选合格的受试者。

（10）报告受试者招募速度。

（11）核实原始文件和其他研究相关记录是准确的、完整的、更新的,并保持更新。

（12）确保研究者提供所有要求提供的报告、通知、申请和递交的文件。这些文件都是准确、完整、按时、清晰易读、注明日期的,并且可以鉴别出是属于哪个研究的文件。

（13）检查 CRF 记录、原始文件和其他研究相关记录的准确性和完整性,并进行相互核对。临床监查员尤其应当核查:

1）研究方案中所需要的数据都在 CRF 上有准确的记录,并与原始文件保持一致。

2）对每位研究受试者的剂量和治疗的任何修改均有良好的记录。

3）根据方案的要求,不良事件、伴随用药和伴发疾病在 CRF 上作了报告。

4）对受试者未做的随访、未进行的实验室检查、未完成的体格检查也同样在 CRF 上有清楚的报告。

5）如果已经入选的受试者撤出或中途退出研究,应在 CRF 上报告并给出说明。

（14）如果 CRF 填写有错误、遗漏或字迹不清,应当告知研究者。临床监查员应当确保对 CRF 中数据进行的更正、附加说明或删除都有研究者的简签,并注明日期;也可以由研究者授权的研究人员进行修正和简签,这些授权应当有书面记录。

(15)确认所有不良事件(AE)都按照 GCP、研究方案、伦理委员会、申办者和有关法律法规的要求,在规定的期限内进行报告。

(16)确定研究者是否保存了所有临床研究必要文件(见 ICH E6 R2 的第 8 章:实施临床研究的必要文件)。

(17)如果发生与研究方案、SOP、GCP 和有关法律法规的偏离,应当与研究者进行沟通,采取措施防止这种情况的再次发生。

5. 监查程序 临床监查员应当遵循申办者制定的书面 SOP 及与项目相关的程序。

6. 监查报告

(1)临床监查员在进行每次现场监查或进行与研究相关的沟通后,都应当向申办者递交书面报告。

(2)报告应当包括日期、研究中心、临床监查员姓名、研究者姓名或所接触的其他人员的姓名。

(3)报告应当包括临床监查员对于监查的总结,并描述发现的问题、方案偏离和不足,得出相应的结论;还应包括为了保证研究的依从性已采取的措施或准备采取的措施。

(4)申办者应该对监查报告进行审核和跟进,并由申办者指定的代表进行记录。

(5)现场监查的报告和中心化监查的报告都需要及时提供给申办者(包括研究的管理、人员职责和对整个中心的监督),以保证申办者能够及时查看报告,并进行跟进。对于监查工作的结果,应该进行详细的记录,以保证监查是按照监查计划来实施的。中心化监查也需要定期报告。中心化监查的报告不一定要与现场监查相关联。

7. 监查计划 申办者应当制订监查计划。监查计划的制订应当基于受试者保护和数据真实完整方面的风险。监查计划应当对监查策略、临床研究各方在监查中的职责、采用的不同监查方法及采用这些方法的原理进行描述。监查计划要强调对关键数据和程序的监查,需要特别关注那些临床研究中非常规使用的、需要进行其他培训的程序。监查计划的制订还需要参照有关政策和程序。

十九、稽查

稽查是实施质量保证的一个环节。如果申办者要进行稽查,或在申办者进行稽查时应当考虑:

1. 目的 稽查是独立于常规监查或质量控制之外的,其目的是对研究的实施进行评价,以及对研究方案、SOP、GCP 和有关法律法规的依从性进行评价。

2. 稽查员的选择和资格

(1)申办者应当指定一个独立于临床研究系统之外的人来实施稽查。

(2)申办者应当保证稽查员是经过培训的、合格的,并有相关经验来正确地实施稽查。对稽查员的资格认定应当有书面记录。

3. 稽查程序

(1)申办者应当保证对临床研究体系的稽查是按照申办者的书面程序开展的,这个书面程序规定了稽查内容、稽查方式、稽查频度、稽查报告的表格及其内容。

(2)申办者针对一个研究的稽查计划和程序应当根据向药品监督管理部门递交的注册资料的重要性制订,包括研究中的受试者数量、研究的类型和复杂程度、研究对象面临的风险水平及其他问题。

(3)稽查员的观察和发现应当有书面记录。

(4)为保持稽查职能的独立性和价值,药政管理部门不应当常规要求申办者提供稽查报告。只是在有严重违反 GCP 的证据存在时或在法律诉讼期间,管理当局可能会要求提供稽查报告,但这只是个案。

(5)根据有关法律法规的要求,申办者应当提供稽查证书。

二十、不依从

1. 当研究者/研究机构或申办者的人员对于研究方案、SOP、GCP 和/或有关法律法规不依从时,申办者应立即采取措施来确保依从性。如果发现这种不依从会严重影响或可能严重影响受试者保护和临床研究结果可靠性,申办者应该进行根源分析,并采取相应的预防及纠正措施。

2. 如果在监查和/或稽查中发现研究者/研究机构存在严重的和/或持续的不依从,申办者应当中止该研究者/研究机构的临床研究。当研究者/研究机构因为不依从被中止研究时,申办者应当立即通报药品监督管理部门。

二十一、研究的提前中止或暂停

如果一个研究提前中止或暂停,申办者应当立即通知各研究者/研究机构及药政管理部门研究的中止或暂停及原因。根据有关法律法规的要求,申办者或研究者及研究机构还应当立即通知伦理委员会并告知其中止或暂停的原因。

不管临床研究是否完成或提前中止,申办者应当按照有关法律法规的要求准备临床研究报告,并提交给药政管理部门。申办者应当保证用于上市申请的临床研究报告符合《ICH E3 临床研究报告的结构和内容指导原则》的标准(注:《ICH E3 临床研究报告的结构和内容指导原则》说明在某些情况下简短的研究报告也是可接受的)。

二十二、多中心研究

对于多中心研究,申办者应当保证:

1. 所有研究者严格遵循经申办者同意的、必要时经药品监督管理部门同意的、得到伦理委员会批准的研究方案。

2. 在多中心研究中，设计了 CRF 来收集来自所有中心的数据。如果有研究者要收集额外的数据，应向这些研究者提供 CRF 的补充部分，用于收集这些数据。

3. 在研究开始前，对协调研究者的职责和参与研究的研究者的职责要有书面记录。

4. 应该要求所有研究者遵循临床研究方案，对研究中的评估和实验室检查结果的评估应该采用统一的标准，也应该用统一的标准来完成 CRF 填写。

5. 保证研究者之间有良好的沟通。

第三节　临床研究协调员的职责和机构对临床研究协调员的管理

一、临床研究协调员的定义

临床研究协调员（clinical research coordinator，CRC）也叫临床研究助理或者研究护士（research nurse，RN），是指接受相关培训并经主要研究者（principal investigator，PI）授权后，在临床试验中协助研究者进行非医学判断类工作的人员，是临床试验的参与者、协调者和管理者，也是研究团队的一员。

临床研究协调员在临床研究中承担的是研究者的部分职责，目的是确保临床研究项目从规划阶段到结束阶段可以顺利、准确地进行。临床研究协调员能帮助研究者及时发现、解决问题，减少工作失误，确保临床试验的质量和完整性。

在美国大批训练有素的 CRC 活跃在临床科研工作的第一线，在临床试验中确立了不可动摇的地位。在日本，优质 CRC 的需求量较大，大部分来自第三方公司，申办者也将机构 CRC 是否全程参与临床试验工作作为挑选临床试验机构的前提条件之一。近年来，国内的很多机构也要求在项目中需配备 CRC，可见 CRC 对保证临床研究科学、规范地开展，受试者安全管理及数据完整性和真实性起到不可或缺的作用。

二、临床研究协调员的定位和资格

（一）临床研究协调员的定位

CRC/RN 作为近年出现的新型岗位，是研究团队的一员，与研究医师、临床护士、医技人员、药品管理人员等共同组成临床研究团队。由于 CRC/RN 属于研究者，因此其工作职责和定位应遵循 GCP 中"研究者的职责"所界定的范畴。需与团队的其他研究人员一样，必须获得主要研究者的授权，在 PI 的指导下行使研究者的部分职责。

在 CRC 出现之前，临床试验各个环节的工作主要由研究医师、护士、药剂师、检验师及试验机构的管理人员兼任，但这些专业人员有自身的职责，常常会因为职责不明、分身乏术,加上对 GCP 和资料的熟悉程度不一致等原因,造成临床试验的质量得不到保证。随着对临床试验的伦理、科学与效率等各个方面要求的逐渐提高,药物临床试验中越发需要专职人员从整体上协调,因而产生 CRC/RN 这个技术性、经验性强的岗位。

在美国 CRC 和 RN 是 2 个不同的岗位,RN 需由具有护士资格并在研究机构进行执业注册的护理人员担任,RN 可以接触受试者、参与问诊、书写护理记录;高级学位、有"从业护士"(nurse practitioner,NP)资格者可承担相当一部分医师的工作,履行某些医师职责或代医师会诊的职责如搜集病史等。美国从事 CRC 的人员多为非护理背景,可以由医药相关专业甚至不相关专业背景人员从事,因此美国的 CRC 是不可以接触受试者的,其通常的工作是在办公室中誊抄数据、管理文档、填写 CRF 及沟通联络。

在国内,医疗机构管理相关规定要求从事医疗行为或操作的人员应该具备相应的执业资格,并在执业地点进行注册。CRC/RN 可以在临床研究中参与哪些工作也由个人资质决定,如询问和收集受试者用药后的反应、血液采集、生命体征测量、药物输液等与护理相关的 CRC 需具有护士资格;临床试验药物的发放应该由具备药师、医师或护士资质,并经过培训的人员操作。CRC 进行医疗相关工作需要专业资质,其资质不同,工作范围也不同。有医药相关专业资质并经研究单位注册的,可承担相应工作;有医药相关专业资质但未在研究单位注册的,应在合格研究者的指导下承担部分工作;没有相关专业资质的,仅限承担项目事务性工作。

因此,CRC/RN 所承担的具体工作任务在 PI 授权时需慎重考虑其执业范围的限制。

(二)临床研究协调员的资格

CRC 应该具有医学、护理学、药学、生物学等相关专业大专以上教育背景,上岗前接受过临床试验的基础培训和 GCP 培训并获得 GCP 培训证书。

熟悉 CRC 的工作职责、工作范围、工作环境;熟悉研究中心的规章制度和标准操作规程。

具备良好的职业道德和素养。临床研究协调员作为临床试验关键一环的实际操作者,对职业道德的要求很高,弄虚作假、粗心大意等不负责任的行为是这个职业绝对不允许的。因此,临床研究协调员的任何一个从业人员除必须具有专业知识外,还需要遵纪守法,遵守保密原则,有很强的事业心、责任心和诚信的品格。

临床研究协调员有大量的文字和沟通工作,所以应熟悉基本的办公软件和信息系统的使用,熟悉文件档案管理要求;具备良好的沟通交流与协调能力。从事国际多中心项目的 CRC 需要具有相应的外语水平。

三、临床研究协调员的职责

CRC/RN 的职责界定取决于其所接受的教育背景、培训经历及执业资格。1995 年,著名的临床研究专业学会(Association of Clinical Research Profession,ACPP)在一项关于临床研究协调员的分析调查报告中对临床研究协调员的工作任务作出详细的分析总结,归纳出 11 个大类 128 项任务,涵盖临床试验从准备阶段、实施阶段到结束阶段的全部领域,主要为非医学判断类工作,具体如表 9-1 所示。

表 9-1 ACRP 关于临床研究协调员职责任务的分类

临床试验阶段	CRC 的任务
准备阶段	(1)出席启动会,参与方案评价
	(2)试验启动前的各项准备,包括临床试验事务办公室、药剂科、检验科、门诊部、住院部等人员的协调与培训,设备的到位
	(3)与机构的伦理委员会联络,管理相关文书
	(4)参与知情同意书的制作
	(5)与申办者(包括合同研究组织)的联络与接待
实施阶段	(1)向患者说明试验内容,获取知情同意
	(2)患者及其家属的教育、联络、咨询与商谈
	(3)受试者的筛选与登录
	(4)试验进程的管理,即按照方案规定的就诊时间窗协调受试者与研究医师的日程,安排就诊
	(5)病历等原始资料的制作、管理
	(6)病例报告表填写
	(7)CRF 与原始资料的核对,发现问题与研究医师商讨
	(8)临床检查,包括临床实验室检查标本的管理,特别对于送往中央实验室的标本进行离心等预处理,并确保标本送运前按规定保存
	(9)实施某些物理检查,如体温、血压、心电图检查等
	(10)临床检查结果的管理,发现异常结果或异常变动及时报告研究者
	(11)申办者提供的检查设备的保管、管理
	(12)不良事件的发现、报告、追踪、记录与根据研究者指示作出相应的处理
	(13)试验药物与其他试验用药品的管理
	(14)试验终止、中断、病例脱落时的应对
	(15)接待、协助监查、稽查
结束阶段	(1)按试验项目将试验实施机构应保存的文件归档
	(2)协助研究者完成研究总结报告

2020 年广东省药学会提出《药物临床试验 CRC 管理·广东共识(2020 年版)》,为行业在 CRC 监管等方面提出了可以借鉴的方向性意见。对于推进我国的 CRC 体系建设,促使 CRC 行业健康规范发展起到了积极的指导作用。但 CRC 的工作范围因其所在的国家与地区、隶属的工作单位、专业背景以及具体的试验项目等不同而有所差别。

四、机构对临床研究协调员的管理

在欧美地区 CRC/RN 作为一项职业已经有 40 多年的历史,以护士出身者居多(约占60%),其次是药师(占 15%~20%);而在日本,药师约占 68%,护士仅占约 30%。从学历来看,本科约占一半,其次是大专、硕士研究生。经过多年的探索和发展,欧美和日本已经形成一套相对完善的 CRC 培训和认证体系。

国内 CRC 体系起步晚,近年发展快,从事 CRC 岗位的人员专业背景多样,有护理学、药学、生物医学甚至行政管理学等,学历和水平也参差不齐,也尚无相关资质要求,大部分 CRC由院外的第三方 SMO 提供,市场准入门槛低,缺乏有力的监管,从而造成人员素质和管理水平参差不齐。CRC 的管理非常重要,大多数机构还在不断探索 CRC 管理和发展的路上。

(一) 不同来源的临床研究协调员的管理

1. 来自 SMO 公司的 CRC 的管理　现场管理组织(site management organization,SMO),也称为研究场地管理公司或机构管理组织。由 SMO 提供 CRC 的形式一是为某个项目派驻 CRC,项目结束,CRC 也完成了工作;二是从 SMO 派驻相对固定的 CRC 到研究机构,由研究机构分配 CRC 到试验项目中协助研究医师工作。

SMO 派出的 CRC 的特点是工作安排灵活、人力资源效率高;但这种服务外包模式下的 CRC 无权接触医疗文件和记录,工作在很大程度上受到限制,由于 CRC 的人员流动性较大、个人能力差异较悬殊、不熟悉医院工作流程,主要研究者对 CRC 工作质量控制意识不强等因素,使研究机构面临较大的风险。因此对 SMO 来源的 CRC,建议:①由机构出面与 SMO 签订协议,并且在协议中需将各方的责、权、利分清楚;②机构应保留对 CRC/RN的选择权,并建立一套 SMO/CRC 甄选和管理办法;③防止 SMO 与 CRO、申办者之间的利益冲突;④SMO 对派驻到机构、专业组的 CRC 进行跟踪管理,同时机构和研究者也需要对CRC 进行考核、评定,增强 CRC 的归属感、职业感和荣誉感。

2. 临床试验机构聘用的 CRC 的管理　药物临床试验已经成为许多医院业务的重要组成部分,因此国内的大型医院都在探索 CRC 管理的模式。由机构独立聘用的 CRC 依托医院人事管理制度和财务管理制度支持,这类 CRC 作为本院的专职工作人员,相对固定,熟悉医院流程和规范;如果能招募到具有护士资格、注册地点也在本院的研究护士,会大大增加工作的便利性,但也增加机构管理责任和培训责任。

目前机构 CRC 的来源和聘用方式多种多样,有的是临床护士兼任,兼职的缺陷是易受轮班影响、临床工作忙碌影响试验相关工作等。

无论哪种方式,都是有益的尝试和过渡。但不允许在一个项目中 CRA 兼任 CRC、申办者/CRO 直接派遣 CRC、SMO 与申办者/CRO 存在利益关系。从长远的角度来看,鉴于CRC 的定位和职责所决定,作为研究团队的一员,还是由医院和机构统一管理比较合适。鉴于目前我国的国情,较为理想的模式可以是 CRC 作为医院的一个岗位,由医院招募、机构聘用,实行中心化管理,统一培训、考评,统一分配任务,机构根据院内项目情况、专业组和 PI 的需求派出 CRC,条件和资质满足专业组和 PI 的要求,使 CRC 走上稳健的职业化发展道路。

（二）临床研究协调员的培训与考评

CRC 作为一个专业性很强的新职业,开展规范化培训和深度教育是非常必要的。在日本,每个 CRC 按要求接受基础教育,包括网络在线学习 25.5 小时、集中学习 24.5 小时,共计 50 小时,通过考试获得"导入教育合格证书";业务教育由高年资的 CRC 带领低年资的 CRC 在工作中学习,时间要求为 55 小时;上述 2 个阶段的教育共计 105 小时。在工作中,每个 CRC 每年需要接受 40 小时以上的继续教育。

国内的研究者和研究机构对药物临床试验质量越来越重视,特别是随着临床试验的电子数据采集的发展,CRC 的工作难度和工作量明显上升。因此,对高质量 CRC 的需求持续增加,CRC 的规范化培训显得十分重要与迫切。目前 CRC 的相关教育培训体系还不健全,但行业内公认 CRC 应该接受如下方面知识的培训:①定期接受药物临床试验的相关法律及法规知识培训,如《中华人民共和国药品管理法》、《药品注册管理办法》、《药品不良反应报告和监测管理办法》、《药物临床试验质量管理规范》(GCP)、《药物临床试验伦理审查工作指导原则》、《赫尔辛基宣言》、ICH GCP 等培训。②岗前培训。CRC 上岗前,熟悉 CRC 的工作职责,熟悉研究单位的运作流程与相关制度/SOP,熟悉研究项目资料如研究者手册、方案等。③继续教育。CRC 在工作岗位需要紧跟法规的最新动态、不断学习项目相关的各种知识以解决实践中的问题;机构、专业组或者研究者需要有针对性地安排 CRC 的业务培训,侧重医院的制度规范,结合实践工作中的问题展开讲解或讨论,可采用多种形式,以便于 CRC/RN 熟悉最新的临床知识,提高自身的业务水平。

第四节　临床监查员的职责和机构对临床监查员的管理

一、临床监查员的定义

临床试验的监查是指监督临床试验的进展,并保证临床试验按照试验方案、标准操作规程和相关法律法规要求实施、记录和报告的行动。监查的目的是保证临床试验中受试者的权益,保证试验记录与报告的数据准确、完整,保证试验遵守已同意的方案、符合 GCP 和相关法规的要求。临床监查员(clinical research associate,CRA)是由申办者或申办者委托的 CRO 委派的能够有效履行监查职责且具有相关知识的人员,是申办者与研究者之间的主要联系人。

二、临床监查员的资格

1. 临床监查员由申办者指派。

2. 具有适当的医学、药学或相关学科学历,经过一定的专业培训,具备监查试验所必备的科学和临床知识。

3. 临床监查员应当熟悉掌握研究产品、研究方案、书面知情同意书和其他提供给受试者的书面资料、申办者的 SOP、GCP 和有关法律法规。

三、监查方法

监查方法有现场监查、中心化监查及其他可选择的监查手段。

1. 现场监查　是 CRA 在研究机构或研究中心现场开展的监查活动。现场监查是指临床监查员到开展临床试验的机构进行原始资料的检查、核对与溯源(source data verification,SDV),确保研究中心的试验执行情况良好及试验有条不紊进行。现场监查能够使申办者对一个中心的试验实施情况和质量有总体了解,也是目前最主要的监查方法。

2. 中心化监查(centralized monitoring)　是对临床试验进行的远程监查,由合格的、经过培训的人员对中心化监查的审核,对累积的数据进行评估,可以及时帮助鉴别那些可靠的数据和潜在的不可靠的数据。中心化监查可以减少现场监查的频率,保障监查效果,是对现场监查的补充。

3. 其他可选择的监查手段　FDA 认为,可以根据具体的临床试验进程和活动(如研究者培训)考虑采用电话会议、视频会议、电子邮件等不同的方式进行有效的沟通来了解研究中心的各种操作过程、程序和记录。例如将知情同意书的签字页扫描或传真传送给临床监查员来代替传统的监查。

申办者要有系统的、优化的、基于风险的方法来对临床研究进行监查。监查的程度和性质应当根据研究的目标、目的、设计、复杂性、是否设盲、样本大小和研究终点来确定。对于采用某种监查策略的原因,申办者应该在监查计划中进行书面记录。

四、临床监查员的职责

见第二节"十八、4."。

五、机构对临床监查员的管理

GCP 对监查的目的、临床监查员的概念、临床监查员的资格等进行了介绍,并规定了临床监查员的职责及监查内容。所以监查工作是以法规的形式作出要求的,是临床研究过程中必须要进行的工作,且由申办者负责。

GCP 中规定,作为临床试验申办者,需要委派有资质的临床监查员对临床试验进行监查,申办者可以委托合同研究组织(CRO)执行临床试验中的某些任务和工作,CRO 将承担申办者的相应职责。申办者或 CRO 的组织能力及专业水平在很大程度上决定 CRA 对方案及相关规程的熟悉程度,直接影响临床研究的质量。CRA 有效履职是保证临床试验质量的最重要的环节之一,对于有效保障药品安全具有重要意义。

(一) 临床监查员的资格和质量把关

CRA 在临床试验管理中扮演多角色作用(如监查、组织、协调、联络、推进等),涉及多个学科和领域(如医学、药学、法学、经济学、管理学等),高水平的 CRA 是落实《药物临床试验质量管理规范》及提高临床试验水平的基石。

CRA 的培训主要由申办者或 CRO 负责,但现行法律法规中对于 CRA 的资质并无准确界定,进入门槛低,CRA 的人员流动性大,如果 CRA 对法律法规及行业规范不够熟悉,缺乏专业性、规范性和沟通协调能力,监查工作就难以完全符合相关规定的要求,直接影响临床试验的质量和进度。药物临床试验机构作为临床试验行为的管理者,属于间接责任人。因此机构对于 CRA 的管理不能流于形式,如仅仅接受申办者向机构出具 CRA 的委托函就默认此 CRA 具备相应的资质。

对于 CRA 的资格和质量管理,机构可以从如下方面考虑:

1. 机构对委培的 CRA 需进行备案制,备案除接受申办者出具的该 CRA 在本机构做监查工作的委托函外,还需要提供 CRA 培训或其他资质证明和该项目的监查计划。

2. 机构针对项目要求对 CRA 进行适当的考核,了解 CRA 对方案、SOP 等的熟悉程度,考核可以多种形式相结合,但仅书面答卷还不够,面谈可以了解 CRA 的交流沟通、组织协调等能力。

3. 建立 CRA 过程管理,如临床监查员是否按照监查计划执行、是否有项目进度汇报等。

4. 重视监查计划。监查计划关乎试验质量的高低,虽然其由申办者制订,但机构应予以重视,可以查看监查计划是否针对本项目制订、是否有申办者的相关人员审核签字、监查频次是否合理、监查内容有无遗漏等,关键是对监查报告中反映的严重问题有无及时解决等。

5. 定期收集研究者对 CRA 工作的反馈,对表现优秀的 CRA 给予肯定和表扬并反馈给 CRO 或申办者,增加 CRA 的职业成就感;对 CRA 不合格、违反 GCP 或其他不当的行为,机构有权更换。

管理和培训 CRA 是申办者的主要责任之一,现实中 CRA 的水平能力参差不齐、责任意识水平有限,CRA 在临床试验中的法律地位及主体地位不明确、行业人员流动性大,机构对 CRA 不易统一管理。尽管如此,目前大部分机构已经重视 CRA 管理工作,并在各自探索监管办法。

(二) 机构对监查质量的把关

临床监查员的职责是保证数据的真实性和完整性、保证受试者权益得到保障,因此对原始资料进行检查、核对及溯源是临床监查员在监查过程中的主要工作。监查的本质是核实。

1. 重视监查报告　有学者抽取国内某家著名临床试验合同研究组织目前处于研究阶段或已经结束的临床试验项目的监查报告 836 份,涉及 20 个临床试验项目,对这些监查报告记录的问题进行分析,发现的常见问题的次数所占的比例依次为研究病历或 CRF 填写不及时/不完整,共记录 211 次(25.2%);入组进度缓慢,共记录 209 次(25.0%);紧接着是未及时复印或粘贴化验单(68 次,8.1%)、漏做实验室检查(36 次,4.3%)、研究病历/CRF 修改处没有及时签名/修改不规范(32 次,3.8%)、研究病历填写不规范(30 次,3.6%)。其他出现的问题依据记录频次依次为随访不到位(28 次,3.3%)、病历/CRF 未签名(27 次,3.2%)、受试者/化验单超窗(27 次,3.2%)、实验室化验单缺失(23 次,2.8%)、过程文件填写不及时/不规范(22 次,2.6%)、入组不合格患者(19 次,2.3%)、知情同意书缺研究者签名或电话(15 次,1.8%)、脱落/剔除病例较多(15 次,1.8%)、化验值超出正常范围未有判断/判定有误(13 次,1.6%)、使用违禁药物(12 次,1.4%)、化验单不合格(9 次,1.1%)、药品过期(9 次,1.1%)、未及时记录 AE/SAE(9 次,1.1%)、化验单有涂抹(1 次,0.1%)。

2. 监查报告出现缺陷的原因　监查报告出现缺陷的原因可从以下几个方面考虑:参与试验的研究者承担着繁重的医教研任务,对临床试验项目的重视程度不足,没有足够的时间和精力完成临床试验相关工作;研究者对 GCP 与试验方案的熟悉程度不够;临床方案设计不合理、研究经费的落实不到位等相关问题。机构要重视监查报告中出现问题的及时解决,需要有一套符合各自需求、切合实际、行之有效的质量管理方法来鼓励、约束、管理医院相关人员按照 GCP 和方案的要求执行。

机构对监查工作的管理重点不仅仅是对 CRA 的资格和质量把关,还要重视对监查报告中出现的问题的解决。机构对待检测报告中出现的问题反映的可行性解决方案是:

(1)再次查看本项目监查计划的覆盖面有多少。

(2)根据本项目开展过程中出现的问题,应在重点环节增加监查力度,包括增加监查的频率和扩大监查的覆盖面。

(3)及时反馈监查结果,以便及时解决出现的问题。

(4)另外,对于方案设计不合理或者不良事件的问题导致的入组困难,机构要知会 CRA,CRA 负责与项目的主要研究者、申办者等各方联系,共同找出解决方法。

(三) 尽可能预防缺陷的发生

CRA 的作用是对研究者的培训、对整个试验过程的监查及与研究者的沟通,起到的是教练、"监工"和桥梁的作用,是缺陷的发现者;而 CRC 扮演的是研究者的助理和协调的角色,目的是尽量减少缺陷的出现,是缺陷的预防者。

很明显,临床监查员一旦发现缺陷,改正这些缺陷需要得到机构研究人员、质量控制人员,特别是 CRC 的密切配合才能完成,机构要充分发挥 CRC 的作用,尽可能预防缺陷的发生。CRC 和 CRA 各自的责任和地位有所不同(表 9-2),CRC 和 CRA 需要紧密配合、各司其职,机构也要将 CRA 和 CRC 的管理相结合,逐步探索和建立起一套适合自己并相对成熟的管理办法,才能保证试验项目高质量、高效完成。

表 9-2 CRA 与 CRC 的比较

	CRA	CRC
代表方	申办者(合同)	研究者(需要授权)
来源	CRO、申办者	SMO、机构内部
主要任务	保证数据真实、完整、合规、可溯源、符合伦理	执行临床试验中非医学判断性质的具体事务性工作
必要性	必需配备,法规要求	选择性配备
缺陷的应对	发现缺陷	预防缺陷
CRF、临床数据	负责核实	负责录入
受试者	不能接触,只能核对资料	可以与受试者交流,分发药物
报告 AE 和 SAE	其他研究中心及其他中心伦理委员会、NMPA、国家卫生健康委员会	研究者、申办者、本院的伦理委员会
角色	教练、"监工"、桥梁	辅助、协调

(刘亚利 李 宾)

参 考 文 献

[1] 胡牧,支修益.中美临床试验协调员工作现状比较分析[J].中国医院管理,2012,32(2):69-70.

[2] DAVIS A M,HULL S C,GRADY C,et al. The invisible hand in clinical research:the study coordinator's critical role in human subjects protection[J]. J Law med Ethics,2002,30(3):411-419.

[3] POSTON R D,BUESCHER C R. The essential role of the clinical research nurse(CRN)[J]. Urol Nurs,2010,30(1):55-63.

[4] 刘璐,周吉银.临床试验中临床研究协调员的来源、职责、问题及对策[J].国际药学研究杂志,2018,45(7):512-516.

[5] 卜擎燕,熊宁宁,邹建东.临床试验的重要角色:临床研究协调员[J].中国临床药理学与治疗学,2006,11(10):1190-1193.

[6] 广东省药学会.药物临床试验 CRC 管理·广东共识(2020 年版)[J].今日药学,2020,30(12):799-801.

[7] 王欣,汪芳.日本临床研究协调员行业发展透视和经验借鉴[J].中国药房,2016,27(18):2587-2589.

[8] 胡霭玲.药物临床试验监查质量管理研究[D].广州:暨南大学,2014.

第十章

药物临床试验质量管理

第一节　药物临床试验质量管理的法规要求及有关规定

药物临床试验是评价药物安全性、有效性及质量的重要科研活动,临床试验数据和结果是药物研发成果和批准上市的主要依据。因此,药物临床试验是药物研发的关键环节,药物临床试验的质量直接影响上市药品的质量,与公众的生命健康和用药安全息息相关。因此,以药品注册为目的开展的药物临床试验应对其过程进行规范化、科学化管理,应对结果进行真实性、可靠性评估,包括其试验过程及研究质量体系。国内外均颁布了药物临床试验质量管理的法律法规及相关技术指导原则等监管文件,这些文件指导药物临床试验的规范实施,药品监督管理部门依照相关法规规定对药物临床试验开展监督检查,以保证药物研发质量。

一、我国涉及药物临床试验质量管理的主要法律法规及指导原则

药物临床试验遵循的相关法律法规及指导原则主要有《中华人民共和国药品管理法》《药品注册管理办法》《药物临床试验质量管理规范》《药物临床试验机构管理规定》《药物Ⅰ期临床试验管理指导原则(试行)》《药物临床试验伦理审查工作指导原则》《涉及人的生物医学研究伦理审查办法》等。

(一)《中华人民共和国药品管理法》

《中华人民共和国药品管理法》(以下简称《药品管理法》)于1984年9月20日第六届全国人民代表大会常务委员会第七次会议通过,自1985年7月1日起施行;现行版本于2019年8月26日十三届全国人大常委会第十二次会议表决通过,自2019年12月1日起施行。

新修订的《药品管理法》全面贯彻落实党中央有关药品安全"四个最严"的要求,明确了保护和促进公众健康的药品管理工作使命,确立了以人民健康为中心,坚持风险管理、全程管控、社会共治的基本原则,要求建立科学、严格的监督管理制度,全面提升药品质

量,保障药品的安全、有效、可及。

(二)《药品注册管理办法》

现行的《药品注册管理办法》(局令第 27 号)已于 2020 年 1 月 15 日经国家市场监督管理总局 2020 年第 1 次局务会议审议通过,自 2020 年 7 月 1 日起施行。《药品注册管理办法》是我国药品研发和注册管理的重要操作性规章,本次《药品注册管理办法》的修订贯彻落实党中央、国务院关于药品审评审批制度改革精神,其实施将会对未来医药创新发展产生重大影响。该办法明确了我国药品注册新型管理制度框架与工作职责,对工作内容提出了具体要求,建立了科学、高效的审评审批体系,多措并举全面强化了药品全生命周期的监管。

(三)《药物临床试验质量管理规范》

《药物临床试验质量管理规范》(GCP)是根据《药品管理法》和《药品注册管理办法》,参照国际公认原则制定的。药物临床试验质量管理的内涵就是必须严格遵循《药物临床试验质量管理规范》等相关法律法规及原则的有关规定。为深化药品审评审批制度改革,鼓励创新,进一步推动我国药物临床试验规范研究和提升质量,国家药品监督管理局会同国家卫生健康委员会组织修订《药物临床试验质量管理规范》,已于 2020 年 4 月 23 日印发,自 7 月 1 日起施行。我国 2017 年成为 ICH 的正式成员,其 E6(GCP)是 ICH 成员国药物临床试验的统一标准。

(四)《药物临床试验机构管理规定》

根据新修订的《药品管理法》的规定,药物临床试验机构由资质认定改为备案管理。国家药品监督管理局会同国家卫生健康委员会制定了《药物临床试验机构管理规定》,自 2019 年 12 月 1 日起施行。

(五)《药物临床试验伦理审查工作指导原则》

为了加强对伦理委员会药物临床试验伦理审查工作的指导,规范伦理委员会的药物临床试验伦理审查工作,切实保护受试者权益和安全,国家食品药品监督管理局组织制定了《药物临床试验伦理审查工作指导原则》,于 2010 年 11 月 2 日发布并执行。

(六)《涉及人的生物医学研究伦理审查办法》

《涉及人的生物医学研究伦理审查办法》是为了保护人的生命和健康,维护人的尊严,尊重和保护受试者的合法权益,规范涉及人的生物医学研究伦理审查工作而制定的。由国家卫生和计划生育委员会于 2016 年 10 月 12 日发布,自 2016 年 12 月 1 日起施行。

(七)《药物 I 期临床试验管理指导原则(试行)》

为加强药物 I 期临床试验的管理,有效地保障受试者权益与安全,提高 I 期临床试验的研究质量与管理水平,国家食品药品监督管理局于 2011 年 12 月 2 日发布《药物 I 期临床试验管理指导原则(试行)》,于发布之日施行。人体生物利用度或生物等效性试验应参照本指导原则。国家食品药品监督管理局同时还发布了《药物临床试验生物样本分析实验室管理指南(试行)》。

二、药物临床试验质量管理法律法规要求

《药品管理法》和《药品注册管理办法》规定药物临床试验必须遵守《药物临床试验质量管理规范》。以上介绍的相关法律法规以及相关政策均要围绕药品质量和安全这个原则来制定,药品质量是底线。而药物临床试验的质量直接影响临床试验数据和结果,最终影响药品质量的评价。药物临床试验质量管理贯穿临床试验全过程,涉及参与临床试验的各方。

(一) 药物临床试验质量管理应遵循的基本原则

1. 保护受试者权益、安全和健康是药物临床试验的基本前提。

2. 保证临床试验数据真实、完整、准确、可靠与合规是药物临床试验质量的核心要素。

3. 严格遵守《药品管理法》《药品注册管理办法》《药物临床试验质量管理规范》(GCP)等相关法律法规及原则。

4. 严格执行试验方案和相关制度/标准操作规程(SOP)。

5. 落实临床试验各方职责,各方均应建立可靠、稳定和行之有效的质量管理体系。

(二) 药物临床试验相关方的质量管理职责

药物临床试验是需要申办者、研究者、临床研究机构、伦理委员会、统计单位、数据管理单位、合同研究组织(CRO)及政府药品监督管理部门等多方共同参与和配合才可以完成的系统性的科研活动。临床试验各方应建立相应的质量保证体系,以保证临床试验遵守相关法律法规和临床试验方案。各方在临床试验过程中承担相应的质量管理职责。

1. 申办者承担的质量管理职责 申办者是临床试验数据质量和可靠性的最终责任人,应将保护受试者权益、保障其安全及试验结果真实可靠作为临床试验的基本出发点。申办者应建立药物临床试验质量管理体系,涵盖临床试验的整个过程,包括临床试验的设计、实施、记录、评估、结果报告和文件归档。质量管理包括有效的试验方案设计、收集数据的方法及流程、对于临床试验中的重要问题作出决策的信息采集。申办者应承担对临床试验所有相关问题的管理职责,根据试验需要可建立临床试验项目的研究和管理团队,以指导、监督临床试验的实施。

2. 研究者承担的质量管理职责 研究者是临床试验项目的实施者,属直接责任人。研究者在临床试验期间应充分了解临床试验方案及试验用药品,明确各自在试验中的分工和职责,并确保临床试验数据的真实性、完整性和准确性,为受试者提供医疗服务。主要研究者应当监督药物临床试验的实施及各研究人员履行其工作职责的情况,并采取措施实施药物临床试验质量管理,确保数据可靠、准确。

3. 伦理委员会承担的质量管理职责 伦理委员会负责审查药物临床试验方案的科学性和伦理合理性,审核和监督药物临床试验研究者的资质,监督药物临床试验开展情况,保证伦理审查过程独立、客观、公正,保障受试者权益和安全。伦理委员会应在相关管理部门备案,并按照《药物临床试验伦理审查工作指导原则》《涉及人的生物医学研究伦理审查办法》的要求开展相关工作。

4. 药物临床试验机构组织管理部门承担的质量管理职责 药物临床试验机构设立专门的组织管理部门,统筹药物临床试验的立项管理、试验用药品管理、资料管理、质量管理等相关工作,持续提高药物临床试验的质量。

5. 合同研究组织(CRO)承担的质量管理职责 申办者可以将其临床试验的部分或全部工作和任务委托给 CRO,CRO 承担申办者的质量管理相关职责,应当实施质量保证和质量控制,并接受申办者的监督。

6. 药品监督管理部门承担的质量管理职责 药品监督管理部门负责药物临床试验的审批、监督、检查、审评等工作,对药物临床试验质量负监督管理职责。

三、新政策、新法律法规对药物临床试验质量管理的影响

新修订的《药品管理法》和《药品注册管理办法》《药物临床试验质量管理规范》对药物临床试验管理相关内容进行重大修订,围绕鼓励创新、保证质量、加快效率、风险监管等需求进行改革,对药物临床试验质量管理也将产生深刻影响。

(一) 临床试验机构资格认定实行备案管理

新修订的《药品管理法》和《药品注册管理办法》规定开展药物临床试验,应当在具备相应条件的临床试验机构进行。药物临床试验机构实行备案管理,具体办法由国家药品监督管理部门、国家卫生健康主管部门共同制定。《药物临床试验机构管理规定》制定了药物临床试验机构的备案条件和程序、运行与管理,以及监督和检查要求。对于药物临床试验机构管理由审批制改为备案制,由事前审批改为过程监管,建议自我评估和第三方评估,对临床试验机构既是放宽,又是风险和机遇并存。随着越来越多的机构具备相关资质,将会产生一定的竞争压力,对药物临床试验机构质量管理的要求更高,其自身的质量管理体系必须要求过硬,才可以在备案制政策下崭露头角,获得更多的机会。

(二) 药物临床试验实行默示许可

申请人向药品审评中心首次提交药物临床试验申请的,药品审评中心自受理之日起60 个工作日内决定是否同意开展药物临床试验,符合要求的发给"药物临床试验批准通知书",不符合要求的发给"药物临床试验不予批准通知书",并通过网站通知申请人审批结果;逾期未通知的,视为同意,申请人可以按照提交的方案开展药物临床试验。其中,开展生物等效性试验的,报国家药品监督管理部门备案。试验过程中补充申请同样采用以上默示许可程序。

　　药物临床试验实行默示许可,大大缩短了临床试验的周期,与国际临床试验的审批程序接轨。但这并不是国家药品监督管理部门放任不管,而是侧重过程动态监管、风险控制。《药品管理法》和《药品注册管理办法》增加了报告制度,要求申办者在临床试验过程中评估风险,按照时限提交安全性报告,在必要时可暂停或终止临床试验。这些改变需要申办者和研究者有足够的风险管理和质量管理能力。

(三) 其他临床试验管理政策试行

　　2017 年 10 月 8 日,中共中央办公厅、国务院办公厅印发的《关于深化审评审批制度改革鼓励药品医疗器械创新的意见》提出,鼓励临床试验机构和人员开展临床试验,提倡将临床试验条件和能力评价纳入医疗机构等级评审,将临床试验工作纳入临床研究者晋升体系。为了提高伦理审查效率,在我国境内开展多中心临床试验的,经临床试验组长单位伦理审查后,其他成员单位应认可组长单位的审查结论,不再重复审查。这些政策有利于药物临床试验的持续发展,提高临床试验的质量和效率。部分地区和临床试验机构也在制定相关制度进行探索和试行。从目前我国的医疗机构管理体制和伦理审查能力现状来看,这些政策的彻底落实还需要更多的努力和声音,需要有更灵活的细则来推进。

四、违反药物临床试验相关规定的法律责任

　　药物临床试验必须要遵守已制定的相关法律法规,对于违反规定的,需要承担一定的法律责任。《药品管理法》对违反情况怎样处理进行了规定。药物临床试验机构未遵守《药物临床试验质量管理规范》的,5 年内不得承担药物临床试验;开展生物等效性试验未备案,或发现存在安全性问题或者其他风险,临床试验申办者未及时调整临床试验方案、暂停或者终止临床试验,或者未向国家药品监督管理局报告的,责令限期改正,给予警告;逾期不改正的,处 10 万元以上 50 万元以下的罚款。药品监督管理部门对不符合条件而批准进行药物临床试验的,应当撤销相关许可,对直接负责的主管人员和其他直接责任人员依法给予处分。

　　《关于深化审评审批制度改革鼓励药品医疗器械创新的意见》对于临床试验数据造假行为要求严肃查处。指出临床试验委托协议签署人和临床试验研究者是临床试验数据的第一责任人,须对临床试验数据的可靠性承担法律责任。建立基于风险和审评需要的检查模式,加强对非临床研究、临床试验的现场检查和有因检查,检查结果向社会公开。未通过检查的,相关数据不被接受;存在真实性问题的,应及时立案调查,依法追究相关非临床研究机构和临床试验机构责任人、虚假报告提供责任人、注册申请人及合同研究组织责任人的责任;拒绝、逃避、阻碍检查的,依法从重处罚。注册申请人主动发现问题并及时报告的,可酌情减免处罚。

第二节　药物临床试验的风险管理

伴随药品、医疗器械审评审批制度改革政策相继推出,一些相关法律法规重新修订,仿制药质量和疗效一致性评价工作不断推进,我国药物临床试验研究中心数量和药物临床试验水平在获得快速提升的同时,药物临床试验专业人才紧缺,一些研究机构研究团队经验不足、体系不完善、定位不清晰等问题也随之显现,使药物临床试验的数据质量和受试者权益保护面临挑战。如何识别药物临床试验各个环节中的风险,制定相应风险的预防和管控措施,从而优化药物临床试验质量管理,是目前药物临床试验中值得关注的重要问题。本节将从药物临床试验设计和实施两个层面探索风险管理和防控。

一、药物临床试验设计层面的风险管理

质量源于设计,高水平的设计是高质量的临床试验的基础,是风险防控临床试验质量的重要组成部分,也是试验设计的重要关注点。药物临床试验设计应考虑伦理性、科学性和可操作性。

(一) 试验设计的伦理性风险管理

药物临床试验应当符合世界医学大会《赫尔辛基宣言》原则及相关伦理要求,受试者权益和安全是考虑的首要因素,优先于对科学和社会的获益,应以受试者参加临床试验预计的受益大于风险作为设计的核心考虑因素。评估受益与风险应当有足够的安全性和有效性数据支持其给药途径、给药剂量和持续用药时间。受试者接受的干预方案不应以降低受试者获得正常的临床治疗方案为代价,如方案设计时需要考虑急救药物或基础药物的使用。有些临床试验为了更好地评价药物的疗效需要开展有创检查,需要评估有创检查的必要性,并合理避免有创检查给受试者带来的风险,坚持最小风险原则。试验设计还需要设计试验紧急预案,受试者发生紧急事件时应及时给予处理。

当发生影响受试者安全的重要数据更新时,应及时告知受试者,并可能需要考虑试验方案修订,甚至是终止试验。创新药物的首次人体试验更应关注受试者的风险信号,并谨慎决策。如在法国 BIA 10-2474 Ⅰ期多剂量给药试验过程中,在 1 例受试者出现与药物可能有关的严重不良事件时,研究者未终止试验继续给药,最终导致接受活性药物的 6 名受试者均住院,其中 1 例出现脑死亡的悲剧。

受试者在参加临床试验时还应有充足的知情权和隐私权。研究者除应向受试者充分告知参加临床试验的获益外,还需要告知可能存在的风险或其他可供选择的治疗方案,并采取措施保护受试者的隐私。伦理委员会应充分承担其伦理审查职责,保护受试

者权益。

（二）试验设计的科学性风险管理

药物临床试验应当有充分的科学依据，并进行科学的设计，最终才会产生真实可靠的试验数据。我国已成为临床试验大国，但牵头的国际多中心临床试验数量明显与总量水平不匹配。试验方案设计的科学性是阻碍我国创新药物研发的重要瓶颈。

不科学的试验设计不仅导致试验失败，给申办者带来巨大的经济损失，甚至还可能给受试者带来致命性伤害。如2006年英国的TGN1412首次人体试验，首次剂量筛选8名健康受试者同批进行给药，6名给予试验药物TGN1412，2名给予安慰剂，接受试验药物的6名受试者在24小时均发生严重不良反应，造成多器官功能衰竭。欧洲药品管理局在TGN1412事件后颁布了新的指导原则，建议设置创新药首次人体研究的起始剂量时，除从安全性角度估算NOAEL（以动物毒理学试验的未见明显毒性反应剂量）人类等效剂量外，还需考虑药理学起效剂量，从低于或等于药理学起效剂量水平开始给药。TGN1412试验中，如果在方案设计时考虑了药效因素，按最小预期生物学效应水平估算人类起始剂量，或者使用"哨兵法"给药，即分2批给药，第1批各1名受试者接受TGN1412或安慰剂给药，待确认安全后，第2批剩下5名TGN1412组受试者和1名安慰剂组受试者再给药，这场悲剧也许可以避免。试验设计的科学性风险是可以预防或控制的。药物临床试验设计考虑的因素很多，如受试者的选择、设计方法、对照组的选择、评价指标、给药剂量和方法、样本量等，因此试验设计需要有多学科、多专业的人员参与。试验设计应遵循法规和相关技术指导原则、技术标准，设计人员应进行充分的调研以了解同类药物的最新研究进展。此外，国家药品监督管理局于2018年10月公布了《药物研发与技术审评沟通交流管理办法》，申请人可就关键技术问题与国家药品监督管理局药品审评中心进行沟通交流（如面对面会议、视频会议、电话会议或书面回复多种沟通形式），最终形成的共识可作为研发和评价的重要依据，可降低因科学性问题导致试验失败的风险。

（三）试验设计的可行性风险管理

临床试验的可行性也是试验成功的关键因素之一。如临床试验经费预算、项目团队管理经验、研究中心方案执行统一要求、受试者招募、随访和相关检查开展难度、试验完成时限要求等因素都可能会影响试验设计的可行性风险。设计人员在考虑科学性和伦理性的同时，还得兼顾可行性。

试验设计的可行性风险应提前评估，并采取措施控制，如设计可行的SOP、委托有经验的和足够规模的管理团队进行项目管理、寻找能够协调多中心的主要研究者和牵头单位等方法。

二、药物临床试验实施层面的风险管理

临床试验的规范实施是药物临床试验质量的保障，规范实施需要满足3个依从：依

从国家(国际)法规指南,依从试验方案,依从标准操作规程(SOP)、制度、规范等,任何一个方面的不依从都有可能影响临床试验的质量。但临床试验是一项以人为研究对象的并且由多方合作参与的科研活动,在实施过程中必定需要预防和处理实施层面的风险。

(一)法规不依从风险管理

为了保证药物临床试验的规范性和结果科学、可靠、完整,确保受试者权益和安全,许多国家及国际组织如国际人用药品注册技术协调会(ICH)、世界卫生组织(WHO)、欧洲药品管理局(EMA)、美国食品药品管理局(FDA)、中国国家药品监督管理局(NMPA)和日本厚生省药品和医疗器械机构(PMDA)等都颁布并实施了GCP。此外,国内药物临床试验应遵循的相关法律法规及指导原则在前述中已经详细列出,药物临床试验在实施中存在法规不依从性风险,重大的法规不依从如违背伦理原则、弄虚作假行为需要承担相应的法律责任。

(二)方案不依从风险管理

试验方案是对药物临床试验全过程的规定,研究者应当按照伦理委员会同意的试验方案实施临床试验,未经申办者和伦理委员会同意,研究者不得修改或者偏离试验方案。但在实际操作过程中,方案违背是难以避免的,如违背纳入/排除标准、受试者随访超窗、未按方案进行检查、使用禁止的合并用药等。研究者应提高GCP意识和能力,避免和控制人为疏忽或故意造成的试验方案不依从风险。我们需要甄别项目实施中方案违背对试验数据的影响,做好原始记录,客观评价试验结果。

(三)SOP不依从风险管理

SOP指为保证某项特定操作的一致性而制定的详细的书面要求。与药物临床试验相关的所有关键工作环节都应该制定和应用SOP进行质量保证和质量控制,依从SOP是依从法规和依从方案的重要基础和保障,可降低后两者不依从的风险。而在具体实施过程中,不依从SOP的现象经常出现,导致试验数据不可靠。因此,药物临床试验质量体系评估时应重视对SOP依从性的评估,降低可控风险。

(四)突发事件风险管理

临床试验突发事件是指在临床试验过程中突然发生的,与医疗情况无关的,造成或可能造成受试者身体损伤的医疗或非医疗情况。这些情况是非预测的、非常规发生的严重医疗或非医疗事件。对于突发事件风险,实施中要提前做好计划应对,一旦突发事件发生,要以受试者的利益为首位,立即组织人力和物力对受试者进行积极救治。在救治过程中,要对突发事件进行初步调查,对试验药物所涉及的不良反应进行相关性分析,必要时紧急揭盲。要尽全力减少受试者可能引起的损伤,保护受试者的生命安全。

第三节 药物临床试验质量管理体系建设

欲有效开展药物临床试验质量管理活动,必须设计、建立、实施和保持质量管理体系。

质量管理体系应当覆盖临床试验全过程,以确保受试者权益得到保护、试验数据和结果的可靠性,以及临床试验遵守相关法律法规。一个良好的医疗机构的质量管理体系包括清晰的组织管理构架、满足开展临床试验的场所和设备、制定完善的质量管理体系文件、开展质量管理活动,并需要进行不断的培训、体系评估和持续改进。

一、组织管理构架

医疗机构在申报药物临床试验机构阶段就应明确机构的组织管理构架,组建部门和人员,赋予职能,所有部门和人员应依从 GCP、方案、制度和 SOP,保证临床试验质量。医疗机构的组织管理构架一般包括机构办公室、专业、伦理委员会、检查和检验辅助科室。药物临床试验机构应以全院的质量管理体系为出发点,建立机构层面的质量管理体系,还需要指导和督促专业层面的质量管理体系建设。专业层面的质量管理既要服从机构层面的质量管理,又要保持自我专业特色,打造专业的临床试验质量品牌和文化。伦理委员会作为临床试验的独立部门,同样需要对内部设立质量管理,保证职能独立、程序合理、审查科学。

(一) 机构办公室人员组成和要求

药物临床试验机构设机构负责人,下设机构办公室。机构办公室是药物临床试验机构成立的专门负责临床试验的组织管理部门,代表机构统筹整个医疗机构药物临床试验的管理工作和质量保障。机构办公室的日常管理工作是保证临床试验平台的系统运行,包括临床试验机构备案、项目运行、文件管理、药品管理、质量管理、合同和经费管理、信息系统建设和维护等。机构办公室人员岗位和人数可以根据医院临床试验的规模和实际情况进行设置,一般设有机构办公室主任、机构办公室秘书、资料管理员、质量保障人员、药品管理员等。

医疗机构的法定代表授权机构负责人负责药物临床试验主持工作,一般由院领导担任。机构负责人一般具有调动权和支配权,为本机构临床试验平台的长期发展进行决策和提供支持。机构办公室主任全面负责机构办公室的药物临床试验运行工作,包括试验项目管理、合同和经费管理、文件制定和审核等。机构办公室主任可能是专职,也可能是兼职。机构办公室秘书协助机构办公室主任完成日常项目运行管理、文件起草、对外协调等。质量保障人员负责全院的临床试验全程质量保证工作,包括制定计划、现场质量控制、问题反馈和体系整改追踪等环节。机构资料管理员负责试验项目资料和管理文件的管理和维护。机构如配有中心药房应设药品管理员,负责药品的接收、保存、分发、回收、返还或销毁等各个环节。

(二) 伦理委员会人员组成和要求

伦理委员会的职责是保护受试者权益和安全。《涉及人的生物医学研究伦理审查办法》要求伦理委员会的委员应当从生物医学领域和伦理学、法学、社会学等领域的专家和非本机构的社会人士中遴选产生,人数不得少于 7 人,并且应当有不同性别的委员,少数民族地区应当考虑少数民族委员。伦理委员会成员均应当接受伦理审查的培训,能够审查临床试验相关的伦理学和科学等方面的问题。一般设有主任委员、副主任委员、委员、伦理秘书等。

伦理委员会委员需要参加伦理委员会召开的审查会议,接受主任委员分配的审查工作,对临床试验项目进行会议审查和跟踪审查,按照GCP要求给出审查结论。伦理委员会主任委员全面主持伦理委员会的工作,负责伦理委员会的组建、换届、选举、评估、人员更替。伦理委员会秘书需要负责伦理委员会办公室日常接待、伦理资料的初步审核、会议筹备等,向主任委员汇报伦理委员会的运行情况。伦理委员会可以根据需要邀请委员以外的相关专家参与审查,但不能参与投票。

(三)药物临床试验专业人员组成和要求

药物临床试验专业的研究者团队是临床试验的直接实施者,研究团队的人员应具有在临床试验机构的执业资格,具备临床试验所需的专业知识、培训经历和能力。研究团队包括专业负责人、主要研究者、研究医师、研究助理、研究护士、药品管理员等。专业负责人应负责本专业的临床试验研究队伍和设置岗位,满足开展的临床试验规模和治疗领域。一个专业可能有多位主要研究者。主要研究者应当具有高级职称并参加过3个以上的药物临床试验,在临床试验期间有权支配参与临床试验的人员,具有使用临床试验所需的医疗设施的权限,正确、安全地实施临床试验。药物临床试验专业根据开展试验的规模配备足够的专职和/或兼职研究医师,负责整个研究过程的医学判断和临床决策。专业的研究助理协助研究者完成非医学诊治和评估工作,对临床试验的实施和质量控制发挥重要作用。研究助理可以是医院员工,也可以来自第三方SMO。

(四)临床试验相关辅助科室

临床试验需要按照方案要求完成检查/检验,其结果准确性是评估药物疗效和安全性的最重要的依据,要求机构具有与开展药物临床试验相适应的医技科室,要求操作人员应符合上岗资质,特殊要求的项目还需要接受方案和GCP等法规培训。由于临床试验的特殊性,为受试者提供的符合方案的检查或检验是免费的,而且需要接受监查、稽查、检查等溯源工作,与医技科室和信息部门有频繁的工作往来,因此检查、检验、信息等辅助科室的配合和支持很重要。机构应建立临床试验的检查/检验的专门流程和临床试验信息模块,既要满足临床试验的需求,又要保证医院和辅助科室的利益。建议相关辅助科室能够设立1~2名联络员,配合研究团队的工作。

二、试验场所和仪器设备

(一)试验场所

药物临床试验机构和专业应为开展药物临床试验配备有足够面积的工作场所、资料档案室、药品储藏室和准备室、受试者接待室等。Ⅰ期临床试验室还应有受试者观察室、生物样本处理和保存室、医学检查区、活动室等。试验场所的资料、药品、标本等保管区域应有专人管理,严禁其他人员随意进出。管理人员应定期检查试验场所的环境是否符合规定,如资料室应有防火、防潮、防盗、防虫等安全措施,药品储藏室和准备室的温湿度应符合方案和药品保管要求。受试者接待室和医学检查区等应设置在能够保护受试者隐私的区域。

(二) 仪器设备

仪器设备通常包括用于检查、检验的实验室仪器,用于生命体征监测的体温计、血压计、心电图机等,用于抢救的心电监护仪、除颤仪、呼吸机、抢救车等。试验用的仪器设备还包括用于生物标本处理和保存的离心机、冰箱,用于药品保存的药品储藏柜、温湿度监控仪、除湿机,用于资料保管的资料柜等。科学、高效地管理仪器设备是保证受试者安全、获得可靠的有效数据的保障。仪器设备管理员应定期检查仪器设备的状态,并组织相关人员进行仪器设备的校准、保养、维护工作,确保医疗设备处于良好状态,保障使用质量。仪器设备管理员应对设施设备建立档案,保留所有仪器设备购买、安装、使用、校准及维护的相关记录。

三、质量管理体系文件

药物临床试验机构、伦理委员会、专业和辅助科室均应建立质量管理体系文件,以保证临床试验质量及保障受试者安全。

(一) 质量管理体系文件分类

质量管理体系文件包括管理制度、标准操作规程(SOP)、技术规范性文件和应急预案等。

1. 管理制度　各部门均需要建立岗位工作职责。药物临床试验机构和专业需要制定药物临床试验运行管理制度、质量管理制度、合同管理制度、经费管理制度、药品管理制度、资料管理制度、受试者管理制度、设备管理制度等。伦理委员会需要制定伦理委员会工作章程,以及伦理委员会的组成、组建和备案规定等管理制度。

2. 标准操作规程　药物临床试验机构和专业应制定临床试验运行管理流程、试验操作流程。试验运行管理流程相关的 SOP 包括临床试验立项、合同审查签署、中国人类遗传资源申请、结题、资料保存和归档等。试验操作流程相关的 SOP 需要覆盖试验全过程的每个环节,包括受试者招募、知情同意、试验筛选期、辅诊和检验实施、试验期间的相关操作(给药、采样、样本处理等)、急救、受试者随访、受试者管理、项目管理及各种仪器操作等。

专业还需要建立每个质量控制相关的 SOP,包括质量控制,试验方案讨论、启动、培训,不良事件、严重不良事件、紧急医学不良事件转诊和会诊,方案偏离与违背等。

伦理委员会需要建立伦理工作和审查相关的 SOP,包括伦理委员会会议日程安排、会议通知和会议审查的程序、伦理委员会初始审查和跟踪审查的程序、对伦理委员会同意的试验方案的较小修正、采用快速审查并同意的程序、向研究者及时通知审查意见的程序、对伦理审查意见有不同意见的复审程序。

3. 技术规范性文件　技术规范性文件包括临床试验方案设计、知情同意书设计、病例报告表设计、总结报告等。

4. 应急预案　专业应针对药物临床试验中可能出现的医疗不良事件制定相应的应急预案。

5. 其他　临床试验需要使用的表格和目录可以作为管理文件的附件,如临床试验机构根据 SOP 设计立项或结题申请表、立项和结题归档文件目录等。

（二）质量管理体系文件制定要求

应建立质量管理体系文件制定、审核和批准、实施及修订与废止的管理制度并遵照执行。所有管理制度与 SOP 有统一的格式和编码,内容应在遵循临床试验相关法律法规、规范性文件和技术指导原则的基础上,结合具体情况做到合理可行。质量管理体系文件起草后,应对草稿进行审阅和讨论,保证文件简练、易懂、完整和清晰,具有逻辑性和可行性,与已生效的其他文件具有兼容性。审核后确定的文件应规定生效日期,并由负责人签署批准。质量管理体系文件生效后应立即执行,所有工作人员必须接受对相关文件的培训,更新相关文件时需进行有针对性的培训。需要对管理制度和 SOP 进行定期和不定期检查,确定是否需要修订或废止,并将相关信息记录在案。废止的文件需归档保管并有作废标记,以保证现行所用的管理制度与 SOP 为最新版本。

四、质量管理活动

临床试验各方均需要参与到质量管理活动中,质量管理活动包括药物临床试验机构实施质量保证和质量控制、申办者实施监查和稽查、药品监督管理部门实施检查等多种形式。

（一）质量保证

指在临床试验中建立的有计划的系统性措施,以保证临床试验的实施及数据的生成、记录和报告均遵守试验方案和相关法律法规。临床试验机构的质量保证（QA）人员一般设在药物临床试验机构办公室,独立于研究执行团队。QA 人员制订系统质量管理年度计划和项目计划并予以实施,详细记录审查的内容、发现的问题、采取的措施等,跟踪不符合内容的整改,对专业年度质量评审提出改进建议,不断完善专业的质量体系。

（二）质量控制

指在临床试验质量保证体系中,为确证临床试验的所有相关活动是否符合质量要求而实施的技术和活动。研究团队可设质量控制（QC）人员,负责对试验项目实行全覆盖、全过程的质量控制。QC 人员须通过对在研项目的受试者原始病历的质量控制,检查研究者是否严格执行试验方案,做好相关质量控制记录;对完成的研究病历和系统原始记录进行检查,确认记录是否完整、规范、真实,病例报告表(case report form,CRF)填写是否正确;对发现的问题及时与研究者沟通,提出改正方案和措施,督促研究者整改;发现重大问题及时向主要研究者和 QA 人员报告,跟踪质量检查发现问题的改进情况。

(三) 监查

指申办者应派遣合格的临床监查员监督临床试验的进展,并保证临床试验按照试验方案、标准操作规程和相关法律法规的要求实施、记录和报告的行动。临床监查员应制订监查计划,实施监查活动并完成监查报告。临床监查员应向申办者和研究者反馈监查发现的问题,并追踪问题整改,或给予建议。监查可基于试验风险选择现场监查和中心化监查。中心化监查是及时地对正在实施的临床试验进行远程评估,以及汇总不同的临床试验机构采集的数据进行远程评估。中心化监查的过程有助于提高临床试验的监查效果,是对现场监查的补充。

(四) 稽查

申办者为评估临床试验的实施和对法律法规的依从性,可以在常规监查之外开展稽查。稽查员应是独立于临床试验以外的人员,并且不能由临床监查员兼任。稽查员应对临床试验的相关活动和文件进行系统的、独立的检查,在稽查前应拟定稽查计划,包括稽查目的、时间、内容等。稽查时应与研究者有充分的沟通,以了解临床试验的真实发生过程。稽查后应向申办者提供稽查报告。

(五) 检查

药品监督管理部门对临床试验的有关文件、设施、记录和其他方面进行审核检查,检查可以在试验现场、申办者或者合同研究组织所在地,以及药品监督管理部门认为必要的其他场所进行。药品监督管理部门制定检查程序,组织检查员对临床试验文件进行检查,将发现的问题反馈给被检查单位,并形成检查报告。检查报告是药品注册审评的重要文件依据。

五、培训

参加临床试验相关人员,应当具有能够承担临床试验工作相应的教育、培训和经验。药物临床试验机构和研究者应该认识到培训和实施质量管理活动同样重要,培训是防患于未然,提前降低错误风险,应将培训作为机构日常必不可少的工作和考核内容之一,培训的内容应全面且形式应多样化。培训的内容应该包括法规、指南、指导原则、试验技术、医院管理文件、试验方案及新更新的文件等。

六、体系评估和持续改进

　　建立的药物临床试验机构管理体系需要定期从宏观和微观 2 个维度进行评估。机构预先制定体系评价指标,如质量指标和效率指标,机构办公室、伦理委员会、专业等各个部门通过对数据进行收集、整理、分析和总结,重点提出体系存在的问题和原因,给出拟解决的办法和实施办法的可行性,决定下一步的行动计划。体系评估建议每半年 1 次,至少每年 1 次。体系评估的问题需要及时反馈给研究人员改正,并按照拟采用的办法执行。

(阳国平　陈　尧　项玉霞)

参 考 文 献

[1] 全国人民代表大会常务委员会.中华人民共和国药品管理法[EB/OL].[2020-03-25].https://www.nmpa.gov.cn/xxgk/fgwj/flxzhfg/20190827083801685.html.

[2] 国家市场监督管理总局.药品注册管理办法[EB/OL].[2020-03-25].https://www.nmpa.gov.cn/xxgk/fgwj/bmgzh/20200330180501220.html.

[3] 国家药品监督管理局,国家卫生健康委员会.国家药监局 国家卫生健康委关于发布药物临床试验质量管理规范的公告.[2020-04-23].http://www.gov.cn/zhengce/zhengceku/2020-04/28/content_5507145.htm.

[4] 国家药品监督管理局,国家卫生健康委员会.国家药监局　国家卫生健康委关于发布药物临床试验机构管理规定的公告[EB/OL].[2020-12-01].https://www.cfdi.org.cn/resource/news/11944.html.

[5] 中华人民共和国国家卫生和计划生育委员会令.涉及人的生物医学研究伦理审查办法[EB/OL].(2016-10-12)[2021-12-01].http://www.gov.cn/gongbao/content/2017/content_5227817.htm.

[6] 国家药品监督管理局.关于印发药物 I 期临床试验管理指导原则(试行)的通知[EB/OL].(2011-12-02)[2020-06-09].https://www.nmpa.gov.cn/xxgk/fgwj/gzwj/gzwjyp/20111202113101617.html.

[7] 中共中央办公厅,国务院办公厅.中共中央办公厅国务院办公厅印发《关于深化审评审批制度改革鼓励药品医疗器械创新的意见》[EB/OL].(2017-10-08)[2020-03-25].http://www.gov.cn/zhengce/2017-10/08/content_5230105.htm.

[8] KAUR R,SIDHU P,SINGH S. What failed BIA 10-2474 phase I clinical trial? Global speculations and recommendations for future phase I trials[J]. J pharmacol pharmacother,2016,7(3):120-126.

[9] STEBBINGS R,POOLE S,THORPE R. Safety of biologics, lessons learnt from TGN1412[J]. Current opinion in biotechnology,2009,20(6):673-677.

[10] 陈霞.BIA 10-2474 药物临床研究中 5 例健康受试者神经系统损害及死亡事件的启示[J].协和医学杂志,2018,9(03):256-260.

[11] WANG Y,ZHANG D,DU G,et al. Remdesivir in adults with severe COVID-19:a randomised, double-blind, placebo-controlled, multicentre trial[J].Lancet,2020,395(10236):1569-1578.

[12] 夏侠,李媛媛,王坤,等.药物临床试验风险评估体系建立的初步探讨[J].中国临床药理学杂志, 2016,32(8):753-755.

[13] 杜艾桦.药物临床试验适应性设计的科学性与伦理性问题[J].药物流行病学杂志,2017,26(12): 837-840.

[14] 项玉霞,黄志军,刘畅,等.中国特色药物临床试验机构质量管理体系建设[J].中国临床药理学杂志,2017,33(11):1039-1041.

第十一章

药物临床试验物资管理

第一节　药物临床试验物资的范围与分类

一项科学、规范的药物临床试验的开展,除需具有经过良好培训的研究者、充足的试验经费,具备相当审核水准的伦理委员会及科学严谨的试验方案外,还需具备完成试验所需的物资。目前我国药物临床试验机构绝大部分设立在三级甲等医疗机构中,其本身从临床规模、诊疗科目、医疗设备等方面都应该可以满足药物临床试验的基本要求。但由于药物临床试验与常规的诊疗行为存在很大的不同,不仅由于试验过程本身的前瞻性往往存在不可预见的风险,而且试验数据的严谨性又决定了试验开展中对各个环节的要求要高于常规医疗实践。因此,在药物临床试验实施过程中应有其特殊的物资支持以保证临床试验的顺利实施。

药物临床试验物资主要包括试验用药品及试验过程中的相关文档资料,除此之外,还有相关的设施设备、医疗用品与试验过程中产生的医疗垃圾等。

对于药物临床试验物资的分类管理,可以依据其本身的性质特点分为试验用药品、文档资料、设施设备、医疗用品和医疗垃圾,也可以根据在临床试验中分属的部门用途分为机构办公室、I期临床试验研究室、试验专业临床科室及辅助科室需求,还可以依据临床试验开展的过程分为试验前准备阶段、试验启动阶段、试验进行阶段及试验结束阶段所需。

药物临床试验是一项综合性管理要求很高的活动,厘清临床试验开展过程中所需的物资范围及种类对于临床试验科学、规范、高效地开展很有必要。

药物临床试验开展的全过程涉及各类物资的使用,为避免重复,本章将按相关物资本身的性质特点分为试验用药品、文档资料、相关设备及其他物资管理 3 个主要部分进行阐述。

第二节　药物临床试验的试验用药品管理

试验用药品管理是药物临床试验质量管理的重中之重,是整个临床试验质量的源头,相关的管理是否规范不但会直接影响临床试验的质量和最终结果,而且由于试验用药品的特殊性,其质量问题将对受试者的生命健康和安全带来严重影响甚至伤害,掌握好试验用药品管理的范畴、要求、职责、流程是开展药物临床试验工作的每个机构需要严肃对待的一环。

一、概念

开展试验用药品管理,首先应当明确试验用药品的概念。我国国家药品监督管理局在 2020 年的《药物临床试验质量管理规范》第二章术语及其定义中明确指出,试验用药品(investigational product)指用于临床试验的试验药物、对照药品;对照药物(comparator product)是指临床试验中用于与试验药物参比对照的其他研究药物、已上市药品或者安慰剂。国际药物临床试验质量管理规范(ICH GCP,指国际人用药品注册技术协调会颁布的 GCP)中,对试验用药品的定义为一种在临床试验中供试验用或作为对照药物的含有活性成分的药物制剂或安慰剂,包括采用不同于批准用法或制备方式(配方或包装)的上市药品,或用于未批准适应证的药品,或为了获取关于已批准用法的更多信息的上市药品[A pharmaceutical form of an active ingredient or placebo being tested or used as a reference in a clinical trial, including a product with a marketing authorization when used or assembled (formulated or packaged) in a way different from the approved form, or when used for an unapproved indication, or when used to gain further information about an approved use.]。

除试验药物、对照药物和安慰剂的名称外,目前我国还使用一些其他名称来表示试验药物和对照药物,如在《中华人民共和国药典》(2020 年版)四部通则 9011"药物制剂人体生物利用度和生物等效性试验指导原则" 中还常用受试药品和参比药品这 2 个名称。2016 年 3 月国家食品药品监督管理总局发布《普通口服固体制剂参比制剂选择和确定指导原则》等 3 个技术指导原则,其中《以药动学参数为终点评价指标的化学药物仿制药人体生物等效性研究技术指导原则》使用受试制剂和参比制剂这 2 个名称,其概念基本一致,同样属于试验用药品管理的范畴。

我国 GCP 管理的国际化进程正在加速,从上述定义的修订和逐步规范可见一斑。对于新开展药物临床试验的机构而言,应特别明确对照药物同样属于试验用药品管理的范畴,进行科学规范的管理。

二、相关方职责

（一）申办者的职责

申办者是负责临床试验发起、管理和提供临床试验经费的个人、组织或机构。申办者负责准备和提供临床试验用药品，并应对临床试验用药品的质量负责。在临床试验用药品管理过程中，申办者的职责包括：

1. 保证临床试验用药品有足够的临床前研究和/或临床研究的安全性和有效性数据，说明可用于所开展的临床试验。

2. 保证试验用药品的制备过程符合《药品生产质量管理规范》，并提供经检验合格的药物至临床试验机构，并保证试验用药品在整个试验开展期间的质量和稳定性。

3. 按照试验方案的要求对试验用药品进行适当的包装。试验用药品的包装应能防止药物在运输和储存期间受到污染和发生不可接受的变质。申办者应向研究者提供具有易于识别、正确编号并贴有特殊标签的试验药物、标准品、对照药物或安慰剂。试验用药品的包装和标签还应当符合盲法、随机等试验设计的要求及相关法规的要求。

4. 负责向临床试验机构提供试验用药品，并向临床试验机构/研究者提供能保证药物安全接收、使用、储存、分发、使用、回收、销毁等操作的书面程序。

5. 应提供试验用药品的研究者手册，其内容应包括试验药物的化学、药学、毒理学和临床（包括以前的和正在进行的试验）安全性和有效性资料及数据，为临床试验方案的设计提供依据。申办者应提供试验药物的稳定性数据，为试验药物的储存条件提供依据。

6. 建立试验用药品在生产、检验、包装、标签、储存、放行、运输、销毁等环节的管理制度和记录系统，确保与试验用药品相关的记录得到适当的保存。

7. 建立质量保证体系，对临床试验用药品管理全过程负责，确保临床试验有效和质量，保障受试者权益、安全和健康。

（二）药物临床试验机构及研究者的职责

试验用药品在提供给临床试验机构后，试验用药品的储存、分发、使用、回收等管理是研究机构的职责。具体包括：

1. 药物临床试验机构应有足够的空间、适当的条件并授权具有 GCP 资质的人员负责临床试验用药品管理。

2. 研究机构/研究者应按照临床试验方案的要求、申办者的说明和研究机构的管理制度接收、储存、使用、发放、回收、退回及留样药物，保证试验用药品在适当的条件下储存，并对储存场所或设施（冰箱）做好监控和记录。

3. 研究机构/研究者应严格按照经伦理委员会批准的临床试验方案要求保证所有试验用药品仅用于该临床试验的受试者，其用法和剂量应符合临床试验方案的要求。保留每位受试者在试验期间使用的药物数量记录(包括日期、数量、批号、有效期、分配编号/药物编号、发放人/核对人签名等);保证不将试验药物提供给任何非参与本研究的受试者之外的其他人员。

4. 研究机构/研究者应认真清点试验用药品,保证最终试验使用的数量和剩余数量的总和应与申办者提供的药物总数保持一致,保证试验用药"账物相符、物料平衡";对不一致的情况要及时查找、分析和记录原因。

5. 研究机构指派的药师或其他合格人员负责试验用药品的接收、分发、保管、回收及退回,保存相关记录,并保存受试者的使用记录。

6. 研究者应了解并熟悉试验药物的性质、作用、疗效及安全性(包括该药物临床前研究的有关资料),同时也应掌握临床试验过程中发现的所有与该药物有关的信息;能妥善处理试验期间发生的不良事件。

(三)合同研究组织的职责

合同研究组织(contract research organization,CRO)是一种学术性或商业性的科学机构。申办者可委托其执行临床试验中的某些工作和任务,此种委托必须作出书面规定。

CRO是连接申办者与药物临床试验机构的桥梁和纽带,在药物管理过程中承担非常重要的作用。CRO可根据申办者的委托,承担临床试验用药品管理的部分责任和义务,如CRO可委派临床监查员监查临床试验机构对临床试验用药品的接收、储存、分发、使用、转运、回收、销毁等环节是否按照试验方案的要求进行,并做好相应的记录。但申办者不能将临床试验用药品的质量责任转移给CRO。

CRO在承担临床试验用药品管理的相关责任和职能时,应当建立质量保证体系和质量控制体系,确保能真正履行申办者的责任和职能。

(四)临床监查员(CRA)和临床研究协调员(CRC)的职责

临床监查员(clinical research associate,CRA)是申办者与研究者之间的主要联系人。申办者/CRO应任命合格的,并为研究者所接受的临床监查员。临床监查员对临床试验机构的临床试验用药品管理过程负有监查责任,其职责主要体现在:

1. 临床试验机构已将试验用药品按照试验方案的要求进行储存,试验用药品的数量能满足整个试验的需要。

2. 确认试验用药品仅按试验方案规定的剂量提供给入组的受试者,试验期间受试者能按照试验方案的要求服用试验用药品。

3. 确认研究者已告知受试者如何正确使用、储存和回收试验用药品;确认药品管理人员是严格按照试验方案的要求发放、使用和回收试验用药品。

4. 确认未用完的试验用药品(包括外包装)的退还和销毁符合申办者、研究机构和相关法律法规的要求,退还和销毁都有详细的记录。

5. 确认过期失效的临床试验用药品未用于受试者,及时回收和退回,并按要求处理。

临床研究协调员(clinical research coordinator,CRC)是指经主要研究者授权在临床试验中协助研究者进行非医学性判断的相关事务性工作的临床试验参与者、协调者。CRC虽然只能从事非医学类的工作,但在临床试验用药品管理中的作用也是不可取代的,其具体职责包括:

1. CRC经主要研究者(PI)授权后,协助药品管理员对试验药物进行管理,如协助领取、发放和回收试验用药品。

2. 协助研究者告知受试者如何正确使用、储存和回收试验用药品,从而提高受试者用药的依从性。

3. 协助研究者收集受试者用药后的不良事件和合并用药,并及时将信息告知研究者,以保障受试者权益和安全。

4. 协助研究者指导受试者正确填写受试者日记卡,按时完成访视,减少访视超窗。

三、管理模式及体系

(一) 管理模式

试验用药品在临床试验机构的管理模式根据各机构的自身特点及承担试验项目的规模、目的和具体情况有所不同。总体来说,目前分为中心化药房+专业管理模式、完全中心化药房管理模式、专业科室药品管理模式3种形式。

我国的医疗机构开展药物临床试验的规模存在明显的差异,不是所有机构都能做到完全中心化药房管理模式,目前多数机构认可中心化药房+专业管理模式,较为符合规范。由国家药品监督管理局会同国家卫生健康委员会制定的《药物临床试验机构管理规定》于2019年12月生效,该管理规定中明确要求机构应具有与药物临床试验相适应的独立的临床试验用药房,对药物临床试验的药品管理提出更高的要求,目前存在的第三种模式存在各种隐患,应当整改规范。

(二) 管理体系

试验用药品管理体系建设包括管理人员的资质及培训,符合要求的储存空间、药物储存设施、相关管理制度、岗位职责和标准操作规程及相关的完善记录。

1. 管理人员　试验用药品管理人员包括机构药品管理人员与各专业病房药品管理人员。

机构药品管理人员应具备药品管理的相关资格,参加过GCP培训和试验用药品的相关培训,多由机构指派的药师承担,其职责主要是负责与申办者交接试验用药品及相关药品使用器具,包括接收、保管、退回或销毁试验用药品。

各专业病房药品管理人员多由PI指派并授权,可由符合资格的药师或药管护士担任,同样需接受GCP培训,并接受具体试验项目药品配制、使用方法和注意事项的专项培训,了解药品的相关性质和特点,了解使用药品的辅助器具的用法,熟悉药品给药剂量的计算方法,熟悉药品配制和使用过程中的各项记录表格,并认真记录药品使用过程中的全部内容。

相关试验用药品管理人员应定期检查药品储存情况,发现问题及时报告和依据流程处理,并接受各级的相关检查和稽查。

2. 药品储存条件 药品储存条件应该满足相应的法规和方案要求。试验用药品的储存条件应当满足现行版《中华人民共和国药典》凡例中对于药品储藏与保管的基本要求(表11-1)。对于国外药企申办的相关试验,储存条件还需满足 FDA 或欧盟等的相关管理要求。

表 11-1 《中华人民共和国药典》(2020 年版)凡例部分对药品常见储藏条件的规定

保存条件	定义
遮光	指用不透光的容器包装,例如棕色容器或黑色包装材料包裹的无色透明、半透明容器
避光	指避免日光直射
密闭	指将容器密闭,以防尘土及异物进入
密封	指将容器密封,以防止风化、吸潮、挥发或异物进入
熔封或严封	指将容器熔封或用适宜的材料严封,以防止空气与水分的侵入并防止污染
阴凉处	指不超过 20℃
凉暗处	指避光并不超过 20℃
冷处	指 2~10℃
常温	指 10~30℃(除另有规定外,储藏项未规定储存温度的一般系指常温)

自 2016 年 7 月 20 日起施行的《国家食品药品监督管理总局关于修改〈药品经营质量管理规范〉的决定》(国家食品药品监督管理总局令第 28 号)规定,药品储藏的相对湿度范围为 35%~75%,对药品储藏的温度要求应按包装标识的温度要求储存,药品包装上没有标示具体温度的,按《中华人民共和国药典》规定的储存要求进行储存。

中心化药房和各专业病房应有足够的空间和面积,符合相关试验方案的要求。确保药品储存条件符合法规和申办者的要求,应配备相应的设施设备。一般设备应当包括冷藏、保温、加湿、除湿设施,同时有避光、防火、防盗、防虫、防鼠、防水等设施。管理人员还应加强试验用药品有效期和批号管理,特别是有多批号时应分批登记,并建立近效期药品预警管理制度。

在条件允许的情况下,中心化药房应分区管理,包括办公区、服务窗口区、验收区、药物储存区(合格区与不合格区、常温区与阴凉区)、资料存放区、监查区,各功能区域应独立分开,且有明显的标识。具备满足试验用药品温湿度要求的设施和其他防损设施,如常温柜、阴凉柜、恒温箱、除湿机、加湿器等,保证试验用药品不失效过期,有条件的机构应建立 24 小时在线温湿度监控系统和预警报警装置,确保试验用药品的质量符合要求。监控报警系统可通过发送短信的形式将药房温湿度不达标的信息反馈给药品管理员,从而使药品管理员能及时作出相应的处理措施,保障试验用药品在合理的储存环境中。

定期校准和检验相应的设备,对相关设施设备应定期检查设备的完好性,并保存相关证书备查。

建立停电应急预案,配备应急设备(双路电、备用电源、备用冰箱等),确保药品储存期间发生停电时有相应的应急措施,并能及时处理;发生超温、超湿时能及时与申办者沟通协调,确保试验用药品的质量符合要求。

四、管理流程

试验用药品管理的相关制度、岗位职责及标准操作规程主要应包括以下方面:

1. 制度方面 组织架构;相关管理和研究人员职责;培训管理制度;试验病房运行管理制度;试验用药品管理制度;设施设备管理制度;文件管理制度;保密管理制度;质量管理制度;计算机化系统管理制度;温控系统管理制度,见图11-1。

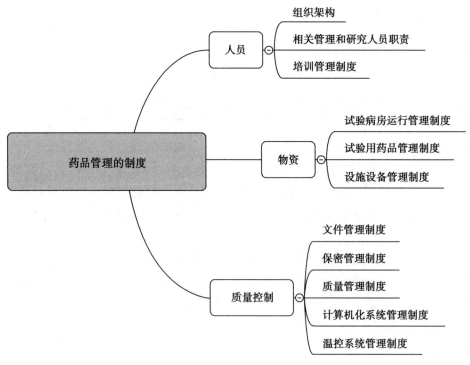

图 11-1 药品管理相关制度

2. SOP 方面 试验用药品接收、发放、回收、退回、销毁和记录 SOP;制定文件管理 SOP;药品拆零使用SOP;抽样 SOP;各种仪器设备使用SOP;温控系统使用SOP;温湿度记录 SOP;冰箱维护保养 SOP;试验用药品近效期、过期药品管理 SOP;不合格药品管理

SOP;盘点管理 SOP;重大灾害事故应急预案;重大差错应急预案;过期药品应急预案;药品受损应急预案;高温处理应急预案;停电应急预案,见图 11-2。

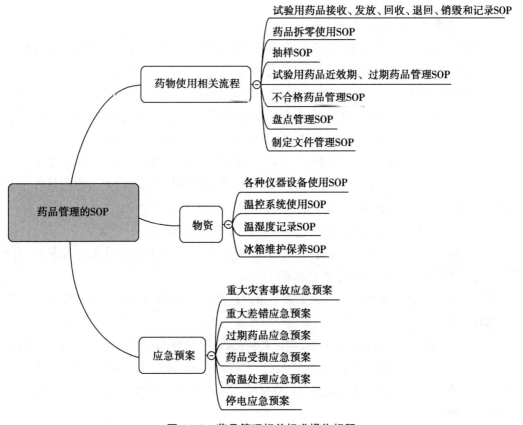

图 11-2 药品管理相关标准操作规程

3. 药品管理记录和要求方面 试验用药品管理记录应贯穿整个试验过程,管理人员需熟悉使用方案的相关内容,与申办者或其代表根据方案要求,提前做好各项记录表单的准备,并参加相应的记录培训。

涉及试验用药品管理的记录主要体现在药品接收、发放、使用、回收等环节的药品去向和具体情况的记录。记录应包括试验项目名称、试验方案编号、试验中心和编号、研究者信息、申办者信息,包括试验用药品名称或代号、规格和剂型、批号、有效期、数量、生产企业、保存条件及药检报告等内容,还应有管理人员各个环节、各项操作内容的记录、签名及时间、日期。

药品管理养护期间,药品管理人员还应当记录各种养护条件的内容,如温湿度内容监控记录。定期检查药品破损、变质和过期等情况,并做好相关记录,如有发生应及时向申办者和研究者报告有关情况。

各项记录应妥善保管备查,修改方式应符合 GCP 的相关要求,保存地点、期限应按试验方案的相关规定确定。

五、试验用药品管理主要环节的标准操作规程

（一）试验用药品的接收

1. 确定立项后，申办者与中心药房沟通确认药品保存条件并运送试验用药品由药品管理员接收；对药品管理有特殊要求的，应提前对管理员培训。

2. 接收试验用药品时，药房管理员检查申办者所提供的试验用药品的包装与标签是否完整清晰、是否标明为临床试验专用，保留快递单的一联或复印件备查。收到药品后应及时按照药品说明书规定的条件进行贮藏，并详细确认和记录以下内容：

（1）运货单和试验用药品基本信息：运货单须有发货方签名。试验用药品在符合 GMP 的条件下生产的有关证明文件、稳定性报告、药物质量检验报告，质量检验报告中的药物信息是否与方案描述一致，每个批次的药品均须附"药品检验报告"。

（2）试验用药品的名称、数量（以片、粒、瓶、支等为药品的最小计数单位，下同）、剂型、规格、生产时间、生产批号、有效期、药品编号、生产厂家、运输过程中的条件是否与储存条件相一致（包括冷链运输的温度记录）。

（3）阳性对照药品必须为国内已批准上市的药品，并附上相关的"药品说明书"和"药品检验报告"。

（4）药品编号：双盲药品每盒（瓶）均应有药品编号，接收时要检查药品编号与送货单上的号码是否一致，如果出现不一致，应及时与该项目的临床监查员联系；凡双盲试验用药品、试验药品与阳性对照药品或安慰剂在外形（形状、色泽、质感）、气味、味道、包装、标签和其他特征应相一致。

（5）药品标签：药袋、小盒、大盒均须贴标签，内容为试验编号、××临床试验用药品（标明"临床试验专用"；如果有备用药品，要在外包装注明"临床备用药品"）、药名、药品编码、规格、用法用量、注意事项、储藏条件、有效期、生产批号、生产时间、生产厂家等。

（6）运输过程中的温湿度记录。药品管理员在接收时核对温度计编号与快递单上登记的温度计编号是否一致，再记录关机时的温度，核对无误后要求快递员在快递单上签上姓名、日期，并将运输过程中的温度导出，查看运输过程中的温度是否符合药品的储存要求。如果有超温报警的情况，应将该批药品按原储存条件独立放置，并立即与临床监查员取得联系，待其与申办者沟通后对超温药物做进一步的处理，并将回复文件打印归档。

3. 药品管理员确认申办者提供的"临床试验研究药品供应/接收表"信息无误后签字并记录日期，按最小单位包装验收并登记入库表。

4. 药品管理员如发现药品的状态或数量与药品货运单不符，应及时与申办者联系，将其退回或另行存放，与申办者核实处理。

（二）试验用药品的储存

1. 试验用药品的储存应具备必要的环境和设备（如温度/湿度调控、带锁橱柜、标识

和冰箱等）。应有温、湿度计以监测室内和储藏设备内的储藏条件情况,药品管理员应定期、规范观测并做好相应的记录。试验用药品存储间的基本要求如下：

(1)独立设置,避光、通风。

(2)可调控和检测温度、湿度。

(3)可采取相应的措施防盗、防火、防尘、防潮、防霉、防污染、防虫、防鼠等。

(4)符合安全用电要求的照明。

2. 试验用药品专柜加锁存放。按照现行法规和方案的要求储存试验用药品,特别注意须冷藏或冷冻的试验用药品应存放于专用的冰箱(冰柜)内,需要避光的药品应储存于密闭遮光的柜子内。

3. 试验用药品存放期间按研究方案要求记录温度、湿度,定期清洗药柜湿盒并更换药柜湿盒内的纯水。设置常温库(温度范围为 10~30℃)、阴凉库(不高于20℃)、冷藏库(温度范围为 2~8℃)等符合药物储存要求的保存场所。按研究方案要求进行温度、湿度监测,确保储存条件符合要求。

4. 药品管理员应定期对试验用药品进行盘点,清点品种数目,要求在品种、数量和编码等方面必须一致,如出现任何不一致的事件(如错码、丢失、缺失药品等)应立即向研究者和申办者报告,并做好相应的记录;盘点时还应检查试验用药品的外观质量和有效期,防止出现破损、发霉、失效等情况;对于近效期的药品,应通知申办者提供新的试验用药品。

5. 试验用药品的领用及补充。药品管理者日常清点试验用药品,当发现药品库存不足时,应及时通知项目临床监查员、研究者和申办者,并按要求及时补充药品。

6. 药品管理员发现室内温度/湿度或者冰箱的温度超过药品规定的温度/湿度条件范围时,应及时将相关药品妥善隔离保管,并报告项目临床监查员和研究者,须得到明确的正式文件通知后才能确定该批超温药品能否继续正常使用,并将有关文件归档留存。

7. 试验用药品出现破损、变质、失效等情况,应将药品集中存放,并有明显的标示牌,加锁管理,统一退还申办者。

8. 临床试验项目进行过程中,如果任何试验用药品的规格、有效期等发生改变,药品管理员必须要求项目临床监查员出具正式的变更文件进行有效说明,且变更文件须与该项目资料一起妥善保存。

9. 药品管理员负责保管药房和所有药柜、冰箱的钥匙,确保试验用药品不发生丢失;如有发生试验用药品丢失或失窃的情况,药品管理员应立即报告机构办公室、主要研究者及申办者,并按要求及时补充药品。

10. 药物临床试验专业科室应具备临时储存试验用药品的条件,为住院受试者或遇节假日需临时储存、规范使用药品提供方便。

(三)试验用药品的分发

1. 各专业科室应由受过 GCP 培训的药品管理员(研究医生或护士)或授权的 CRC 负

责规范领用和分发药品,并在项目正式启动前与中心药房药品管理员确认药品发放的特殊要求与流程。

2. 授权研究者开具说明医嘱或门诊处方交给本专业药品管理员或授权的 CRC,相应的人员凭说明医嘱或门诊处方(生物等效性试验根据受试者随机表)到中心药房领用药品,领用双方人员应核对处方和药物编号信息无误后予以发放,在药品发放记录表上签名并注明日期。

3. 发放药品时,双方应检查外观等一般情况。注射剂应观察药品外观有无变化,要注意有无出现混浊、沉淀和变色的现象;口服药品应确认药品有无破损。专业药品管理员或授权的研究者应告知受试者药品的用法用量遵医嘱执行。

4. 需要回收的口服试验用药品应在外包装注明,注射剂应在外包装注明"请留瓶"字样。专业药品管理员或授权的 CRC 领用药品时需清点应归还药品及空包装。

5. 门诊随访受试者的药品发放量依据方案及医嘱执行,住院受试者的每次发放剂量一般不超过 3 天,遇特殊情况可适当延长,期间专业药品管理员应按要求储存药品。如受试者不方便亲自领取,需由受试者指定的人员代领,并注明关系,或者由研究护士/CRC领取。

在生物等效性试验和 I 期临床试验中,因试验周期相对较短,受试者都是集中入组、集中用药、集中采样,为保证试验的质量和提高受试者用药的依从性,研究者在给药前应对受试者进行宣教,告知其使用的药品名称、剂型、剂量、使用方法及用药时的注意事项等。在给药后,研究者需检查受试者的口腔及双手,确保试验用药品已被吞咽服下。受试者服药后的 2~4 小时内应在活动室内留观,临床医师严密观察受试者可能出现的不适等情况。

6. 中心药房药品管理员发放药品时,发现有破损或污染,不予发放,将该药品做好相应的标记并另行保存,及时通知申办者;专业科室临时保存发现以上情况的也不予发放,及时退回中心药房并通知申办者。

(四)试验用药品的使用

1. 试验用药品不得挪作他用,不得在市场上销售。

2. 研究者应确保试验用药品仅用于相应项目中符合纳入/排除条件的受试者,用法用量应严格按研究方案执行。

3. 研究者不得将试验用药品用于或转交给任何非临床试验参与者。

4. 试验用药品在使用过程中,研究者应密切观察,及时处理不良事件。

(五)试验用药品及包装的回收

1. 剩余药品(未使用的试验用药品、破损或污染的试验用药品)和所有空包装(铝箔、药盒、药瓶等)经专业药品管理员或授权的研究者与受试者核对清点,最后统一交还给中心药房药品管理员,中心药房药品管理员确认无误后交接签字。

2. 药品管理员应分项目单独存放剩余药品及空包装,并予以显著的标识。

3. 回收药品时,发现有破损、污染、遗失等特殊情况应记录实际情况,并由直接责任人签字确认(如受试者遗失药盒应由受试者签字确认)。

(六)试验用药品的退回和销毁

1. 临床试验结束后,临床研究机构可申请将试验用药品退回至申办者。

2. 临床试验结束后,药品管理员需对试验用药品的数量进行清点。药品管理员应按照药物编码表回收已使用的药物(包括退出病例未使用完的试验用药品)及给药后药品的空包装(铝箔、药盒、药瓶等),注射器的空瓶应由研究护士直接交给药品管理员。清点无误后进行相关记录。

3. 根据试验前与申办者的协议,剩余药物应被封存,经主要研究者、药品管理员与申办者共同清点所剩的试验用药品的数量;核算所用数量与临床试验实际使用数量是否一致,核对无误后,方可将临床试验用药品退回。退回至申办者时,临床试验机构应提供药物交接单,记录包括项目名称、药物编号、退回药物的名称、数量、规格、批号、生产厂家,以及退回药物的时间、地点,参与人员均需在记录上签字确认。

4. 未使用和/或退回的试验用药品的销毁是临床试验用药品管理的最后一个步骤。试验用药品的销毁可由临床试验机构研究者完成,也可由申办者或其他指定的专业服务公司完成。但无论采取何种销毁方式,都应严格按照预先制定和批准的操作程序进行。

5. 临床试验用药品在被销毁前,应单独存放于专用的隔离封存区。经清点无误后,方可按照批准的销毁操作程序销毁。详细记录项目信息、销毁原因、销毁时间、销毁所涉及的药品批号和/或随机编号、实际销毁数量、销毁人和见证人等信息,以便能追溯销毁药物的信息。销毁记录由申办者保存。

(七)试验用药品的转运

试验用药品的转运使用是指多中心临床试验用药品在临床试验机构中间相互转移的过程,包括研究病历数的调配。转运过程应符合一些必要的前提条件和操作要求。

1. 试验用药品的转运由申办者提出书面申请报告,经机构办公室及 PI 同意,报伦理委员会审查批准,临床监查员与药品管理员协调调配数量。

2. 确定被转运的试验用药品有充足的有效期能被继续使用。

3. 被转运的试验用药品不能进行包装标签的修改或改变,只有完好的试验用药品才可以被转运。

4. 对于随机试验来说,临床研究机构之间的试验用药品转移应当以随机区间为单位作为调配数。

5. 应当根据临床试验用药品的储存条件进行转运,采取必要的保温或冷藏措施,对转运过程进行全程监控并保留转运过程中的温度记录。有特殊存储条件要求的药物,申办者/CRO 应对运输方式进行验证,经验证评估后选择最合适的运输方法。

6. 临床试验用药在临床研究机构之间转运须有完整的记录。

(八)试验用药品的留样

根据 2012 年颁布的《生物利用度和生物等效性试验用药品的处理和保存要求技

术指导原则》中药品留存数量的要求,留存样本的数量应满足进行 5 次按质量标准的全检的要求。对口服固体制剂(如片剂、胶囊),试验制剂和参比制剂应分别提供 300个单位(片/粒),应可满足 5 次全检量的要求;对于临用前配制的制剂(如临用前配制的混合溶液、混悬液等),应保存尚未配制的制剂;吸入制剂应每批留存至少 50 个包装单位(瓶)。

临床试验机构应保存好留样药品,并安排专人负责管理,不得将留样药品转交给任何非临床试验参加者及第三方。按储存条件的要求继续保存至药品通过一致性评价后至少2 年,以便能够对留样样品进行溯源。

六、特殊药品管理、信息化建设与应用

1. 特殊药品管理　当试验用药品涉及特殊药品(如麻醉药品、精神药品、医疗用毒性药品)时,应按特殊药品管理的有关规定要求进行管理。如麻醉药品管理应当按照"五专"管理进行,即专人、专柜加锁、专方、专账和专册等。药品管理人员应根据研究方案和特殊药品管理要求严格执行,并做好日清月结、账物相符。处方医师和药品管理人员均需接受特殊药品管理的相关培训,对受试者使用特殊药品应做好用药宣教,防范药品不良反应或事件的发生,同时做好特殊药品保管工作,防止丢失和被盗事件发生。

2. 药品管理信息化建设与应用　目前一些高水平的临床试验机构均已建立完善的信息化管理系统来管理临床试验各个环节的试验用药品,从药品接收、发放、使用、回收等所有环节的药品去向和具体情况记录均采用电子化管理,并对试验用药品采取条形码管理。在试验过程中的每个环节均可通过条形码管理实现药品核对使用清点和盘点实时查验,确保过程准确无误,各个环节的交接和记录均能打印、查询和归档;同时对各种试验用药品的批号、有效期均能实时监控和警示提醒,避免药品过期失效,有效提升试验用药品管理的效率和准确性,减少差错发生。各项记录应妥善保管备查,修改方式应符合 GCP 的相关要求,保存地点、期限应按试验方案的相关规定确定。

七、试验用药品管理的常见问题

试验用药品管理的较为严重的问题是将试验用药品销售或交给非受试者使用等,但随着研究者对 GCP 的认识逐步加深,此类现象较为少见。常见问题主要有以下情况:

1. 药品的接收、保管、发放、回收过程中为同一人经手,缺乏他人核对,数量、批号出现问题无法回溯问题发生的环节。

2. 药品的接收、保管、发放、回收过程中,尤其是发放和回收过程中,未记录到药品的

最小包装,导致药品的数量不符。

3. 药品的接收过程中,未认真核对,导致接收与实际使用药品不符。

4. 药品的发放过程中,未严格依照随机化方案顺序给药,错误发放药品。

5. 药品的发放过程中,未对受试者进行规范告知,导致受试者用药过程中出现错误。

6. 药品的保管过程中,近效期未及时处理,超温、超湿未及时明确是否影响使用,导致受试者服用了不合格的药品。

7. 药品的使用过程中,对配制、给药有特殊要求的,未明确记录过程,无法溯源。

8. 药品的回收过程中,回收药品有遗失或其他原因无法回收的,未明确及时记录情况。

9. 药品的回收过程中,未对试验用药品明确标识或研究者意识不足,导致回收包装不完整。

第三节　药物临床试验文档资料管理

药物临床试验的文件系统是指一切涉及药物临床试验质量管理的书面标准和实施中的记录结果,是保证药物临床试验过程规范、结果科学可靠、保护受试者权益并保障其安全的基础。因此,将 GCP 原则和法规、质量管理和质量保证的理论与药物临床试验机构的实践相结合,开展药物临床试验的文档管理非常重要,是评估药物临床试验实施情况与数据质量的重要依据。

一、概念、目的及分类

文件管理是指包括文件的制定、审核、批准、分发、执行、归档及变更等一系列过程的管理活动。

药物临床试验的文件是质量保证体系的基本部分,它涉及 GCP 的所有方面。其目的在于明确试验所涉及的全部标准、方法和技术;保证药物临床试验的参与人员知道做什么、何时做;保证试验结果具有准确的、足够的资料作出可靠的判定。

根据文件的功能性质可分为管理性文件、操作性文件、技术性文件、记录性文件和其他文件 5 类。

(一) 管理性文件

管理性文件是药物临床试验机构为更好地行使管理职能,使管理过程标准化和规范化而建立的一系列机构和各专业组的规章制度及人员职责等。管理性文件是建立稳定管理体系的重要保证,内容应与现行 GCP、最新法律法规、技术要求、指导原则和本单位的相关管理制度等一致,同时应做到职责和适用范围明确。

1. 管理制度类文件　为使药物试验机构有效运行,首先应制定制度性文件。规范开展试验所涉及的各项管理活动和重要事项是确保所承担的药物试验任务顺利完成并保证其质量的基础。管理制度类文件至少应包括以下文件：

（1）伦理委员会工作制度。

（2）临床试验运行管理制度。

（3）试验药物管理制度。

（4）试验设备管理制度。

（5）试验人员培训制度。

（6）试验相关文件的制定、修订和管理制度。

（7）试验合同管理制度。

（8）临床试验财务管理制度。

（9）各专业组临床试验管理制度。

（10）电子记录和计算机数据管理制度等。

2. 人员职责类文件　药物临床试验的实施是一项系统性的工作，明确试验相关人员的职责，有利于试验进行时的分工、合作和协调。此类文件内容应体现"管何人、管何事、何人管"。文件的制定主要依据相关人员在药物临床试验中的工作职能，至少应包括：

（1）伦理委员会人员职责。

（2）机构负责人职责。

（3）机构办公室主任职责。

（4）机构办公室秘书职责。

（5）机构办公室质量检查员职责。

（6）专业科室负责人职责。

（7）主要研究者和研究者职责。

（8）试验用药品管理员职责等。

（二）操作性文件

操作性文件是用以指导操作的通用性文件或管理办法，主要包括各类为有效地实施和完成某一临床试验中的每项工作所拟定的标准和详细的书面规程，即标准操作规程或SOP。通过制定并实施一整套符合 GCP 要求的标准操作规程，可使药物临床试验的各项活动实现标准化，以达到保证临床试验质量的目的。SOP 一经审核批准，研究者及相关人员必须严格遵守执行。

需要制定 SOP 的主要环节，原则上应覆盖药物临床试验全过程的所有实践活动。在订立"文件制定、修改和实施的 SOP"后，机构办公室、伦理委员会和专业科室应根据自身的职能对药物临床试验的各个重要操作环节制定相应的 SOP。

1. 保证伦理委员会开展伦理审查活动的 SOP　主要应包括伦理委员会成员的遴选和任期、试验项目申请的接收、审查会议的召集、审查程序与审查结论的形式和送达等。

2. 保证实现机构办公室管理职能的 SOP 主要应包括药物临床试验的备案、资料保存和档案管理、试验药品管理、防范和处理医疗中的受试者损害及突发事件、药物临床试验方案设计、病例报告表制定、受试者知情同意、临床试验数据和原始资料记录、不良事件和严重不良事件处理及报告、临床试验的质量控制、实验室检测及质量控制、病例报告表填写和修改、试验启动会的召集、试验中期协调会议的召集、临床试验总结报告的撰写、临床试验总结会议的召集和试验中心关闭或试验终止等。

3. 保证专业科室实施的药物临床试验质量的 SOP 专业科室应订立具有专业特色的仪器管理和使用、急救预案、特定种类的药物试验方案设计、特殊检查及质量控制、研究者的选择、试验药品的处理(接收、保存、分发和回收)、受试者知情同意、受试者的筛选、受试者的随访、试验资料的记录和审核等 SOP。

(三) 技术性文件

技术性文件是根据相关临床试验指导原则,结合药物临床试验工作的实际情况,为药物临床试验提供技术参考的指导性文件,主要是各种试验文件的设计要求和规范。包括药物临床试验方案设计规范、病例报告表设计规范、知情同意书设计规范、药物临床试验总结报告规范和其他相关试验设计技术要求规范等。

(四) 记录性文件

药物临床试验开展过程中的各项工作和行为,以及由此产生的各种数据资料都要及时而准确地进行记录。记录性文件主要有受试者签署的知情同意书、原始病历、CRF、不良事件记录及报告、监查和稽查记录及报告、试验药品管理和处理记录、试验相关的往来信件等。

(五) 其他文件

主要包括与药物临床试验有关的医院院内通知、任命文件、呈批件、机构年度工作总结、相关人员的 GCP 培训证书和通讯录等。

二、文件的制定、审核、批准、发放、执行、归档及变更

(一) 文件的制定、审核与批准

1. 建立起草文件的组织机构 药物临床试验机构要建立一个由机构主任、机构办公室主任、机构秘书和各专业负责人组成的文件起草领导小组,相关成员应当熟悉 GCP 原则,从本机构的实际出发,确定文件制定的运作程序,挑选合格的文件起草人员。药物临床试验机构的文件起草人一般为办公室主任或秘书,药物临床试验专业所需文件的起草人一般为研究者或仪器的操作者,对工作要有高标准和持续改进的概念,并接受过 GCP 培训,了解 GCP 工作中文件资料的意义和作用。

2. 文件的起草、批准和生效 文件的起草应遵循谁使用、谁起草的原则,尽量保证文件的准确、全面和一贯性,应有统一的格式和基本内容要求。标准操作规程(SOP)的具体内容格式可分为目的、范围、责任者、程序等部分。

涉及机构的文件由办公室主任审核和机构主任批准,涉及某部门的文件由部门相关人员审核和部门负责人批准,以实现文件的及时生效和修订。

制定的文件应满足以下要求:

(1)文件的标题、类型、目的、原则应有清楚的陈述。

(2)文件内容的文字应确切、易懂、简练,不能模棱两可。

(3)条理清楚,易理解,可操作性强。

(4)各类文件应有便于识别其文本、类别的系统编码和日期等。

(5)文件如需记录或填写数据,应留有足够的空间以便填写内容。

文件形成后,所有文件必须有系统编码及修订号。起草人、审核人、批准人应签字,并注明日期方能生效。编码的制定、更新及废除应与相应的文件保持一致,以便识别、控制及追踪,同时可避免使用或发放过时的文件。

(二) 文件的发放与执行

文件批准后,在执行之日前发放至相关部门或人员,并做好记录,发放的应为正式文件或复印件加盖相应的证明章,同时回收旧文件。

文件在执行前应对使用者进行专项培训,可由起草人、审核人、批准人进行培训,保证使用人员知晓文件内容及要求。执行过程中,机构应定期或不定期组织人员对文件执行情况持续改进,务求落实。同时定期向各部门提供现行文件清单,避免使用过时的旧文件。

(三) 文件的变更及归档

文件一旦制定,未经批准不得随意更改。必须更改时应按机构或部门的有关程序执行,应当记录文件更改的原因、发起人、更改内容、审核人、批准人、更改时间、更改后的生效时间及原有文件的废除回收,尤其应注意与其他相关文件的一致性。

以下情况需要及时对文件进行变更:①新的或修订的法律法规、技术标准和指导原则颁布生效;②仪器设备、检查或检验技术更新;③操作有重大变更;④在文件执行过程中发现问题,有修订的需要。

文件的归档包括现行文件和各种结果记录的归档。机构办公室保留一份现行文件或样本,并根据文件变更情况随时更新记录。各种记录完成后,整理分类归档并保留至规定期限。各专业制定并批准的文件,应将副本报机构办公室备案。

三、文件保存及持续改进

药物临床试验的文件除可对试验的执行情况及产生的数据质量进行评估外,更是说明试验药品有效性和安全性的证明性资料,是其是否能获得国家药品监督管理部门批准生产上市的依据之一,必须按相关法规的要求妥善保存。

1. 机构应建立专门的档案室　档案室应具备满足文件保存要求的硬件设施,达到防火、防水、防虫、防霉和防盗的功能。有些文件还应避光、防磁和控温。档案应分类存放在合适的文件柜中,文件柜应加锁。

2. 实行专人、专柜管理　由机构秘书或设置专任的档案管理员管理,制定制度,责任到人。

3. 落实保密制度　药物临床试验的档案资料涉及申办者的商业机密和受试者的隐私,药物临床试验机构必须制定相应的保密制度,明确规定可接触档案的人群、接触方式和用途。

4. 试验文件的保存期限　我国要求用于申请药品注册的临床试验,必备文件应当至少保存至试验药物被批准上市后 5 年;未用于申请药品注册的临床试验,必备文件应当至少保存至临床试验终止后 5 年[《药物临床试验质量管理规范》(2020 年版)]。为使药物临床试验的重要数据不被过早破坏,保存期限建议在法规规定期限的基础上,延长至申办者声明不再需要时,或至整个产品的生存期为止。机构同时应当与申办者就文件保存时间、费用和到期后的处理在合同中予以明确。

5. 文件的查阅　根据临床监查员、稽查员、伦理委员会或药品监督管理部门的要求,研究者和临床试验机构应当配合并提供所需的与试验有关的记录。

在此过程中,应当注意避免信息被非法或未授权查阅、公开、散播、修改、损毁、丢失,特别是通过网络传输数据。查阅或借阅的人员应出示相关身份证件和查阅目的证明,机构应记录存档查阅人员、目的、查阅资料类别和数量及归还记录,以保证临床试验文件的完好和受试者信息的保密性。

6. 文件管理的持续改进　文件管理应对文件内容和形式都持续进行改进,目的是使文件管理程序化、规范化、科学化,使整个试验过程和行为有效、规范。随着信息化的普及,临床试验资料不再仅限于纸张,用于信息保存的介质出现多种形式,无论采取何种方法,应当确保源数据或其真实副本在留存期内保存完整和可读取,并定期测试或检查恢复读取的能力,免于被故意或无意地更改或丢失。管理的形式应逐步实现信息化,实现文件管理的自动化和程序化控制的同时保持其可溯源性,使相关的试验过程及行为高效、科学。

四、临床试验项目的文件管理

药物临床试验项目实施过程中产生的原始记录、文件和数据都属于临床试验源文件(source document),主要属于记录性文件,分为医疗和非医疗行为记录两类。医疗行为的原始记录主要有受试者签署的知情同意书、受试者的筛选入选登记和身份鉴别代码表、病历、各种测定或化验结果等原始资料、不良事件记录及报告、受试者日记卡、试验药品管理和处置记录等。非医疗行为的原始记录主要有实施试验召集的各种会议记录、试验合同、监查或稽查记录等。除常见的纸质记录外,仪器自动记录的数据、缩微胶片、照相底片、磁介质、X 线片都属于此范畴。源数据(source data)指临床试验中的原始记录或者其复印件(核证副本)上记载的所有信息,包括临床发现、观测结果及用于重建和评价临床试验所需要的相关医疗和非医疗行为记录。

（一）药物临床试验项目实施过程中医疗行为的原始记录

研究者应当确保所有临床试验数据是从临床试验的源文件和试验记录中获得的，是准确、完整、可读和及时的，严禁伪造虚假数据。以完整准确地反映受试者在药物临床试验过程中受到医疗处置的时间及处置后的结果，包括用药情况、相关检查结果、症状与体征变化等。

1. 医疗行为的原始记录要求如下：

（1）要保持记录的原始性和真实性，不能用整理后的记录代替原始记录。

（2）尽量避免采用临时纸张来进行记录，因其既不规范又容易丢失。但真正发生这样的情况时，应当作为原始记录保存。

（3）有时对重要的原始文件如影像记录等应当留下副本，研究者必须签字并标注日期，以免原始文件遗失或损坏后不能复原。

（4）原始记录需要修改时，只能对修改处划线后于空白处加上修改内容，不能掩盖原文字，并应标明修改理由、日期且修改者应签名。

（5）以患者为受试者的临床试验，相关的医疗记录应当载入门诊或者住院病历系统。

（6）临床试验机构的信息化系统具备建立临床试验电子病历的条件时，研究者应当首选使用，相应的计算机化系统应当具有完善的权限管理和稽查轨迹，可以追溯至记录的创建者或修改者，保障所采集的源数据可以溯源。

（7）原始记录是填写 CRF 的唯一根据和数据源。

2. 常见的医疗行为的原始记录要求

（1）病历：受试者病历是最重要的医疗行为的原始记录。病历记录应由研究者如实记录受试者参加试验和接受医疗处置的情况及其病情转归，至少应包括的内容为确定诊断和符合入选标准的检查资料、签署知情同意书和纳入试验的时间、试验药品的给予使用和任何可能的合并用药或治疗、并发症和疾病的进展情况、主要疗效结果观察、所有不良事件及处理措施、试验随访情况（日期、检查、受试者的反应等）、各种检查申请记录和结果报告，以及对显著偏离或在临床可接受范围以外的数据的核实和说明、病例脱落或剔除的原因和说明等。任何病历的记录必须具备能与医院医疗档案或数据库受试者资料完全一致的查询或索引编码。

（2）受试者日记卡：受试者日记卡是遵循受试者个人保密原则而设立的，是由申办者和主要研究者共同制定并预先设计好的表格、卡片或手册，供受试者每日填写其服药情况及服药后的自我观测和评估，对提高患者的依从性也有一定的作用。受试者日记卡属于原始医疗记录，研究者应当在每次随访时检查，并将结果载于研究病历中，但不能对日记卡的记录进行任何更改。应对受试者做好宣教，由受试者本人规范填写，如有错漏，应由受试者本人修正。研究者在受试者退出或结束试验时应收回日记卡，作为试验文件保存。

（3）电子数据记录：计算机采集和处理的电子数据作为记录是可以接受的，但应具有原始、实时、准确、完整、可靠和可溯源的特征。建立电子数据采集系统或数据处理系统时,需要充分考虑到电子数据的采集、储存、转换和传输等过程及网络安全性,必须建立相应的规章制度和标准操作规程。数据处理系统登录应实行授权,记录轨迹;电子数据应定期、异地备份。电子数据的任何修改必须由数据管理员进行,并记录在案。所有涉及电子记录和计算机数据管理的步骤均应记录,以便对数据进行质量控制与核查。记录的日期和时间应准确到年、月、日、小时和分钟。电子签名须研究单位授权由专人执行。

(二)药物临床试验项目实施过程中非医疗行为的原始记录

指除医疗行为的原始记录外,临床试验实施过程中的其他全部记录,可以从不同的方面反映药物临床试验的进程和质量控制情况。

非医疗行为的原始记录主要包括与药物临床试验有关的各项会议纪要和记录,试验相关人员的培训和考核记录,研究者分工、职责及其变更记录,试验物资的接收清单及其流向,监查和稽查记录等。

(三)药物临床试验项目文件的过程管理

药物临床试验项目文件的过程管理非常关键,自接受项目时开始,至档案归档完毕、总结报告鉴章时结束。做好全周期的文件管理,才能实现源数据的可归因性、同时性、原始性、准确性、完整性、一致性和持久性。

文件的过程管理可以分为试验准备、试验进行和试验完成后3个阶段,每个阶段各有其特点。

1. 试验项目准备阶段的文件管理 自向机构办公室申请试验项目开始,至研究者项目启动会实施前的培训为止。主要对申请和启动项目所发生的文件进行管理。

(1)项目申请的文件管理:机构办公室在受理申办者的药物临床试验项目申请时,应首先对备案文件资料给予专属性的档案编码,编码要能表现申办者名称、项目名及顺序号、接受时间和拟承担的科室。

备案文件资料主要包括申办者的营业执照等资质证明、临床试验批件或临床试验审批申请受理证明和研究者手册等文件。

(2)项目正式实施前的文件管理:办公室秘书负责将项目正式实施前发生的其他文件归入项目编码档案,并及时对档案文件进行目录登记,并注明归档时间,以便查询。

正式实施前须提交归档的文件资料主要有伦理委员会批件、项目各方合同、已生效的试验方案、病例报告表样本、知情同意书样本、受试者招募材料、研究者履历及其职责分工说明、研究者签名样张、研究者培训记录、试验药品和相关资料/设备交接清单和记录、试验药物检测报告、临床监查员履历及联系方式、进行试验检查的实验室资质/质量控制证明文件和实验室正常值范围等。

2. 试验项目进行阶段的文件管理 临床试验开展实施到项目结束,机构办公室和项目研究组应根据各自的职责和有利于实施试验研究的原则分别进行试验相关文件的管理。

(1)须提交机构办公室归档的文件资料:涉及机构办公室对试验实施进展管理和质量控制的文件资料均须提交机构办公室及时归档。主要有更新的研究者手册、生效的临床试验方案和知情同意书等相关文件的修订版及其伦理委员会批件、更换或新增加的临床监查员和研究者履历及其签名样张、严重不良事件报告、更新的实验室资质/质量控制证明文件、新的实验室正常值、监查/稽查/内部质量检查报告、试验中期报告和试验中止或终止申请报告等。

(2)项目研究组的试验相关文件管理:研究者必须及时保存归档与临床试验相关的源文件及对所有试验行为的记录。主要有更新的研究者手册、生效的临床试验方案和知情同意书等相关文件的最新版本、已签署的知情同意书、受试者筛选入选表、受试者签认代码表、已填写的病例报告表、应急信件、试验药品等相关物资的交接记录、药品储存环境条件(温湿度)记录、试验药物发放和回收记录、试验相关的会议和电话记录等。

3. 试验项目结束阶段的文件管理　临床试验结束时,由临床监查员和研究者确认试验已按试验方案实施完毕。临床监查员和临床研究协调员应协助研究者妥善整理与试验相关的全部文件,提交机构办公室和申办者归档后完成试验。

(1)须提交机构办公室归档的文件资料:与临床试验相关的所有文件资料均需提交机构办公室审查归档。主要包括前述由项目研究组管理的试验相关文件、统计分析问询表及问题说明记录、破盲和揭盲记录、统计分析计划书和分析结果报告、经研究者署名确认和试验机构鉴章的试验总结报告及其他需要提交的文件资料。

(2)试验项目文件的归档:归档时应遵循临床试验文件材料形成规律,保持案卷内文件的系统联系和完整性,便于材料的保管和利用。

试验项目的档案整理完毕后应按照编号顺序装入档案盒内,并编制档案目录。每个档案盒的"封面与脊背题录"内容应包括档案编码、类别、年度、保管期限、本盒文件目录、归档时间、责任人签名等基本项目,需要时还可增加其他项目。

每个试验项目的档案目录清单及其对应的"归档说明"一同归档。"归档说明"是对文件材料的数量、完整性和存在问题的书面记录。

不同试验项目的档案目录清单应另建"归档文件目录",按照便于查找目标档案的原则进行编码。

4. 国家药品监督管理局在2020年正式发布的《药物临床试验质量管理规范》指出,"临床试验必备文件是指评估临床试验实施和数据质量的文件,用于证明研究者、申办者和监查员在临床试验过程中遵守了本规范和相关药物临床试验的法律法规要求"。药物临床试验必备文件作为确认临床试验实施的真实性和所收集数据完整性的依据,是申办者稽查、药品监督管理部门检查临床试验的重要内容,《药物临床试验质量管理规范》(2020年版)颁布后,同年6月,国家药品监督管理局发布了《药物临床试验必备文件保存指导原则》,列出了为申请药品注册而进行药物临床试验的相关必备文件保存清单,具体内容可以参见本章附录,值得指出的是,相关文件包括并不仅限于必备文件的范围,在条件具备的前提下,应尽可能完整地保存药物临床试验过程中产生的相关文件。

附录:临床试验必备文件(附表 11-1~11-3)

附表 11-1　临床试验准备阶段

	必备文件	目的	研究者/临床试验机构	申办者
1	研究者手册	证明申办者已将与试验药物相关的、最新的科研结果和临床试验对人体可能的损害信息提供给了研究者	X	X
2	已签字的临床试验方案(含修订版)、病例报告表样本	证明研究者和申办者同意已签字的临床试验方案(含修订版)、病例报告表样本	X	X
3	提供给受试者的信息(样本) —知情同意书(包括所有适用的译文) —其他提供给受试者的任何书面资料 —受试者的招募广告(若使用)	证明知情同意 证明受试者获得内容及措辞恰当的书面信息,支持受试者对临床试验有完全知情同意的能力 证明招募受试者的方法是合适的和正当的	X	X
4	临床试验的财务合同	证明研究者和临床试验机构与申办者之间的有关临床试验的财务规定,并签署合同	X	X
5	受试者保险的相关文件(若有)	证明受试者发生与试验相关损害时,可获得补偿	X	X
6	参与临床试验各方之间签署的研究合同(或包括经费合同),包括: —研究者和临床试验机构与申办者签署的合同 —研究者和临床试验机构与合同研究组织签署的合同 —申办者与合同研究组织签署的合同	证明签署合同	X X	X X(必要时) X

	必备文件	目的	研究者/ 临床试验机构	申办者
7	伦理委员会对以下各项内容的书面审查、同意文件,具签名、注明日期 —试验方案及其修订版 —知情同意书 —其他提供给受试者的任何书面资料 —受试者的招募广告(若使用) —对受试者的补偿(若有) —伦理委员会其他审查,同意的文件(如病例报告表样本)	证明临床试验经过伦理委员会的审查、同意。确认文件的版本号和日期	X	X
8	伦理委员会的人员组成	证明伦理委员会的人员组成符合《药物临床试验质量管理规范》要求	X	X
9	药品监督管理部门对临床试验方案的许可、备案	证明在临床试验开始前,获得了药品监督管理部门的许可、备案	X	X
10	研究者签名的履历和其他的资格文件 经授权参与临床试验的医师、护士、药师等研究人员签名的履历和其他资质证明	证明研究者有资质和能力完成该临床试验,和能够对受试者进行医疗监管 证明参与研究人员有资质和能力完成承担该临床试验的相关工作	X X	X X
11	在试验方案中涉及的医学、实验室、专业技术操作和相关检测的参考值和参考值范围	证明各项检测的参考值和参考值范围及有效期	X	X
12	医学、实验室、专业技术操作和相关检测的资质证明 (资质认可证书或者资质认证证书或者已建立质量控制体系或者外部质量评价体系或者其他验证体系)	证明完成试验的医学、实验室、专业技术操作和相关检测设施和能力能够满足要求,保证检测结果的可靠性	X(必要时)	X
13	试验用药品的包装盒标签样本	证明试验用药品的标签符合相关规定,向受试者恰当地说明用法		X

续表

	必备文件	目的	研究者/临床试验机构	申办者
14	试验用药品及其他试验相关材料的说明(若未在试验方案或研究者手册中说明)	证明试验用药品和其他试验相关材料均给予妥当的贮存、包装、分发和处置	X	X
15	试验用药品及其他试验相关材料的运送记录	证明试验用药品及其他试验相关材料的运送日期、批编号和运送方式。可追踪试验用药品批号、运送状况和可进行问责	X	X
16	试验用药品的检验报告	证明试验用药品的成分、纯度和规格		X
17	盲法试验的揭盲程序	证明紧急状况时,如何识别已设盲的试验药物信息,并且不会破坏其他受试者的盲态	X	X(第三方,若适用)
18	总随机表	证明受试人群的随机化方法		X(第三方,若适用)
19	申办者试验前监查报告	证明申办者所考察的临床试验机构适合进行临床试验		X
20	试验启动监查报告	证明所有的研究者及其团队对临床试验的流程进行了评估	X	X

附表 11-2 临床试验进行阶段

	必备文件	目的	研究者/临床试验机构	申办者
1	更新的研究者手册	证明所获得的相关信息被及时反馈给研究者	X	X
2	对下列内容的任何更改: —试验方案及其修订版,病例报告表 —知情同意书 —其他提供给受试者的任何书面资料 —受试者招募广告(若使用)	证明临床试验期间,生效文件的修订信息	X	X

续表

	必备文件	目的	研究者/ 临床试验机构	申办者
3	伦理委员会对以下各项内容的书面审查、同意文件,具签名、注明日期 —试验方案修改 下列文件修订本 —知情同意书 —其他提供给受试者的任何书面资料 —受试者招募广告(若使用) —伦理委员会任何其他审查、同意的文件 —对临床试验的跟踪审查(必要时)	证明临床试验修改和/或修订的文件经过伦理委员会的审查、同意。确认文件的版本号和日期	X	X
4	药品监督管理部门对试验方案修改及其他文件的许可、备案	证明符合药品监督管理部门的要求	X(必要时)	X
5	研究者更新的履历和其他的资格文件 经授权参与临床试验的医师、护士、药师等研究人员更新的履历和其他资质证明	证明研究者有资质和能力完成该临床试验,和能够对受试者进行医疗监管 证明参与研究人员有资质和能力完成承担该临床试验的相关工作	X X	X X
6	更新的医学、实验室、专业技术操作和相关检测的参考值和参考值范围	证明各项修订的检测的参考值和参考值范围及有效期	X	X
7	更新的医学、实验室、专业技术操作和相关检测的资质证明(资质认可证书或者资质认证证书或者已建立质量控制体系或者外部质量评价体系或者其他验证体系)	证明完成试验的医学、实验室、专业技术操作和相关检测设施和能力够能满足要求,保证检测结果的可靠性	X (必要时)	X
8	试验用药品及其他试验相关材料的运送记录	证明试验用药品及其他试验相关材料的运送日期、批编号和运送方式。可追踪试验用药品批号、运送状况和可进行问责	X	X
9	新批号试验用药品的检验报告	证明试验用药品的成分、纯度和规格		X

266

	必备文件	目的	研究者/临床试验机构	申办者
10	监查访视报告	证明临床监查员的访视和监查结果		X
11	现场访视之外的相关通讯、联络记录 —往来信件 —会议记录 —电话记录	证明有关临床试验的管理、方案违背、试验实施、不良事件的报告等方面的共识或者重要问题的讨论	X	X
12	签署的知情同意书	证明每个受试者的知情同意是在参加临床试验前,按照《药物临床试验质量管理规范》和试验方案的要求获得的	X	
13	原始医疗文件	证明临床试验中采集受试者数据的真实性和完整性。包括受试者与试验相关的所有源文件、医疗记录和病史	X	
14	已签署研究者姓名、记录日期和填写完整的病例报告表	证明研究者或者研究团队的人员已确认病例报告表中填写的数值	X (复印件)	X(原件)
15	病例报告表修改记录	证明所有的 CRF 在首次填写记录后,进行的任何修改记录	X (复印件)	X(原件)
16	研究者向申办者报告的严重不良事件	研究者致申办者严重不良事件的报告,及其他相关问题的报告	X	X
17	申办者或者研究者向药品监督管理部门、伦理委员会提交的可疑且非预期严重不良反应及其他安全性资料	申办者或者研究者向药品监督管理部门、伦理委员会提交的可疑且非预期严重不良反应及其他安全性资料	X(必要时)	X
18	申办者向研究者通报的安全性资料	申办者向研究者通报的安全性资料	X	X
19	向伦理委员会和药品监督管理部门提交的阶段性报告	研究者向伦理委员会提交的进展报告;申办者向药品监督管理部门提交的进展报告	X	X (必要时)
20	受试者筛选表	证明进入试验前筛选程序的受试者身份	X	X(必要时)

续表

	必备文件	目的	研究者/ 临床试验机构	申办者
21	受试者鉴认代码表	研究者和临床试验机构要保存所有入选试验的受试者的名单及其对应的鉴认代码表,以备研究者和临床试验机构对受试者的识别	X	
22	受试者入选表	证明临床试验的受试者是按照时间先后顺序依次入组	X	
23	试验用药品在临床试验机构的登记表	证明试验用药品是按照方案使用的	X	X
24	研究者职责分工及签名页	证明所有参加临床试验研究人员被授权的职责和签名样张,包括填写或修正病例报告表人员的签名	X	X
25	体液/组织样本的留存记录(若有)	证明重复分析时,留存样本的存放位置和标识	X	X

附表 11-3　临床试验完成后

	必备文件	目的	研究者/ 临床试验机构	申办者
1	试验用药品在临床试验机构的登记表	证明试验用药品按照试验方案要求使用 证明在临床试验机构所接收的试验用药品的最终计数,包括发放给受试者的计数,从受试者回收的计数,和返还给申办者的计数	X	X
2	试验用药品销毁证明	证明未被使用的试验用药品,由申办者销毁,或临床试验机构销毁	X(若在临床试验机构销毁)	X
3	受试者鉴认代码表	记录所有入组受试者信息的编码表,以便后续随访时使用。编码表应当保密并存放至约定时间	X	
4	稽查证明(若需要)	证明进行过稽查		X
5	试验结束监查报告	证明临床试验所有的工作已完成,试验结束;临床试验必备文件保存妥当		X
6	试验分组和揭盲证明	将所有发生过的揭盲证明返还给申办者		X
7	研究者向伦理委员会提交的试验完成文件	证明试验的完成	X	
8	临床试验总结报告	证明临床试验的结果和解释	X	X

注:"X"为保存项。

第四节　药物临床试验相关设备及其他物资管理

药物临床试验与常规的医疗实践有很大的不同,与之相关的设施设备既有常见设施设备管理的共性,根据其用途和目的不同,相应设施设备及物资的管理又有其特殊性,相应的规范科学管理有助于保证临床试验的质量和最终结果,是开展药物临床试验工作必不可少的一环。

一、分类

在药物临床试验开展过程中,需要使用到大量的设施设备。为便于机构开展建设,按使用的部门主要分为以下几类:

(一)机构办公室的设施设备

机构办公室应配备与工作职责相适应的设施设备,以保证日常行政管理工作和药物临床试验开展的需要。除基本的办公自动化设备、传真机、直拨电话联网、计算机和复印设备等外,还应包括专用办公室、专用资料档案室、足够数量的文件柜(带锁、防潮、防虫、防火、防磁),以保证临床试验资料长期保存的需求。

(二)试验专业临床科室的设施设备

作为承担试验项目的各具体临床科室,在已经具备三甲运营资质的背景下如开展药物临床试验,应当具备以下设施设备条件:

承担本专业临床试验要求的床位数,月均入院人数能满足临床试验的要求,根据各自的专业特色和患者就诊习惯设立专用的受试者接待室,以保证受试者入组、随访方便和保护受试者的隐私。并设有临床试验用药品和试验用品专用的储藏设施或者场地,以满足试验药物和相关物品的保存。

本专业必要的设备齐全,如呼吸科的肺功能测定仪,消化科的胃镜、肠镜等;还应配备必要的抢救设备,如心电图机、呼吸机、吸引器等,有条件的还可设置专科重症监护病房。

(三)Ⅰ期临床试验病房的设施设备

Ⅰ期临床试验病房主要负责新药耐受性、药动学和生物等效性临床试验。受试药物常常是首次用于人体,风险性要远大于Ⅱ～Ⅳ期临床试验,因此Ⅰ期临床试验病房的设施设备需同时满足办公、生活、诊疗、急救及科研的要求,以充分保障受试者安全。

1. 办公场所如医护办公室、主任办公室、护士长办公室、质量控制办公室、临床监查员办公室、会议室的主要设施设备包括卡位、桌椅、电脑、文件柜、打印机、复印扫描传真机、电话、投影仪、会议桌椅等。

2. 生活场所如餐厅、活动室、消防系统的主要设施设备包括电视、电脑、休闲沙发、桌椅、摄像仪、微波炉、饮水机、餐桌椅、餐具、消毒柜、电子秤,并符合消防的相关要求等。

3. 诊疗场所如体检室、观察病房、采血室、护士站的主要设施设备包括观察床及隔帘等普通病房的相应设施、体检床、12 导联心电图机、体温计、体重计、血压计、呼吸式酒精检测仪、电子输液泵、推车、黄光灯、空气消毒机、紫外线灯、静脉留置针、工作台、工作站（可移动）、平板电脑、条形码枪、条形码打印机、腕带打印机、资料柜等。

4. 急救场所如抢救室的主要设施设备包括呼吸机、除颤仪、心电监护仪、吸引器、吸痰器、急救车、急救药品、设备带（供氧、负压、呼叫器）、抢救床等。

5. 科研场所如受试者接待室、知情同意室、样品处理和保存室、药物保存室、药物调配室、监控室、信息化系统、门禁系统的主要设施设备包括摄像仪、活动候诊椅、桌、写字板、文件柜、实验台、普通离心机、低温高速离心机、制冰机、移液枪、2~8℃冰箱、−20℃冰箱、−80℃冰箱、备用电池、阴凉柜、冷链管理系统、调配台、百级生物安全柜、全球定位系统卫星同步时钟系统、GPS 时钟显示器、视频监控系统、监控显示器，以及受试者管理、采血等各个环节的信息化管理系统，工作区门禁等。

（四）生物样本分析实验室的设施设备

机构可以根据需要设置生物样本分析实验室，或与专业的生物样本分析实验室合作开展生物样本分析，主要试验设备应当包括高效液相色谱仪及其配套的检测器、高效液相色谱-质谱联用仪、精密电子天平、规格齐全的微量加样器等，以满足新药临床药动学研究、体液中的药物及活性内源性物质浓度测定的技术条件。具体要求可见相关章节。

二、管理

在药物临床试验开展过程中的设施设备管理应根据相应设施设备的用途特点，既有通用性的要求，又要顾及特殊性。

（一）一般仪器的管理

1. 人员分工。指定专人担任仪器设备管理员，负责本部门仪器设备的管理，包括仪器设备的领用、保管、保养、校准、维修、报废等工作。

2. 仪器设备申购。根据医院相关制度进行申请审批采购流程，仪器设备到达后由主管部门组织验收。

3. 建档备查。仪器设备管理员负责领用并建立仪器设备档案，妥善保管有关资料。

4. 定期维护。仪器设备应定期检查、清洁、保养、校准，确保仪器设备的性能稳定可靠，以及设备的使用、保养、校准、维修等均应有记录。

5. 操作规范。相应的仪器设备应建立使用标准操作规程（SOP），使用人必须按照SOP 进行操作，保证相关安全及检测结果的准确性，并记录使用人使用时间，大型贵重仪器设备的操作人员应通过培训考核方能上岗。

6. 妥善保存。仪器设备的存放应当符合相关要求和环境条件，有异常情况停止使用，及时报告相关部门维修处理，不得随意拆改。

7. 因损害无法维修、落后淘汰的仪器设备由仪器设备管理员提出申请，相应的部门负责人批准申请,经医院设备管理部门审核确认后报废。

(二)计量检测类仪器的管理

1. 计量检测设备与仪器必须定期接受计量部门的检验,检验合格方可使用。

2. 计量检测设备必要时需进行预试验,并记录相关过程和结果。

(三)医疗用品的管理

1. 主要指一次性使用无菌医疗用品的管理。

2. 须统一由医院购买和发放,不得自行购入和使用,领取和发放需建立登记制度。

3. 须在合适的环境条件下,按失效期的先后顺序摆放,避免与其他物品相混淆。

4. 使用前应检查包装标识是否符合标准、小包装是否有破损失效,确认产品有无不洁等产品质量和安全性方面的问题方可使用。

(四)试验废弃物品的管理

1. 根据《医疗废物分类目录》对医疗废物实施分类管理。

2. 试验中使用过的棉签、棉球、一次性吸管、试管,废弃的血液和血浆及残余的血浆样品等用黄色垃圾袋收集。用防锐器穿透的容器收集损伤性废物,收集前认真检查垃圾袋及容器,确保无破损和渗漏。

3. 一次性输液器、注射器等使用后必须毁形,取血针头用消毒液浸泡后,用容器收集放入黄色垃圾袋内。

4. 试验废物体积达到垃圾袋的3/4时应紧密封口,由专人送至医院医疗危险废物收集点,集中销毁。

5. 生活垃圾用黑色垃圾袋收集。

6. 禁止发生试验废物流失。禁止在运送途中丢弃医疗废物,禁止在非贮存地点倾倒、堆放医疗废物,禁止将医疗废物混入生活垃圾。

除此之外,由申办者提供的各类设备及物资除按照以上要求管理外,还应当做好相应的交接保存及返还记录;若为计量检测设备,测得的结果还应具有可溯源性。在多中心开展的临床试验,申办者还应保证为各中心提供的设备及物资的型号、规格的一致性。

(刘昭前　郑　姣　毕津莲)

参 考 文 献

[1] 全国人民代表大会常务委员会.中华人民共和国药品管理法.[2020-03-25].https://www.nmpa.gov.cn/xxgk/fgwj/flxzhfg/20190827083801685.html.

[2] 国家药品监督管理局,国家卫生健康委员会.国家药监局 国家卫生健康委关于发布药物临床试验质量管理规范的公告.[2020-04-23].http://www.gov.cn/zhengce/zhengceku/2020/04/28/content_5507145.htm.

[3] 国家药品监督管理局,国家卫生健康委员会.国家药监局　国家卫生健康委关于发布药物临床试验机构管理规定的公告.(2019-11-29)[2020-03-01].http://www.gov.cn/xinwen/2019/12/01/content_5457331.htm.

[4] 国家药品监督管理局.国家药监局关于发布药物临床试验必备文件保存指导原则的通告(2020年第

37 号).[2020-12-01].https://www.nmpa.gov.cn/yaopin/ypggtg/ypqtgg/20200608094301326.html.

[5] 国家药典委员会.中华人民共和国药典[M].北京:中国医药科技出版社,2020.

[6] 国家食品药品监督管理总局.总局关于发布普通口服固体制剂参比制剂选择和确定等 3 个技术指导原则的通告(2016 年第 61 号).[2020-03-25].https://www.nmpa.gov.cn/zhuanti/ypqxgg/ggzhcfg/20160318210001633.html.

[7] 国家食品药品监督管理总局.国家食品药品监督管理总局关于修改《药品经营质量管理规范》的决定(国家食品药品监督管理总局令第 28 号).[2020-03-25].https://www.nmpa.gov.cn/yaopin/ypfgwj/ypfgbmgzh/20160720093001180.html.

[8] 沈玉红,张正付,李正奇.药物临床试验中试验药物管理存在的问题与对策[J].中国药房,2011,22(22):2093-2094.

[9] 刘妤,陆明莹,张田香,等.临床试验用药品管理模式的探讨[J].中国新药与临床杂志,2017,36(9):522-525.

[10] 于文惠,梁雁,赵侠,等.基于 GCP 药房的药物临床试验质量管理[J].中国新药杂志,2019,28(3):314-318.

[11] 丁倩,曹彩,王晓玲.基于药物临床试验质量控制的文档管理规范化探讨[J].药物评价研究,2017,40(12):1828-1832.

[12] 广东省药学会.药物临床试验 文档目录·广东共识(2020 年版).今日药学,2020,30(12):815-821.

[13] 张正付,王佳楠.基于审评需要的药物临床试验数据核查[J].中国临床药理学杂志,2019,35(23):3162-3164.

[14] 王佳楠,钱雪,李见明.药物临床试验数据核查工作及常见问题分析[J].中国新药杂志,2018,27(11):1273-1276.

[15] 广东省药学会.药物临床试验 药物管理·广东共识(2020 年版).今日药学,2020,30(12):822-825.

[16] 中关村玖泰药物临床试验技术创新联盟,中国药物临床试验机构联盟.临床研究协调员(CRC)行业指南(试行)[J].药物评价研究,2015,38(3):233-237.

[17] 中华人民共和国国务院.中华人民共和国药品管理法实施条例.[2020-12-01].http://www.gov.cn/banshi/2005-08/02/content_19275.htm.

[18] 中华人民共和国国务院.麻醉药品和精神药品管理条例(国务院令第 442 号).[2020-03-25].https://www.nmpa.gov.cn/xxgk/fgwj/flxzhfg/20050803093501339.html.